MTK Institut für Testtraining, Köln (Hrsg.)

Klaus Gabnach

Den TMS/EMS erfolgreich trainieren
Band 4:

Lösungsanleitung und Aufgabensammlung zum Untertest „Muster zuordnen“

5 komplette Tests mit Lösungsschlüssel und Lösungskommentaren

MTK-Verlag
Köln

6. Auflage 2009

6. Auflage 2009

ISBN 978-3-930715-13-8

Inhaltsverzeichnis

Einleitung

In den zurückliegenden Jahren wurde ich immer wieder von Trainingsteilnehmern unserer Testtrainingsseminare auf weiterführende Übungsmaterialien zum Untertest „Muster zuordnen“ angesprochen. Eine befriedigende Antwort konnte ich indes nie geben, da der Büchermarkt zwar einiges an Übungsmaterialien zum Thema Medizinertest (TMS/EMS), jedoch keine ausreichende Materialsammlung zum Untertest „Muster zuordnen“ aufzuweisen hatte. Das systematische Anwenden der erfolgreichen Lösungsstrategien, d.h.. ein Training dieses Untertests, war somit infolge dieser „Versorgungslücke“ nur beschränkt möglich oder aber von der finanziellen Situation des Einzelnen abhängig, da – um in den Besitz von genügend Übungsmaterialien zu gelangen – mehrere teure Bücher erworben werden mussten, die wiederum nur eine bis zwei Versionen der benötigten Tests beinhalteten. Insgesamt also eine sehr unbefriedigende Situation.

Diese Umstände haben mich nun dazu bewogen, die im MTK-Meditrain-Verlag erschienene und von MEDITRAIN, der Zentralstelle für Testtraining des Institut für Testforschung & Testtraining Köln herausgegebene Lehrbuchreihe „Den TMS erfolgreich trainieren“ um einen zusätzlichen Band zu erweitern und damit die oben genannte Bedarfslücke zu schließen. Das Buch soll es ermöglichen, sich eigenständig ohne fremde Hilfe auf diesen Untertest des TMS/EMS vorbereiten zu können.

Möge dieser Lehrgang die gleiche positive Anerkennung in der Öffentlichkeit finden, wie die bereits erschienenen Bände dieser Reihe und dem Trainierenden den Weg zum Medizinstudienplatz ebnen.

Köln, im März 2005

Klaus Gabnach

Leiter des Instituts für Testforschung
& Testtraining Köln

1) Aufbau, Schwierigkeitsgrad und Trainierbarkeit des Untertests „Muster zuordnen“

Der Untertest „Muster zuordnen“ des Eignungstests EMS/TMS steht beim deutschen TMS in der Reihung der Untertests an erster Stelle, in der Schweiz und Österreich (EMS) an vorletzter Stelle. Im deutschen TMS hat dieser Untertest also eine besondere Bedeutung auf Ihre Psyche und somit Leistung in den weiteren Untertests. Er gehört zu den auch kurzfristig sehr gut trainierbaren Tests. 24 Aufgaben (D) - A und CH 20 Aufgaben – gleichartiger Struktur sind hier, ansteigend nach ihrem statistischen Schwierigkeitsgrad, auf fünf Din-A4-Seiten angeordnet. Unterschieden wird nach den Schwierigkeitsstufen leicht, mittel und schwer. Jeweils acht Aufgaben (D), 6-7 in A und CH, werden einer dieser Stufen zugeordnet. Trotz dieser Anordnung sollten Sie bedenken, dass Sie subjektiv durchaus Aufgaben des ersten, „leichten“ Aufgabendrittels als schwer empfinden und Aufgaben des letzten, „schweren“ Drittels als leicht oder mittelschwer einschätzen können. Dies wird verständlich, wenn man weiß, wie der statistische Schwierigkeitsgrad einer Aufgabe ermittelt wird.

In der Entwicklungsphase eines jeden Tests wird normalerweise einer Versuchsgruppe eine Reihe von Aufgaben zur Bearbeitung vorgelegt. Nach Ablauf der Bearbeitungszeit beginnen die Testkonstrukteure mit der Auswertung der Ergebnisse. Aufgaben, die von weniger als 25% der Versuchsteilnehmer gelöst wurden, werden ebenso wie Aufgaben, die von mehr als 75% der Teilnehmer korrekt gelöst wurden, als zu wenig trennscharf aussortiert. Diese Aufgaben erlauben kleine ausreichende Differenzierung der Leistungen der Testteilnehmer. Nur die verbliebenen Aufgaben werden für den Test übernommen und dazu in die o.g. Schwierigkeitsstufen eingeteilt. Entscheidend für diese Einteilung ist der aus den Ergebnissen der Versuchsgruppe errechnete mittlere Schwierigkeitsgrad der Aufgabe (= der prozentuale Anteil der korrekten Aufgabenbearbeitungen an allen Bearbeitungsversuchen).

Nehmen wir nun einmal an, dass eine Aufgabe dieses Tests lediglich von 30% der Versuchsgruppe korrekt gelöst worden ist, 70% der Testteilnehmer somit an der Aufgabe gescheitert sind. Statistisch würde der Aufgabe nun der Schwierigkeitsgrad „schwer“ zugeordnet (bei umgekehrten Ergebnissen entsprechend der Schwierigkeitsstufe „leicht“). Die meisten der an dieser Aufgabe gescheiterten Personen würden diese subjektiv – entsprechend der statistischen Einteilung – als schwierig bezeichnen. Ein Teil der bei dieser Aufgabe erfolgreichen Testkandidaten würde sie dagegen subjektiv nur als mittelschwer oder gar als leicht einstufen.

Dieser Umstand, dass die Schwierigkeit einer Aufgabe subjektiv, d.h. gefühlsmäßig, und objektiv, also gemäß den Messergebnissen, unterschiedlich, ja sogar gegensätzlich beurteilt werden kann, sollte daher auch bei der Ausarbeitung einer Lösungsstrategie Beachtung finden.

Betrachten wir aber zuvor noch die eigentliche Aufgabenstellung im Untertest „Muster zuordnen“. In diesem Test wird von Ihnen verlangt, Ausschnitte aus einem komplexen Bild mit diesem zu vergleichen und wiederzuerkennen. Hierbei handelt es sich meist um Ausschnitte aus schematisierten anatomischen oder histologischen Strukturen (Gewebezellen, Nervenverläufe, submikroskopische Zellstrukturen usw.).

Pro Aufgabe werden Ihnen eine Mustervorlage (links) und fünf, durch die Buchstaben (A) bis (E) gekennzeichneten Musterausschnitte (rechts neben der Mustervorlage in einer Reihe angeordnet) vorgelegt. Vier dieser Musterausschnitte weisen Veränderungen im Vergleich zu den korrespondierenden Strukturen der Mustervorlage auf. Die Musterausschnitte sind dabei weder vergrößert oder verkleinert noch gedreht oder gekippt. Nur ein einziger Musterausschnitt kann deckungsgleich mit einem Bereich der Mustervorlage sein; nur dieser Ausschnitt kann somit vollständig auf einen Teil der Mustervorlage gelegt werden. Ihre Aufgabe besteht nun darin, genau diesen Musterausschnitt zu finden und den dazugehörigen Lösungsbuchstaben im Antwortbogen zu markieren.

Für die Bearbeitung aller Aufgaben (D 24, CH und A 20) haben Sie exakt 22 (D) bzw. 18 (CH, A) Minuten Zeit. Für jede richtig gelöste Aufgabe erhalten Sie einen Punkt. Insgesamt können Sie jedoch auch im deutschen TMS nur 20 Punkte erzielen. Dies liegt daran, dass sich 4 Aufgaben – eingestreut in diesen Test – noch in der oben beschriebenen Entwicklungsphase befinden. Diese sog. „Einstreuaufgaben" sollen für einen der nächstjährigen Tests auf ihre Tauglichkeit hin überprüft werden und werden deshalb auch nicht gewertet.

Da der Test Ihre Fähigkeiten zu einer differenzierten Wahrnehmung messen soll – dies ist für den späteren Arztberuf durchaus von Bedeutung, z.B. beim Erkennen auffälliger Strukturen auf einem Röntgenbild – das Erkennen von Unterschieden jedoch stark erfahrungsabhängig ist, können Sie mit entsprechender Übung, systematischem Vorgehen und einer automatisierten Lösungsstrategie beachtliche Erfolge in diesem Test erzielen. Je mehr Aufgaben Sie bearbeiten, um so sicherer und schneller entdecken Sie die Unterschiede auf die es ankommt.

2) Analyse des Untertests „Muster zuordnen"

Um eine erfolgreiche Lösungsstrategie entwickeln zu können, bedarf es zunächst einer Analyse des Tests. Für den Testkandidaten ist es von einer vorrangigen Bedeutung zu wissen, welche Veränderungen der Testkonstrukteur an vier der fünf Musterausschnitte vorgenommen hat. Eine Analyse der Testaufgaben zeigt das Vorkommen von 5 Fehlergruppen:

1. Der Musterausschnitt zeigt ähnliche, jedoch im Vergleich zur Vorlage vollkommen andere Strukturen. Im folgenden Beispiel (Abb.1) trifft dies auf den Musterausschnitt D zu.

2. Der Musterausschnitt zeigt eine Fortführung der Strukturen der Mustervorlage über den Rand hinaus, d.h. er zeigt teils deckungsgleiche, teils in der Mustervorlage nicht vorhandene Strukturen. Im folgenden Beispiel (Abb.1) trifft dies auf den Musterausschnitt E zu; sein oberer Rand ist nicht mehr Teil des Originals.

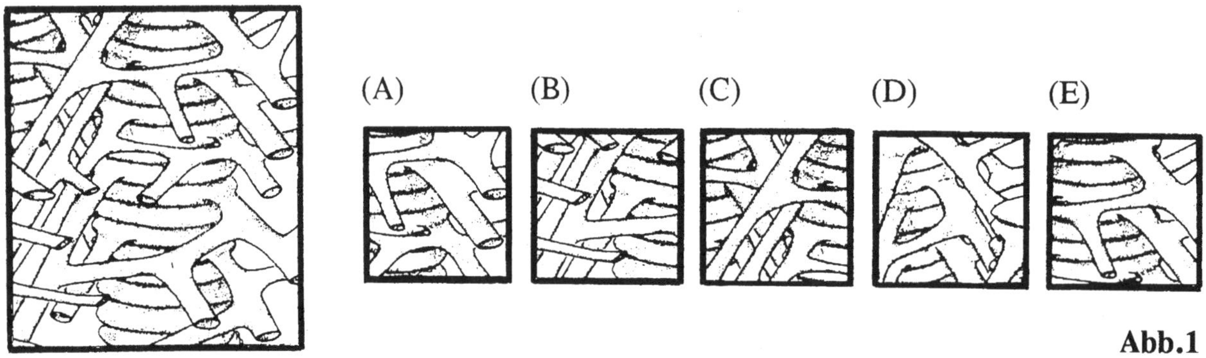

Abb.1

3. Die Abstände zwischen Strukturen des Musterausschnittes wurden verändert, d.h. vergrößert oder verkleinert (z.B. könnte eine Linie nach links oder rechts verschoben worden sein. Aber <u>Achtung</u>: Hier besteht immer die Gefahr einer optischen Täuschung!). In der nachstehenden Beispielaufgabe **(Abb.2)** liegen entsprechende Fehler bei den Musterausschnitten B und C vor: Im Musterauschnitt B liegen die drei Linien enger zusammen als in der Mustervorlage, in Musterauschnitt C ist die senkrechte Linie am rechten Rand im Vergleich zum Original nach links verschoben.

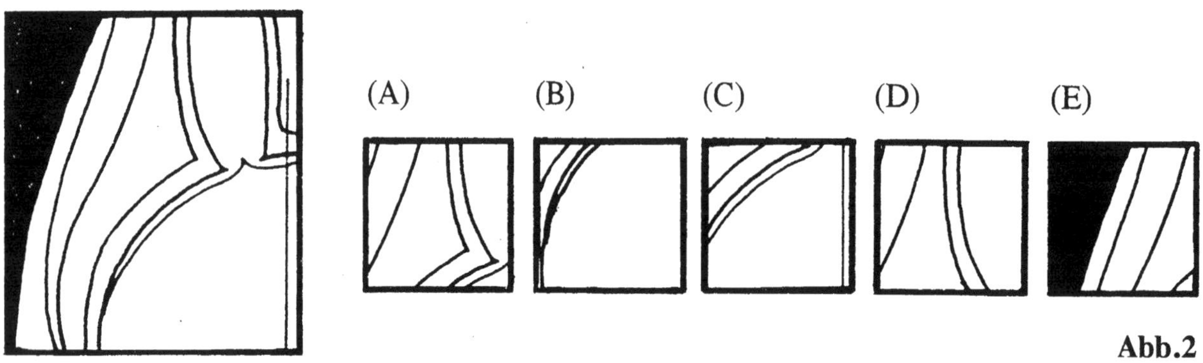

Abb.2

4. Eine oder mehrere Strukturen wurden im Musterausschnitt hinzugefügt (z.B. zusätzliche Linien oder Punkte) oder durch Hinzufügungen gegenüber der Mustervorlage verändert (z.B. könnten ursprünglich gestrichelte Linien nun als durchgezogene Linien vorliegen). In dem nächsten Beispiel **(Abb.3)** trifft dies auf die Musterausschnitte C, D und E zu: Im Muster C wurde die dunkelgerasterte Fläche links oben in die Kanalmündung hinein verlängert; beim Musterauschnitt D wiederum ist der schwarze Fleck links unten hinzugefügt worden, bei Ausschnitt E die gerade Linie unten rechts.

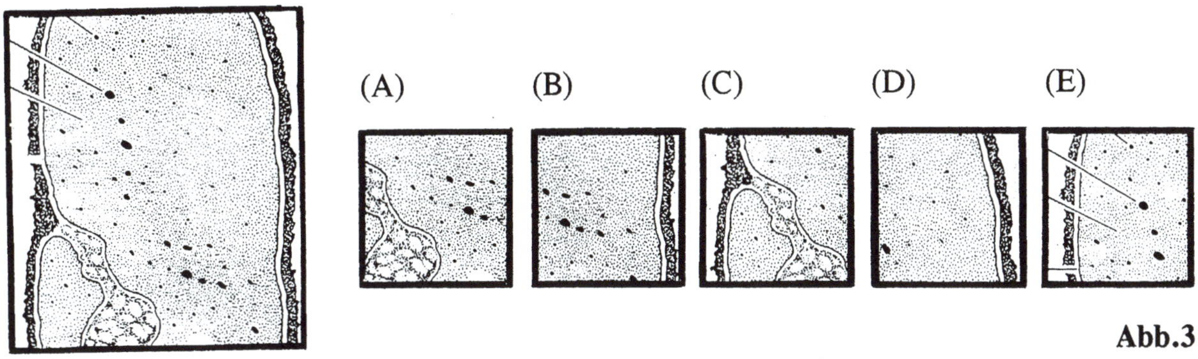

Abb.3

5. Eine oder mehrere Strukturen oder Teile davon wurden im Musterausschnitt entfernt (z.B. könnten ursprünglich durchgezogene Linien nun gestrichelt, ursprünglich schwarze oder schraffierte Flächen nun weiß vorliegen). Bei der nächsten Beispielaufgabe **(Abb.4)** ist dies bei den Musterausschnitten A, D und E erfolgt: Bei A fehlen in der weißen Fläche links oben mehrere der im Original vorliegenden Striche, ebenso in der weißen Fläche am oberen Rand von Ausschnitt D; im Muster E fehlt wiederum oben rechts in der Ecke eine komplette Struktur.

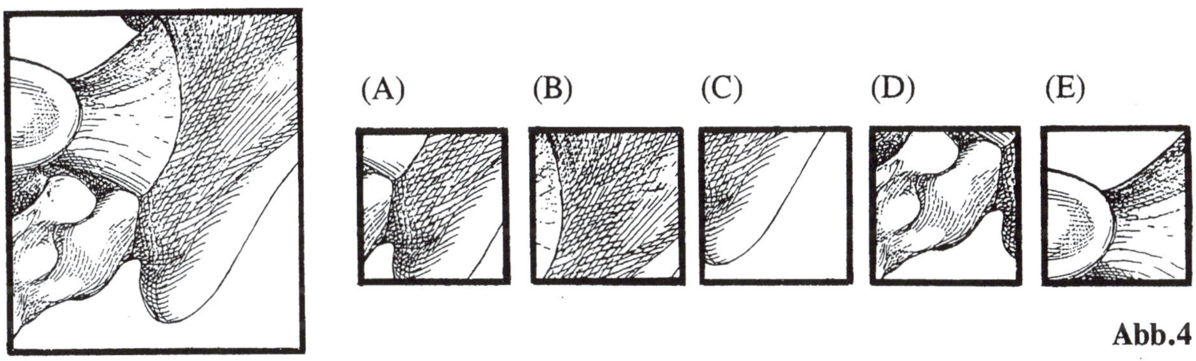

Abb.4

Oft sind Unterschiede zwischen der Mustervorlage und den jeweiligen Musterausschnitten - wie auch bei den obigen Beispielen zu sehen ist - in den Randbereichen zu finden.

Die Anordnung der einzelnen Musterausschnitte zueinander zeigt kein System. Komplexe und weniger komplexe Musterausschnitte wechseln sich ungeordnet ab. Diese Tatsache ist für das Aufstellen unserer Lösungsstrategie durchaus von zentraler Bedeutung.

3) Lösungsstrategie

3.1) Anleitung zur optimalen Aufgabenbewältigung

Der an Sie gestellte Arbeitsauftrag wird erst durch die Zeitvorgabe von 22 Minuten für die Bearbeitung von 24 Aufgaben schwierig. Es gilt deshalb eine ökonomische, d.h. zeitsparende Lösungsstrategie zu entwickeln, die die in den beiden zuvor behandelten Kapiteln vorgestellten Aspekte berücksichtigt.

Hierzu bedarf es zunächst der einleitenden Erklärung des fundamentalen Begriffs des sog. "Ankerpunktes". Als Ankerpunkt bezeichnen wir im folgenden eine charakteristische, besonders hervorstechende Struktur innerhalb eines Musters (z.B. eine auffällige Linie, Beschriftungen, einzelne Buchstaben, einen markanten Musterbereich). Was letztlich als Ankerpunkt ausgewählt wird, ist eine individuelle Entscheidung.

Die folgende Beispielaufgabe **(Abb.5)** zeigt in jedem Musterausschnitt einige mögliche Ankerpunkte:

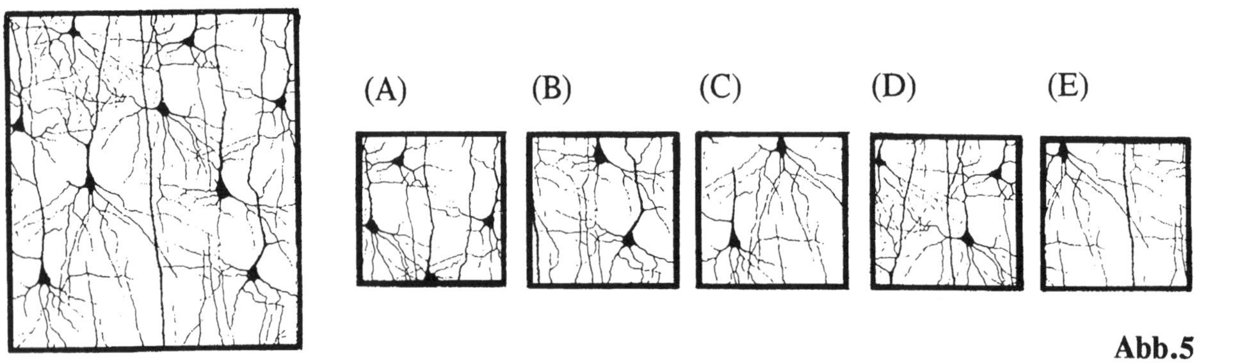

Abb.5

Im nächsten Beispiel **(Abb.6)** dürfte die Wahl des jeweiligen Ankerpunktes schon individuell verschieden ausfallen. In den Musterausschnitten A und E bietet sich jeweils die Spitze der von unten in die Bildmitte laufende Kringellinie an, im Ausschnitt B der einsame Punkt oben rechts und im Ausschnitt C der Punkt unten rechts an der Spitze der von oben kommenden Geraden.

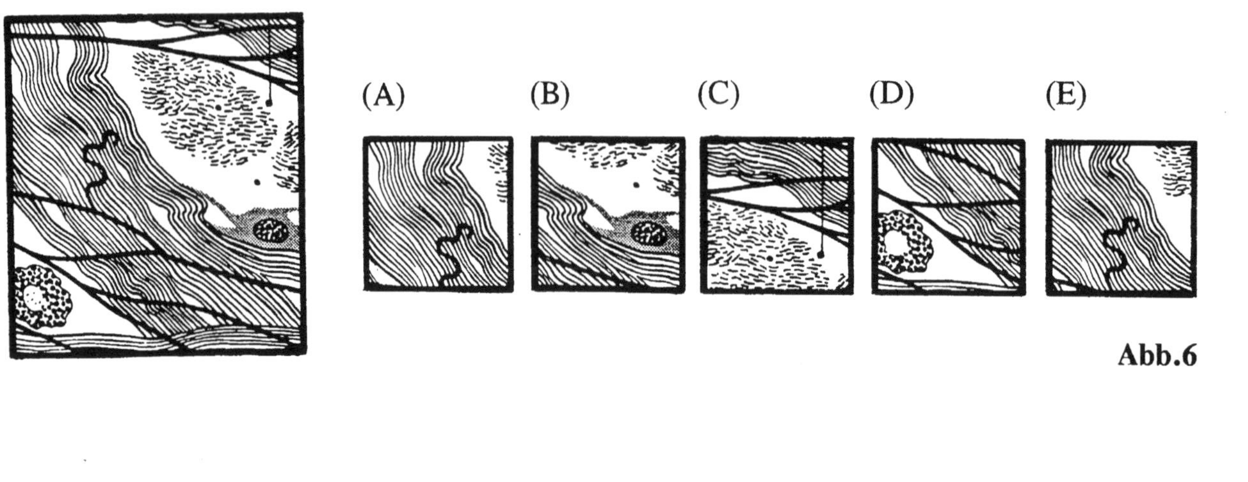

Abb.6

Mit Hilfe eines solchen Ankerpunktes, der sofort und ohne weitere Probleme auch in der Mustervorlage lokalisiert werden kann, wird es möglich, ohne Zeitverlust Muster der Vorlage und Muster des Ausschnittes miteinander zu vergleichen. Suchen Sie nicht nach Übereinstimmungen, um das gesuchte Muster zu finden, sondern suchen Sie umgekehrt die fehlerhaften Muster, um durch ihren Ausschluß die Lösung einzugrenzen (Ausschlußverfahren).

Nachdem der "Startschuß" gefallen ist und die erste Testseite mit den darauf abgebildeten fünf Aufgaben vor Ihnen liegt, sollten Sie sich zunächst einmal einen kurzen Überblick verschaffen, um mit der einfachsten Aufgabe (z.B. eine Aufgabe mit wenigen zu untersuchenden Strukturen oder mit einfachen Musterausschnitten) beginnen zu können. Dies gilt jedesmal wieder auch für die weiteren Testseiten. Die Entscheidung für diese oder jene Aufgabe muß dabei spontan fallen; sie darf keinesfalls Ergebnis einer langen Untersuchung sein! Entdecken Sie auf den ersten Blick keine auffallend einfache Aufgabe, dann beginnen Sie ohne weitere Verzögerung mit der ersten Aufgabe auf dieser Seite und bearbeiten dann alle Aufgaben auf dieser Seite ihrer Reihenfolge nach. Diese Prozedur wiederholen Sie bei jeder weiteren Seite des Tests. Hintergrund für dieses globale Vorgehen ist die bereits erwähnte relative Unordnung in der Schwierigkeitsanordnung der Aufgaben. Dieses Vorgehen erfordert unbedingt, daß bearbeitete Aufgaben als solches von Ihnen markiert werden, damit Sie im Eifer des Gefechtes nicht zweimal die gleiche Aufgabe bearbeiten.

Doch nun zu den einzelnen Schritten beim Bearbeiten einzelner Aufgaben:

Im 1. SCHRITT gilt es, mit "globalem Blick" all diejenigen Musterausschnitte zu eliminieren, in denen bereits bei einem ersten, schnellen Blick besonders grobe, sofort ins Auge springende Fehler erkannt werden. Überfliegen Sie die Musterausschnitte der Reihe nach von (A) bis (E) und verwenden Sie für diesen ersten Schritt insgesamt nicht mehr als ca. 15 Sekunden. Achten Sie dabei ausschließlich auf sehr grobe Auffälligkeiten wie z.B. vollkommen fremde Musterausschnitte, veränderte Abstände zwischen einzelnen Strukturelementen (z.B. Linien) etc.

Schon bei diesem ersten Schritt werden Sie erkennen, wie hilfreich die Verwendung eines Ankerpunktes beim Lokalisieren der mit dem betreffenden Musterausschnitt korrespondierenden Stelle in der Mustervorlage ist. Als fehlerhaft erkannte Musterausschnitte müssen durch Markieren (Durchstreichen) des zugehörigen Buchstabens deutlich als falsch gekennzeichnet werden. Da das Erkennen von Unterschieden erfahrungsabhängig ist, wird es Ihnen zumindest zu Beginn Ihres Trainings nicht immer gelingen, durch "globalem Blick" alle grob fehlerhaften Musterausschnitte zu eliminieren. Dies sollte Sie keinesfalls irritieren, sondern dazu bewegen, sofort zu SCHRITT 2 unserer Lösungsstrategie überzugehen.

Suchen Sie nun im 2. SCHRITT aus den übriggebliebenen Musterausschnitten den einfachsten heraus (im Diagramm auf S. 14 als das **einfachste Muster** bezeichnet). Dies ist i.allg. der Musterausschnitt mit den wenigsten Strukturelementen bzw. der am simpelsten Struktur. Es wird wohl jedem einleuchten, daß ein Ausschnitt mit wenigen (z.B. 4) zu untersuchenden Strukturelementen im Sinne der Aufgabenstellung schneller bearbeitet werden kann als ein Auschnitt mit einer komplexen und unübersichtlichen Struktur mit unzähligen Elementen (z.B. 100). Dieses Vorgehen sichert Ihnen den entscheidenden Zeitvorteil gegenüber anderen Testkandidaten, die ohne System die Musterausschnitte (A) bis (E) sukzessive durcharbeiten und daher ggf. bereits bei der Bearbeitung des ersten, zufälligerweise sehr komplexen und schwierigen Musterausschnitts viel Zeit vergeuden. Die Basisstrategie bei diesem zweiten Bearbeitungsschritt ist also immer: Vom Einfachen zum Schweren, vom Simplen zum Komplexen.

Sollten Sie keinen Musterausschnitt finden, der als einfach im o.g. Sinne bezeichnet werden kann, dann wählen Sie zur Weiterbearbeitung den mit dem markantesten Ankerpunkt (im Diagramm auf S. 14 als das **auffälligste Muster** bezeichnet). Dieser ist in der Mustervorlage schneller zu orten als ein weniger markanter Punkt (Zeitersparnis).

Im 3. SCHRITT suchen Sie nun den Ankerpunkt des Musterausschnittes in der Mustervorlage (Ausschluß der auf der Seite 7 aufgeführten Fehlerquellen 1 und 2) und überprüfen die korrespondierenden Strukturen, ausgehend vom Ankerpunkt und immer an diesem festhaltend, auf Unterschiede, auf keinen Fall auf Gemeinsamkeiten! Hiervon haben die zugehörigen Strukturen mehr als genug (Ausschluß der auf den Seiten 8 und 9 aufgeführten Fehlerquellen 3, 4 und 5)! Sobald Sie einen Unterschied feststellen, beenden Sie die Überprüfung, streichen den zu diesem Musterausschnitt gehörigen Buchstaben durch und setzen die Bearbeitung der Aufgabe, wieder beginnend mit dem 2. Schritt, mit dem einfachsten verbliebenen Musterausschnitt fort.

Wenn Sie auf diese Weise schließlich 4 von 5 Musterausschnitten eliminiert haben sollten, dann verzichten Sie unbedingt auf die Überprüfung des letzten noch übriggebliebenen Musterausschnittes. Die Aufgabe ist ja bereits durch den Ausschluß von vier falschen Mustern eindeutig gelöst worden! Verschenken Sie also keine wertvolle Zeit mit der Überprüfung eines bereits bekannten Ergebnisses. Sie würden sich damit der Chance berauben, alle Aufgaben dieses Tests bearbeiten zu können und die volle Punktzahl zu erhalten.

Sollten Sie bei der Überprüfung gemäß Schritt 3 auf einen Musterausschnitt stoßen, in dem Sie keine Fehler finden, so ist dies ein Indiz, jedoch noch kein(!) Beweis für das Vorliegen des richtigen, d.h. deckungsgleichen Musters.

Die **Überprüfung auf Deckungsgleichheit**, d.h. die Herbeiführung einer eindeutigen Entscheidung folgt erst im 4. SCHRITT. Die Vorgangsweise in diesem Schritt unterscheidet sich von der zuvor betriebenen Fehlersuche durch eine höhere Präzision des Vergleichens; Sie untersuchen hierbei die zugehörigen Strukturen in der Mustervorlage und in dem betreffenden Musterausschnitt akribisch Punkt für Punkt auf ÜBEREINSTIMMUNG. Beginnen Sie diese Überprüfung immer bei einem Ankerpunkt und von diesem ausgehend in alle vier Ecken des Musterauschnitts (teilen Sie das Muster gedanklich in vier Quadrate ein und durchsuchen Sie diese Quadrate - oben links beginnend - im Uhrzeigersinn). Da sich diese Untersuchung auf Deckungsgleichheit relativ(!) zeitraubend und langwierig gestalten kann, soll an dieser Stelle eine Regel aufgestellt werden, wann Sie diesen 4. Schritt anwenden und wann nicht. Nehmen wir einmal an, Sie haben drei Musterausschnitte als fehlerhaft eliminiert und können bei dem vierten zu untersuchenden Muster keine Fehler feststellen (wie erwähnt, handelt es sich hierbei um ein Indiz, aber nicht um den Beweis für das gesuchte Muster!). Sicher ist es in diesem Fall klüger, da zeitsparender, das verbleibende fünfte Muster gemäß dem 3. Schritt der Lösungsstrategie auf Fehler zu untersuchen und die Lösung somit durch die Ausschlußmethode herbeizuführen, als relativ langwierig das vierte Muster auf Deckungsgleichheit zu untersuchen. Sollten Sie jedoch im fünften Muster auch keinen Fehler entdecken können, dann bleiben Sie bei diesem Muster (es ist besser in Erinnerung als Muster 4) und untersuchen Sie dieses gemäß der als 4. Schritt beschriebenen Vorgangsweise auf Deckungsgleichheit. Häufig hilft in einem solchen Fall (zwei Ausschnitte bleiben als vermeintlich gesuchte Muster übrig) die Suche nach Unterschieden in den Randbereichen der Musterausschnitte, da Fehler an diesen Stellen häufig übersehen werden.

Treffen Sie jedoch beim 1., 2. (oder 3.) Musterausschnitt auf das vermeintlich deckungsgleiche und somit gesuchte Muster, dann sollten Sie auf jeden Fall Schritt 4 der Lösungsstrategie anwenden (die Fehlersuche gemäß dem 3. Schritt in 4, 3 oder (2) verbleibenden Musterausschnitten wäre eindeutig zeitaufwendiger und somit unrationell!).

Im 5. und letzten SCHRITT markieren Sie den Lösungsbuchstaben in dem separat an Ihrem Arbeitsplatz liegenden Antwortbogen. Achten Sie dabei unbedingt auf die Übereinstimmung der Aufgabenziffer im Testheft und im Antwortbogen.

Auf der folgenden Seite finden Sie ein sog. Flußdiagramm, daß Ihnen in übersichtlicher Weise die einzelnen Arbeitsschritte der Lösungsstrategie nochmals vor Augen führt.

Lösungsstrategie 'MUSTER ZUORDNEN'

1.Schritt

Globaler Blick
Aussondern grober Fehler beim ersten Überfliegen
(**Ankerpunkte** beachten!)

↓

2.Schritt

Von den übrigbleibenden Mustern das **einfachste Muster** oder - alternativ - das **auffälligste Muster** auswählen!

↓

3.Schritt

Fehlersuche,
dabei Ankerpunkte beachten!

Kein Fehler gefunden! → Indiz für das richtige Muster!	Fehler gefunden! → Muster aussondern, zurück zum 2.Schritt!

↓

4.Schritt

Auf **Deckungsgleichheit** überprüfen!

Identische Strukturen! → Lösung gefunden!	Fehler gefunden! → Muster aussondern, zurück zum 2.Schritt!

↓

5.Schritt

Lösung **im Antwortbogen** markieren, auf eine Kontrolle der übriggebliebenen Muster **unbedingt** verzichten!

3.2) Besonderheiten und Ausnahmen

Möglicherweise sind alle fünf Musterausschnitte einer Aufgabe bezüglich der dargestellten Strukturen derart komplex, daß "Schritt 1" (globaler Blick) ohne Erfolg bleibt. Beginnen Sie in diesem Fall - wie bereits erwähnt - direkt mit "Schritt 2" der Lösungsstrategie.

Sollte auch dies nicht möglich sein, weil alle Musterausschnitte in gleicher Weise komplex, d.h. schwierig sind, dann markieren Sie die betreffende Aufgabe am Rand des Aufgabenblattes mit einem großen Ausrufungszeichen ("!"), stellen die Bearbeitung dieser Aufgabe vorerst ein und gehen über zur nächsten (d.h. zur subjektiv nächstleichten) Aufgabe. Sollte Ihnen nach der Bearbeitung aller übrigen Aufgaben in diesem Untertest noch Zeit verbleiben, können Sie gezielt auf die zuvor übergangene Aufgabe zurückkommen. Beginnen Sie dann mit der Fehlersuche in Musterausschnitt (A) und schreiten Sie sukzessive nach folgendem Schema in der Bearbeitung fort:

1. Ausschnitt in der Mustervorlage lokalisieren (Ankerpunkt!).
   (Ausschluß der Fehlerquellen 1 und 2)
2. Große Abstände zwischen Strukturen überprüfen
   (Ausschluß der Fehlerquelle 3)
3. Linien überprüfen
   (Ausschluß der Fehlerquellen 4 und 5)
4. Systematisches Durchsuchen des Ausschnitts
   (Ausschluß der Fehlerquellen 4 und 5)

4) Wann und wie sollte trainiert werden

Aufgrund seiner hohen Trainierbarkeit sollten Sie bei diesem Test unbedingt einen Trainingsschwerpunkt setzen. Das Trainingspensum sollte zum Testtermin hin ansteigen. Sinnvoll ist es, mit dem Training 6-8 Wochen vor dem Testtermin zu beginnen und bis drei Wochen vor dem Test ein- bis zweimal wöchentlich je einen kompletten Test unter Zeitdruck zu bearbeiten. Ab drei Wochen vor dem TMS sollte das Trainingspensum auf drei Übungstests pro Woche erhöht werden. Arbeiten Sie immer exakt mit einer Zeitvorgabe von 22 Minuten für 24 Aufgaben. Anschließend sollten falsch gelöste Aufgaben analysiert werden.

Arbeiten Sie ausschließlich mit der oben beschriebenen Lösungsstrategie. Die fünf genannten Lösungsschritte müssen im Training automatisiert, d.h. verinnerlicht werden. Trainingsziel muß es sein, daß diese Schritte unbewußt und automatisch während einer Aufgabenbearbeitung bei Ihnen ablaufen. Aus diesem Grunde empfehlen wir Ihnen, Übungstest 1 der folgenden Übungsaufgaben OHNE ZEITDRUCK unter penibler Einhaltung eines jeden Schrittes der Lösungsstrategie durchzuarbeiten, damit die Strategie gefestigt werden kann. Nehmen Sie hierbei ruhig das Flußdiagramm der Lösungsstrategie zu Hilfe. Alle weiteren Übungstests bearbeiten Sie - wie oben geschildert - unter Zeitdruck und ohne Hilfe.

Alle Tests können mit einem zeitlichen Abstand von mindestens sieben Tagen zweimal bearbeitet werden. In diesem Falle empfehlen wir Ihnen, sich von den Übungstests Fotokopien anzufertigen. Sollte Ihnen das Übungsmaterial ausgehen, können Sie auf die folgenden Übungssammlungen zurückgreifen (zu beziehen gegen Vorauskasse zzgl. 4,00 DM Versandkosten über den MTK GABNACH VERLAG in Köln, Zülpicher Str. 334, 50937 Köln :

(2 Tests "Muster zuordnen")
Gabnach/Fichtner: Der Test für medizinische Studiengänge - Aufgabensammlung zu den Untertests **Muster zuordnen**, Schlauchfiguren, Figuren lernen, Fakten lernen.
Köln 1994 17,90 DM

(1 Test "Muster zuordnen")
Institut für Test-und Begabungsforschung (Hrsg.): Der neue TMS.
Göttingen, neueste Auflage 16,80 DM

(1 Test "Muster zuordnen")
Institut für Test-und Begabungsforschung (Hrsg.): Test für medizinische Studiengänge - Aktualisierte Originalversion 2.
Göttingen, neueste Auflage 16,80 DM

(1 Test "Muster zuordnen")
Fichtner: Den TMS erfolgreich trainieren Bd. 1 - Trainingstest zum TMS.
Köln, 2.Aufl. 1995 24,90 DM

(5 Tests "Muster zuordnen")
MTK Privatinstitut für Testtraining (Hrsg.): Übungssammlung zum Untertest "Muster zuordnen" - 5 Tests im Originalformat DIN A4.
Köln 1995 12,90 DM

5) Übungsaufgaben

Muster zuordnen - Test A **Bearbeitungszeit: 22 Minuten**

In den folgenden Aufgaben wird Ihre Fähigkeit geprüft, Ausschnitte in einem komplexen Bild wiederzuerkennen.

Dazu werden pro Aufgabe ein "Muster" und je fünf "Musterausschnitte" (A) bis (E) vorgegeben. Sie sollen herausfinden, welcher dieser fünf "Musterausschnitte" an irgendeiner beliebigen Stelle deckungsgleich und vollständig auf das "Muster" gelegt werden kann; die "Musterausschnitte" sind weder vergrößert oder verkleinert noch gedreht oder gekippt.

Beispielaufgabe:

"Muster" "Musterausschnitte"

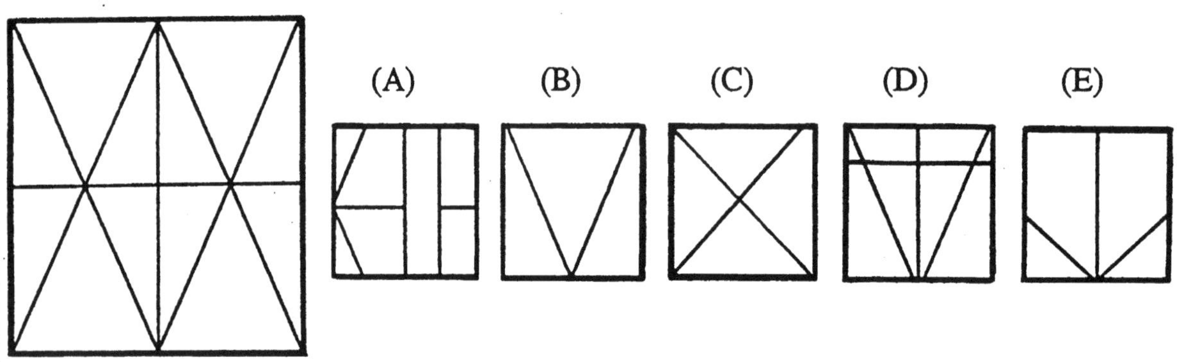

Die Lösung ist (B); dieser "Musterausschnitt" ist deckungsgleich mit einem Bereich im rechten oberen Viertel des "Musters".

1)

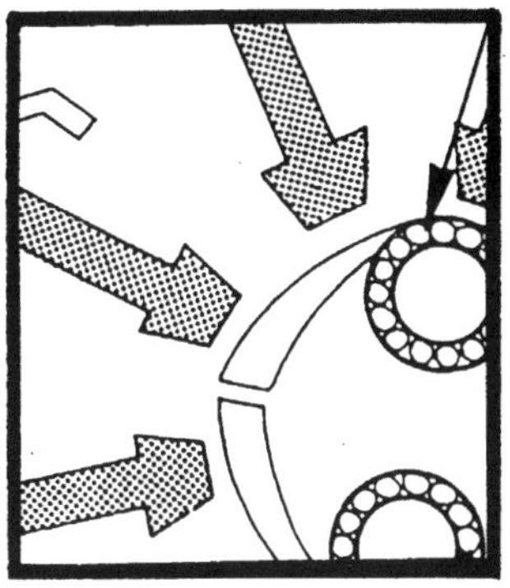

(A) (B) (C) (D) (E)

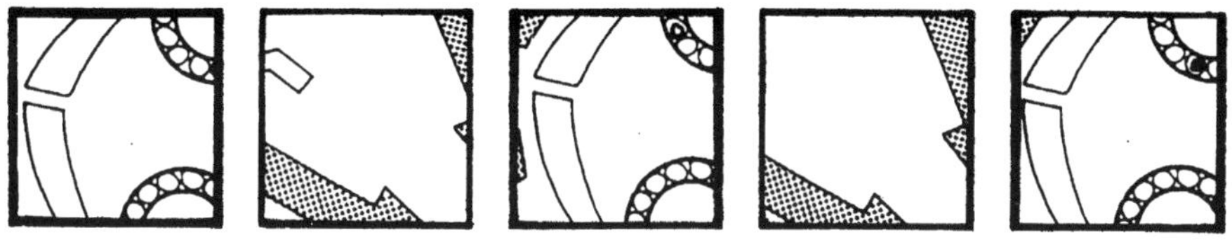

2)

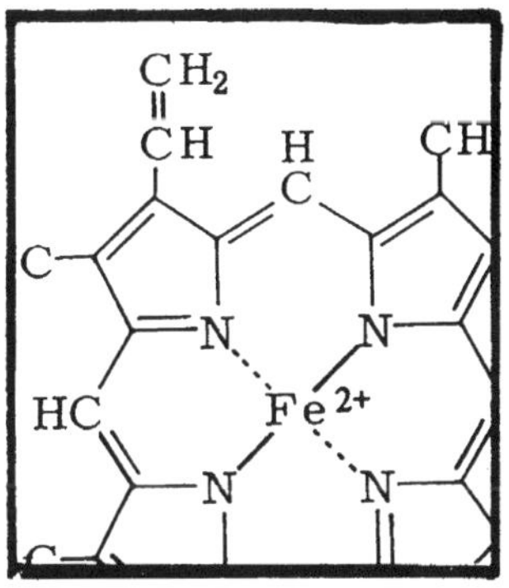

(A) (B) (C) (D) (E)

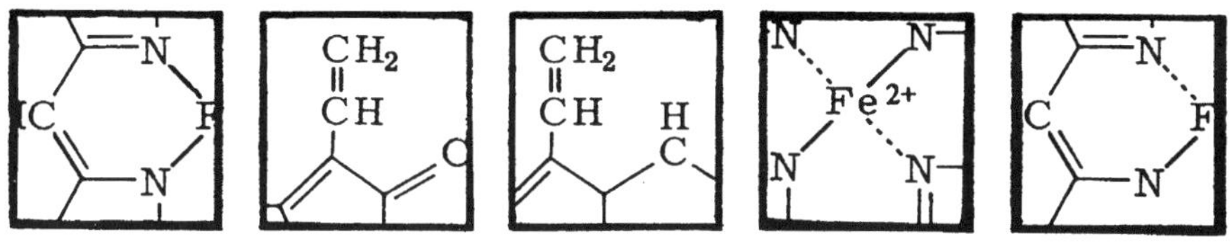

3)

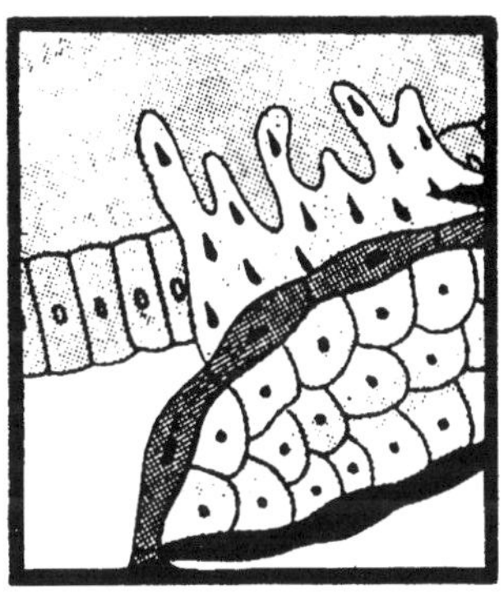

(A) (B) (C) (D) (E)

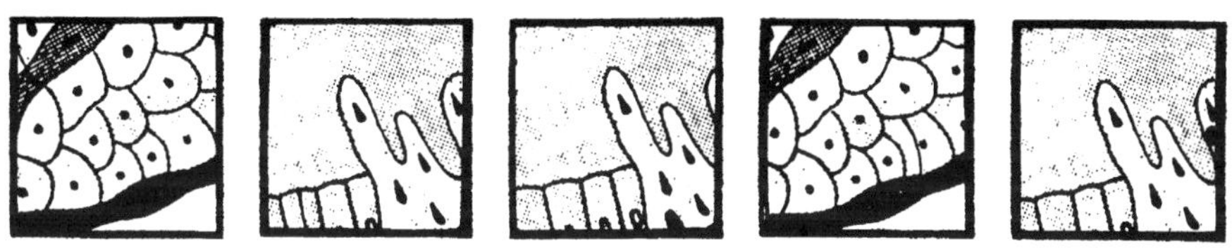

4)

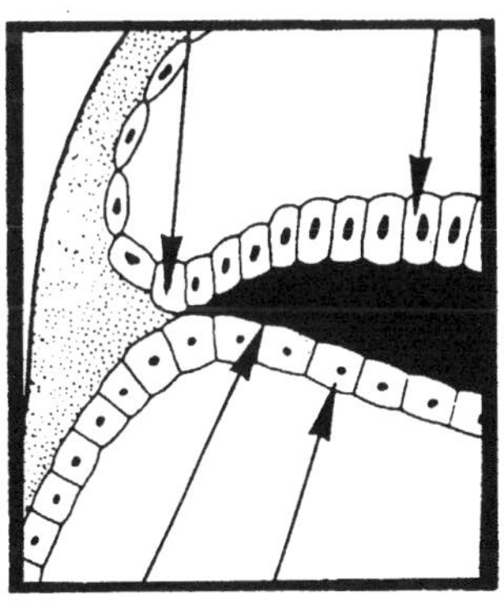

(A) (B) (C) (D) (E)

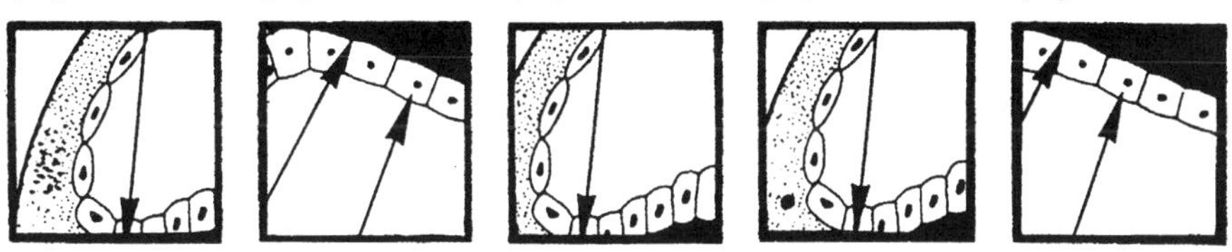

5)

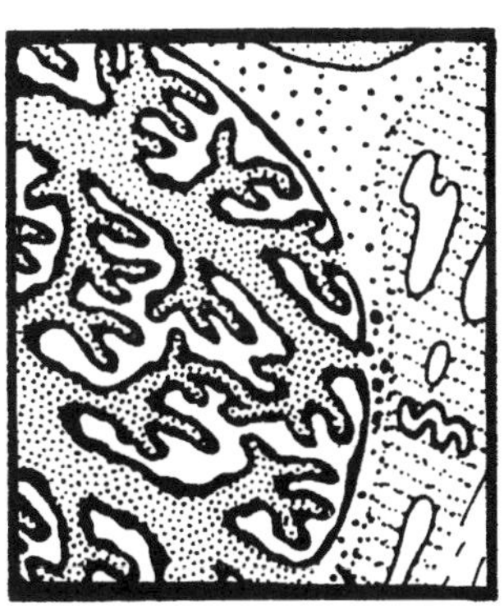

(A) (B) (C) (D) (E)

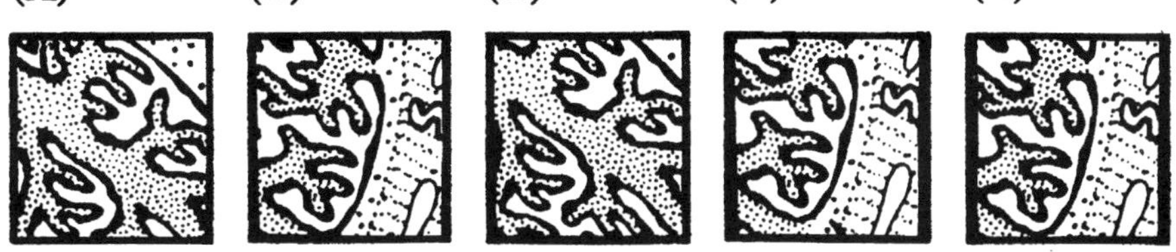

6)

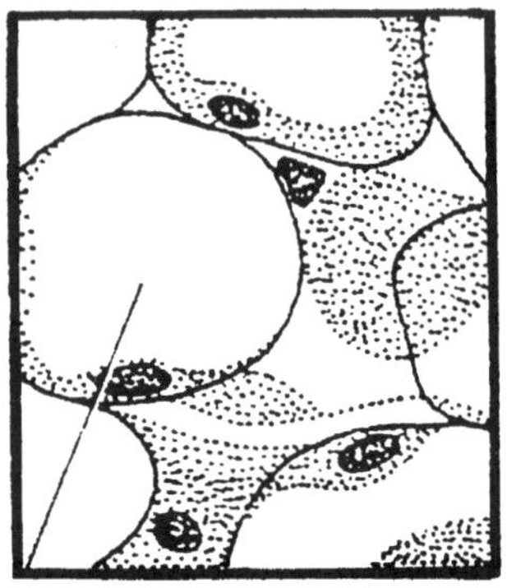

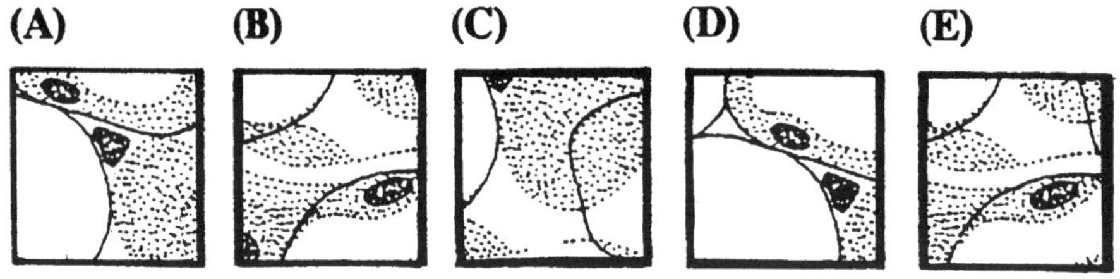

7)

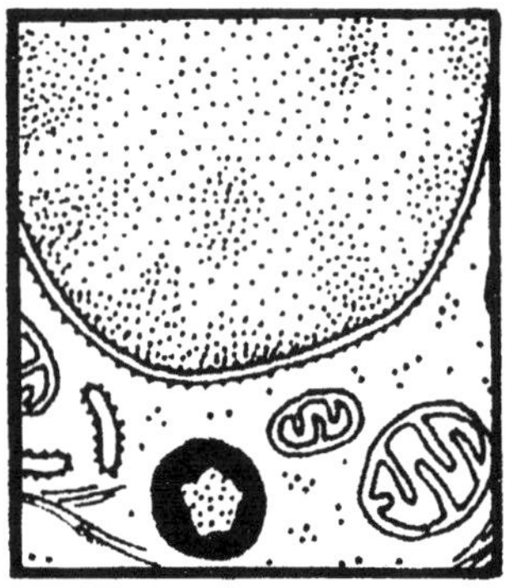

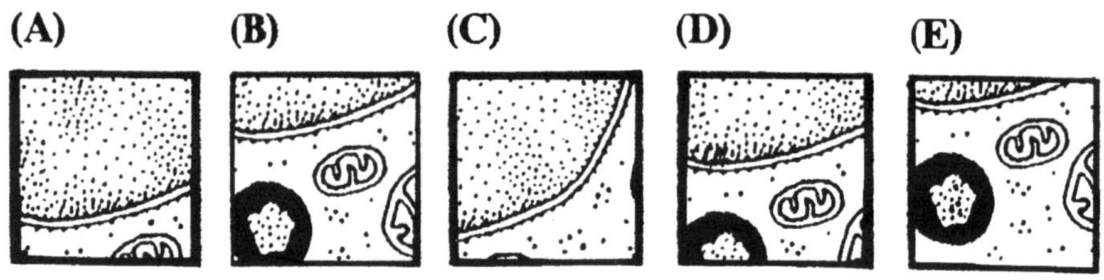

8)

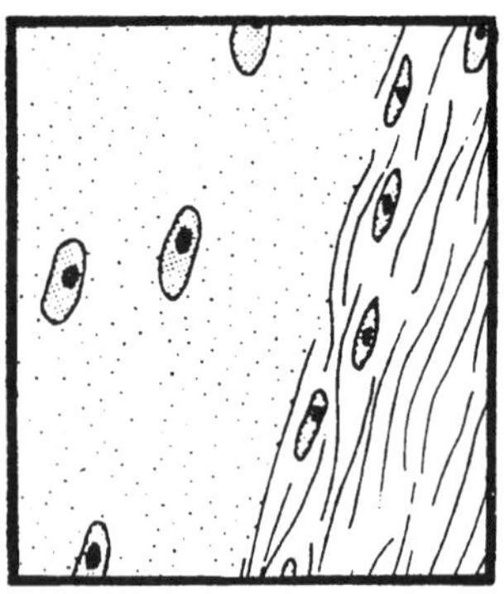

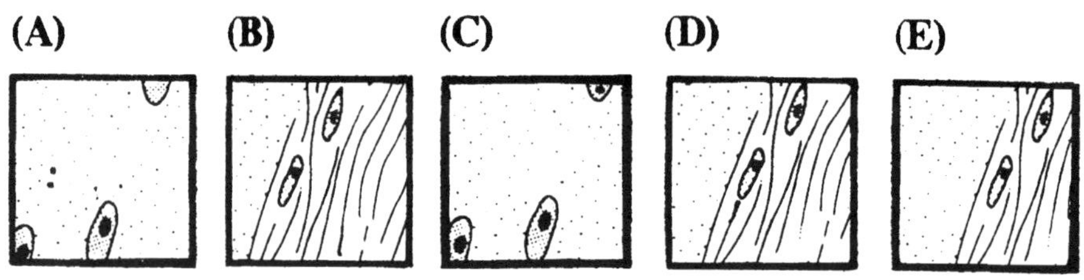

9)

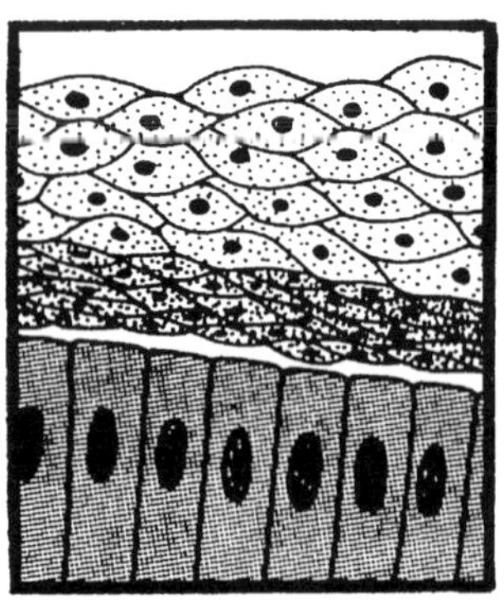

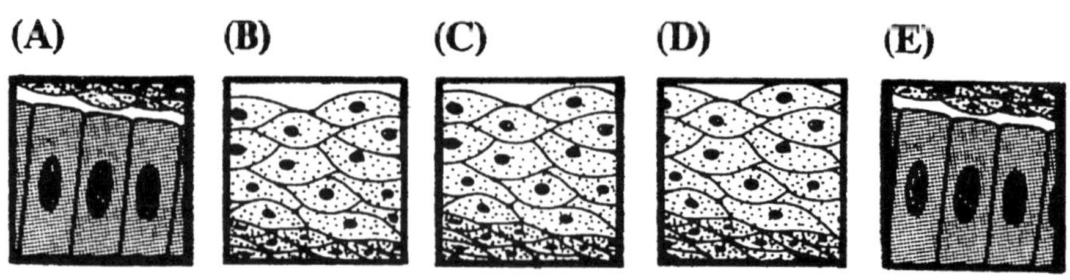

10)

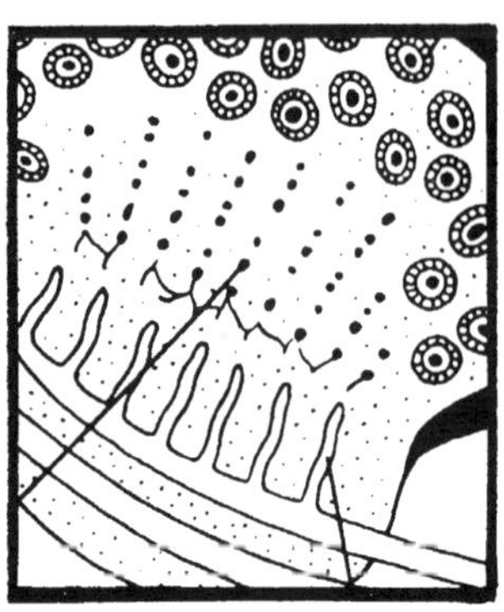

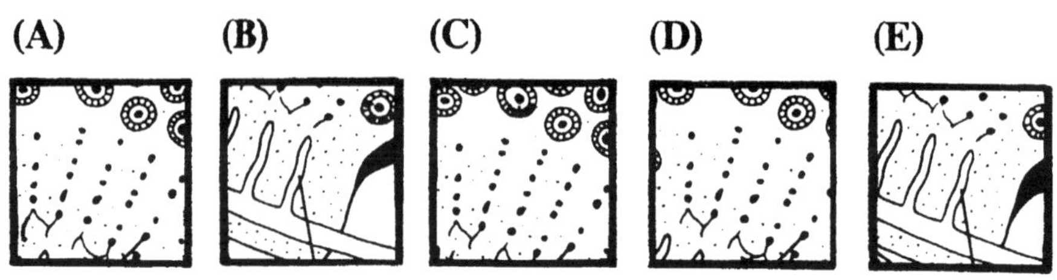

11) 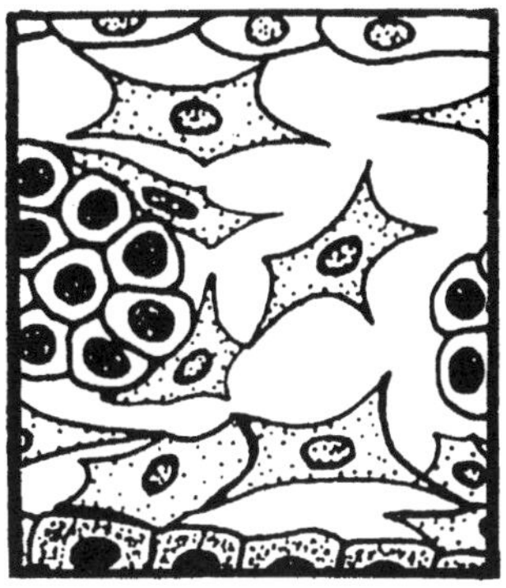

(A) 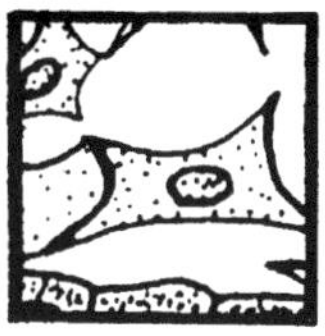
(B) 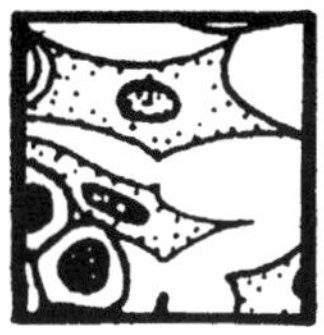
(C) 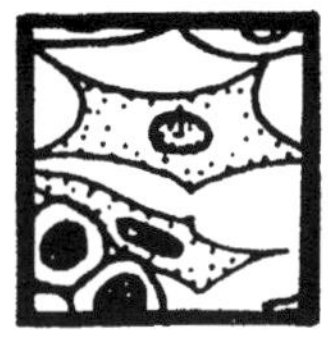
(D) 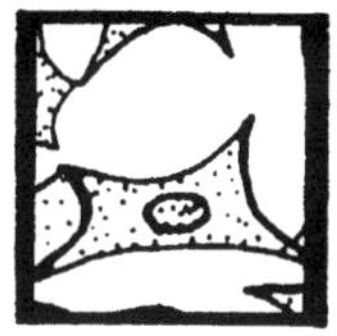
(E) 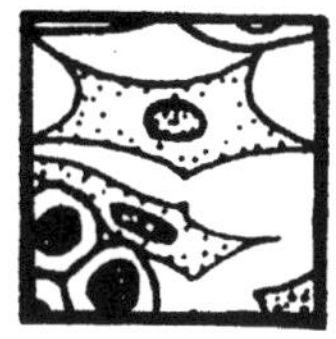

12) 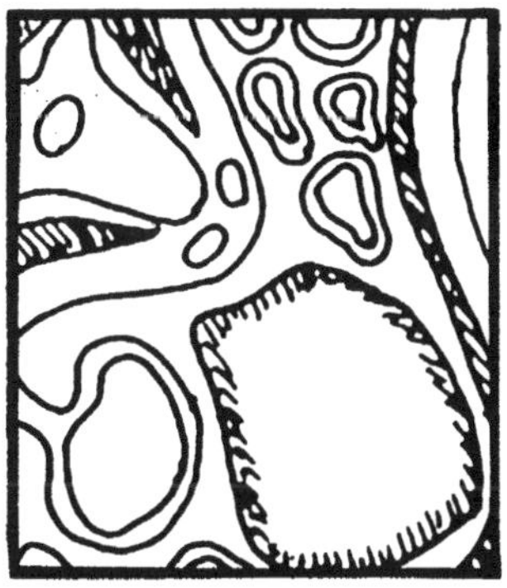

(A) 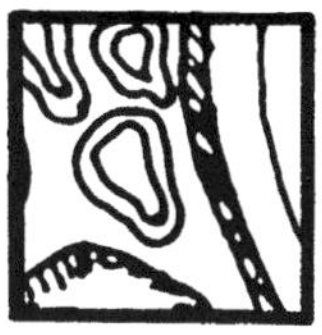
(B) 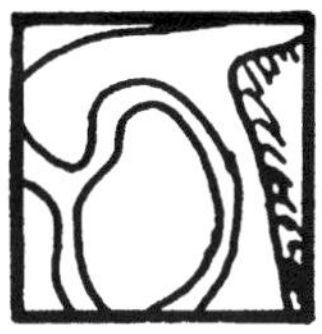
(C) 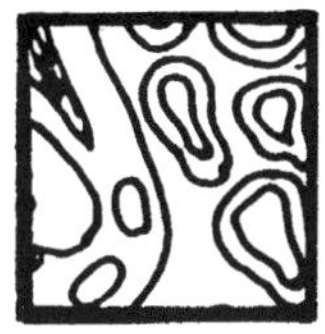
(D) 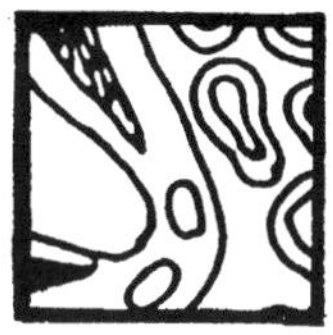
(E) 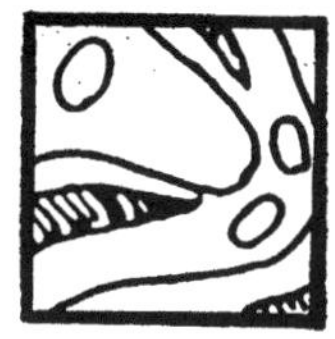

13) 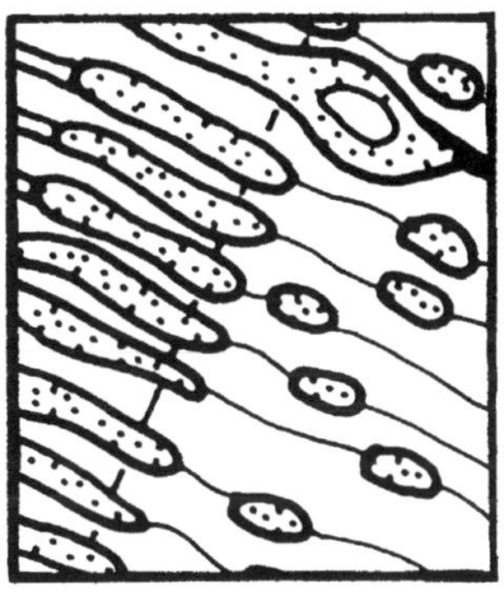

(A) 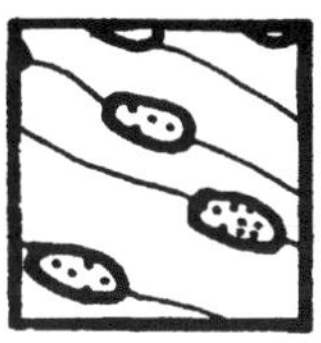
(B) 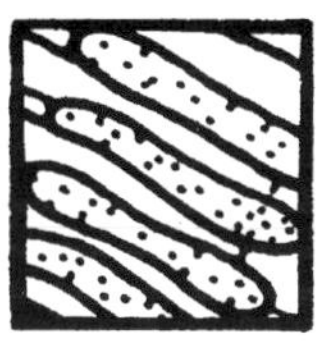
(C) 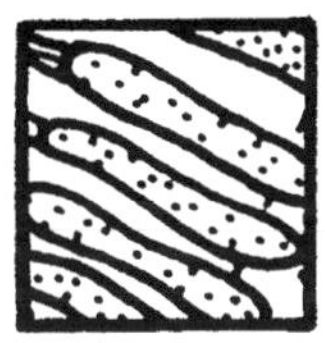
(D) 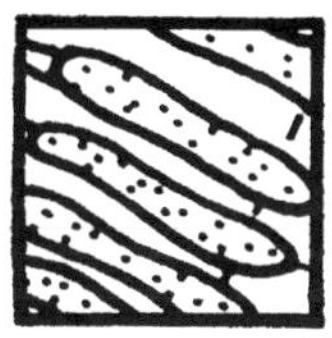
(E) 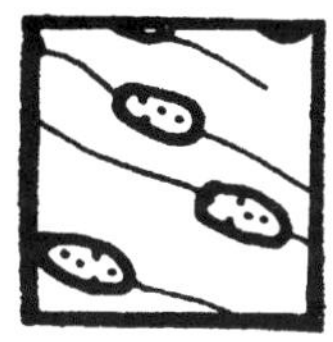

14) 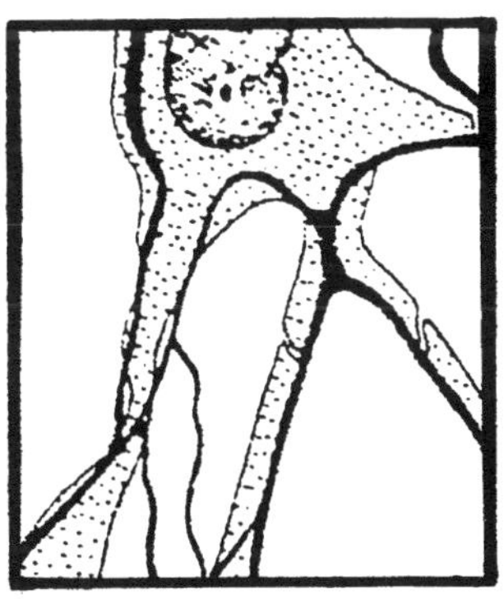

(A) 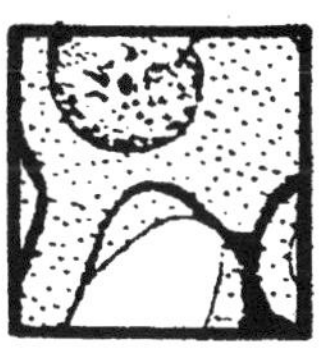
(B) 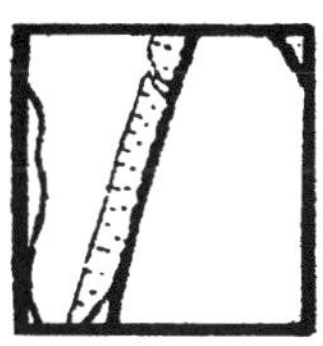
(C) 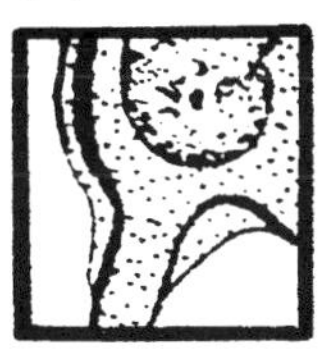
(D) 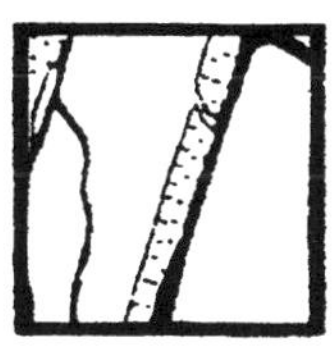
(E) 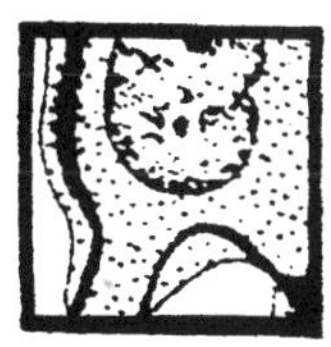

15) 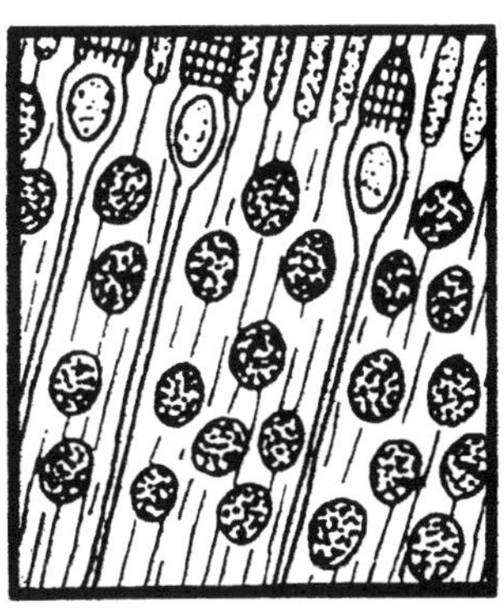

(A) 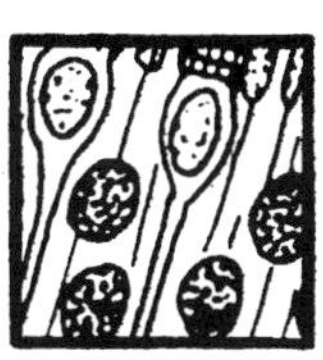
(B) 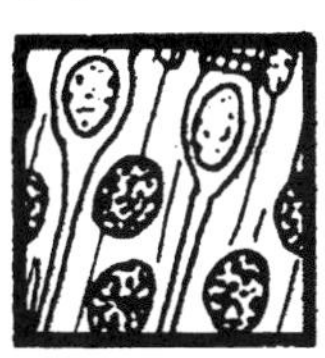
(C) 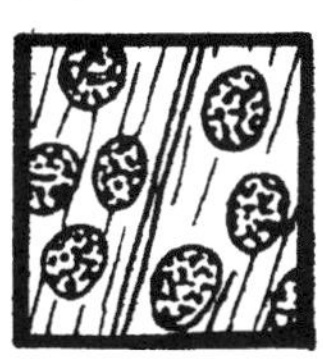
(D) 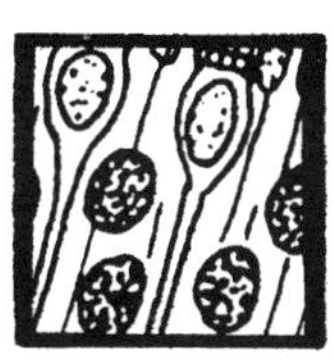
(E) 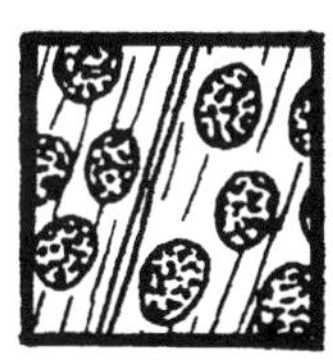

16) 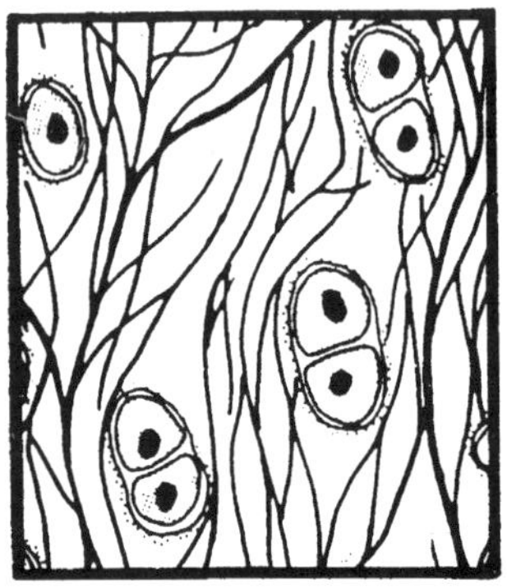

(A) 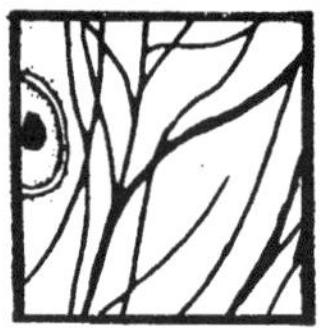
(B) 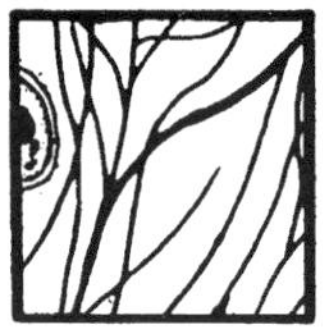
(C) 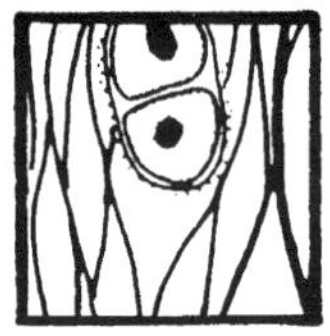
(D) 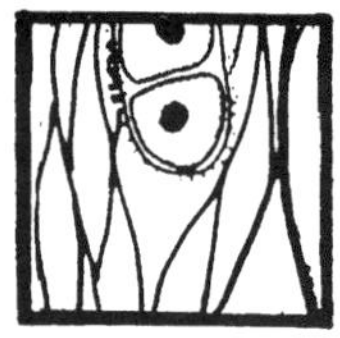
(E) 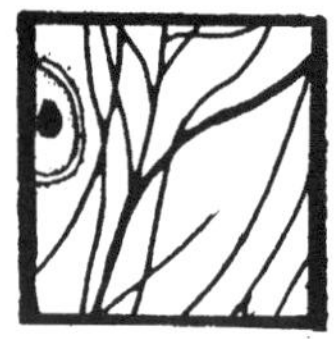

17) 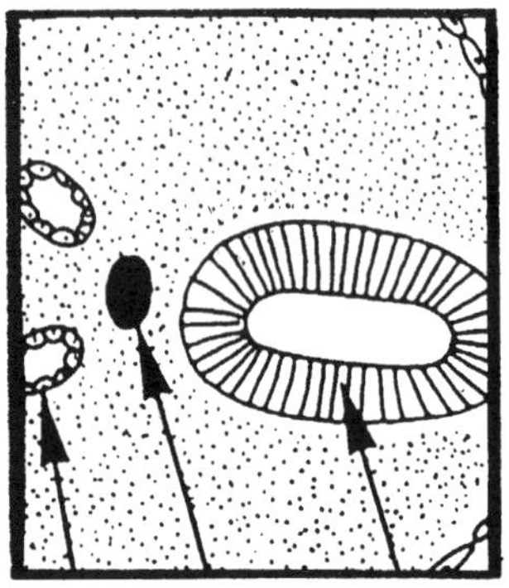

(A) 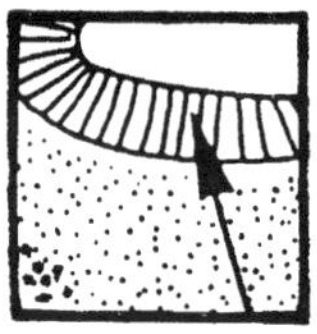
(B) 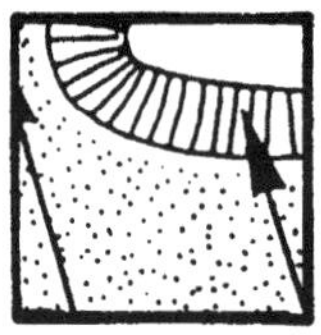
(C) 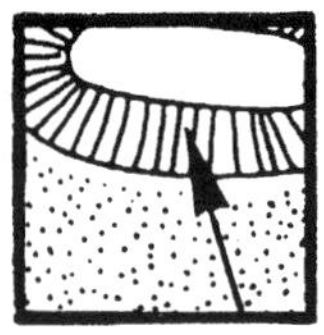
(D) 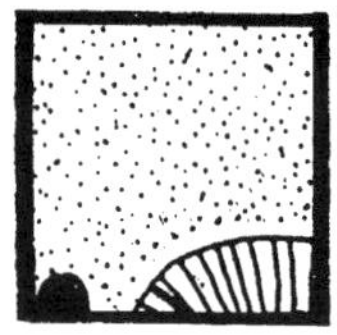
(E) 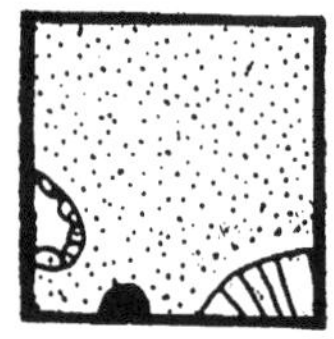

18) 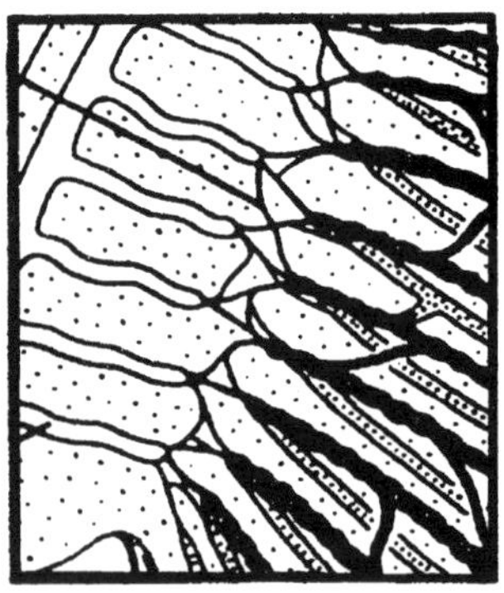

(A) 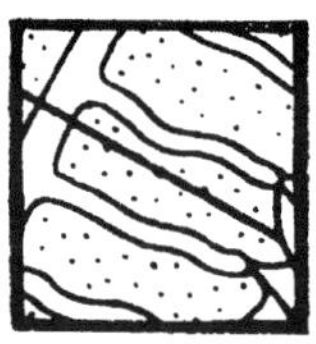
(B) 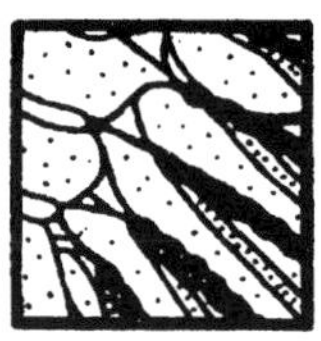
(C) 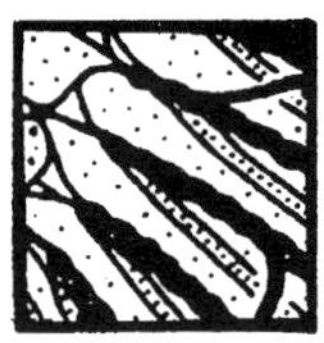
(D) 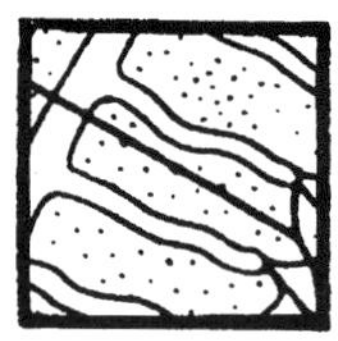
(E) 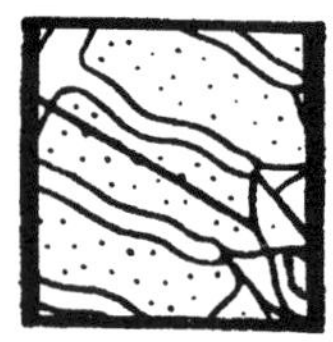

19) 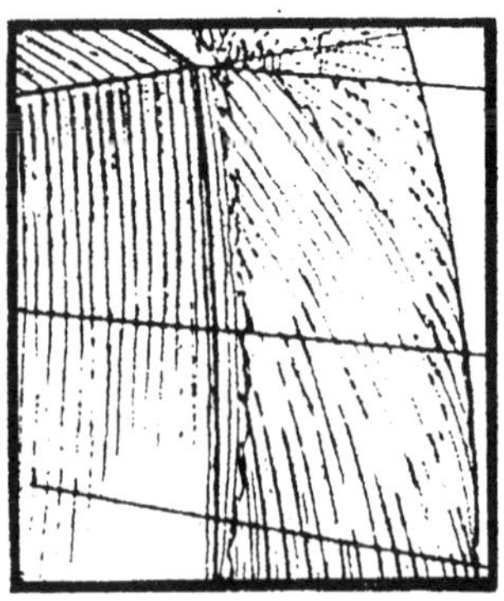

(A) 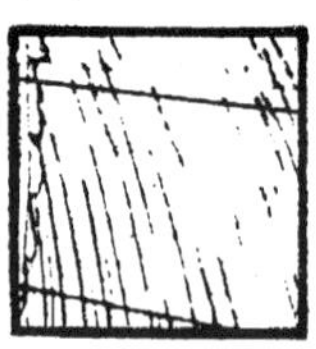
(B) 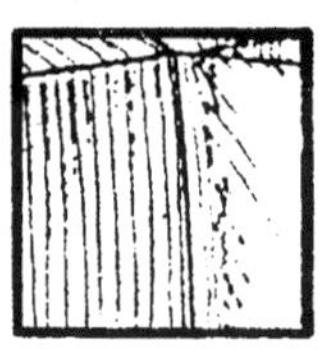
(C) 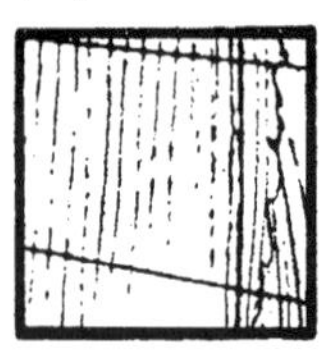
(D) 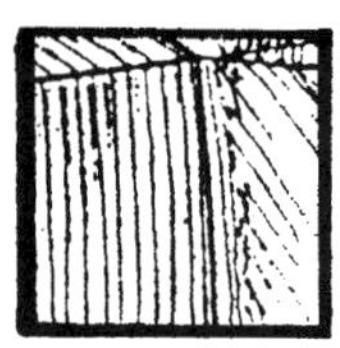
(E) 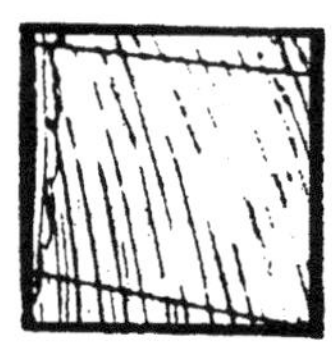

20) 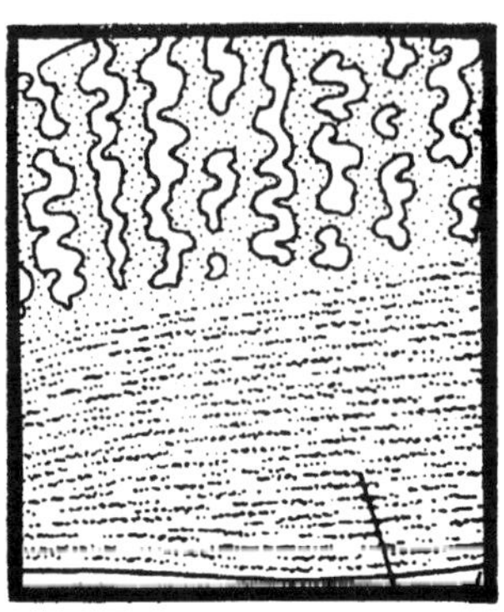

(A) 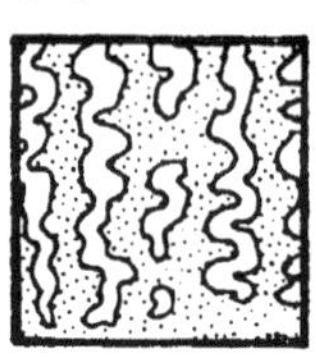
(B) 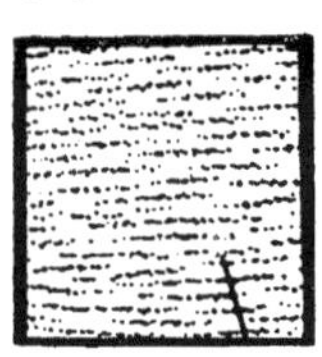
(C) 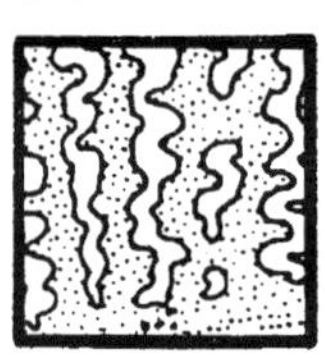
(D) 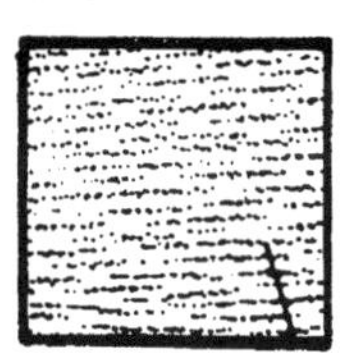
(E) 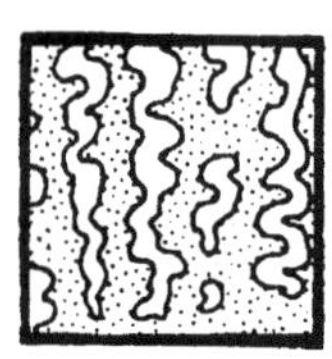

21)

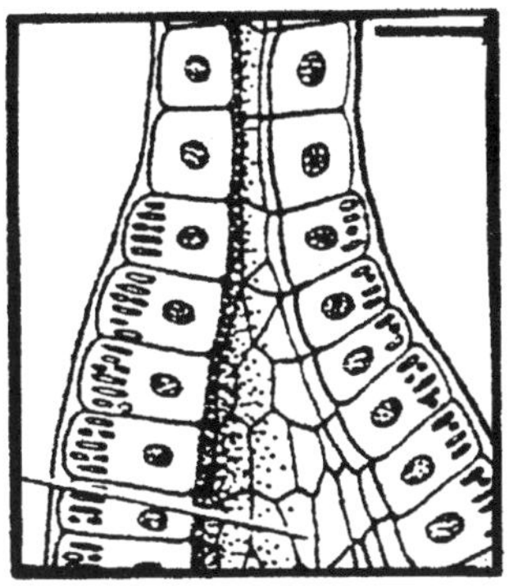

(A)

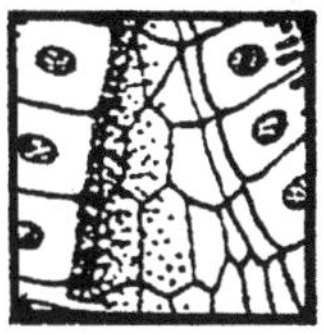

(B)

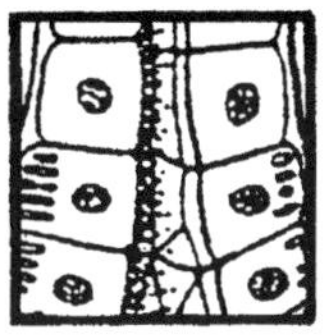

(C)

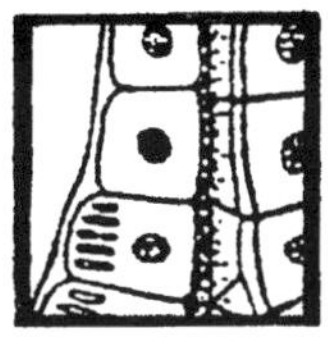

(D)

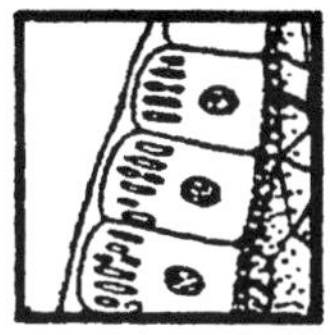

(E)

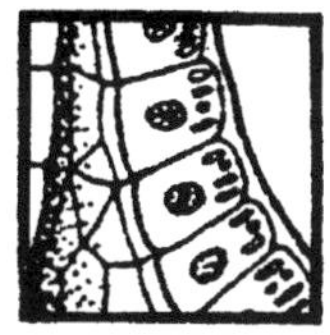

22)

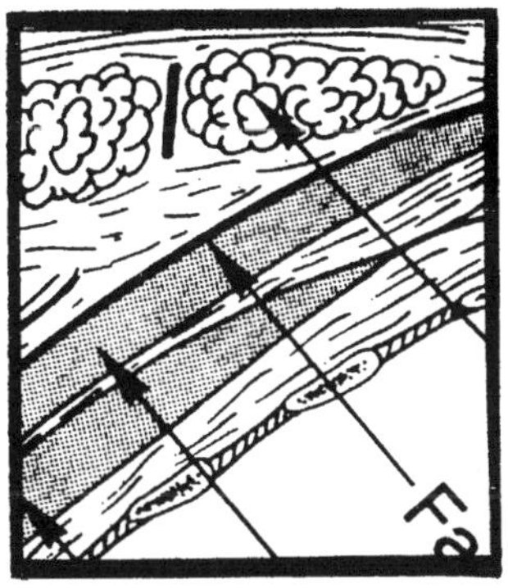

(A)

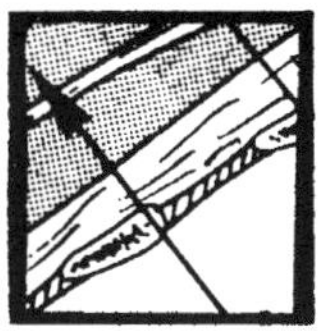

(B)

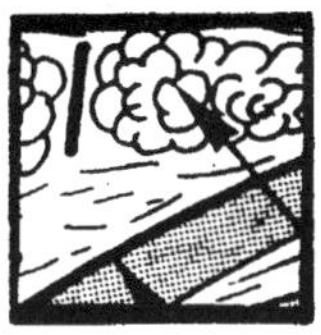

(C)

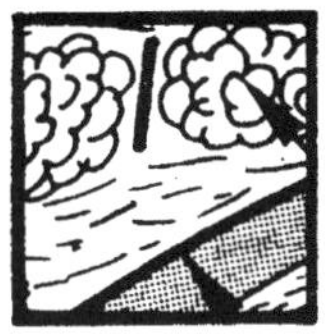

(D)

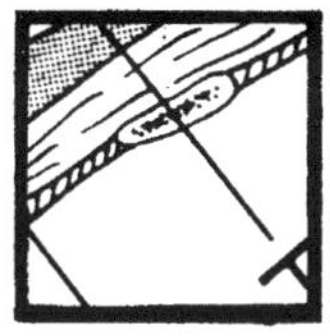

(E)

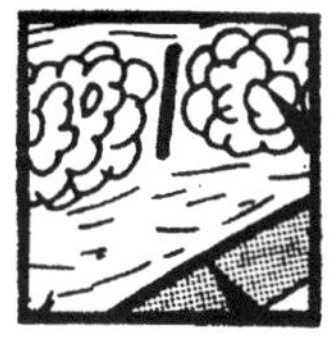

23)

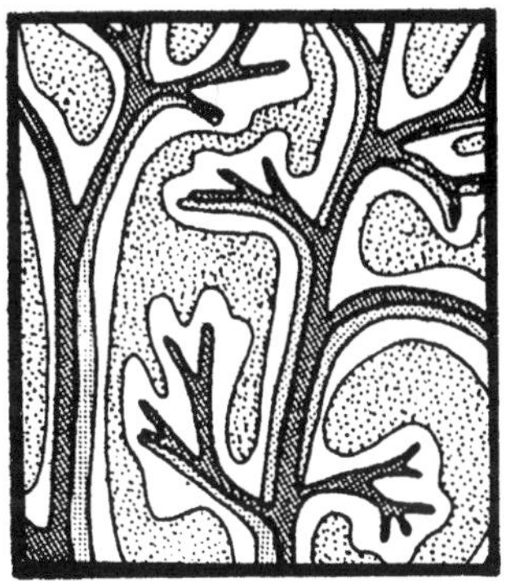

(A)

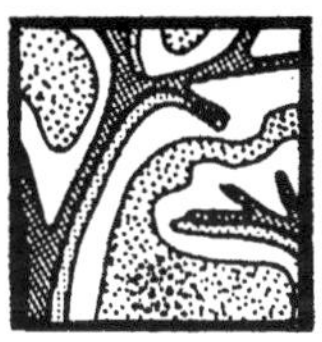

(B)

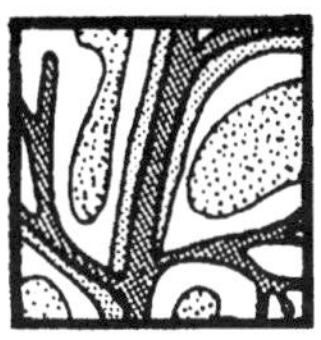

(C)

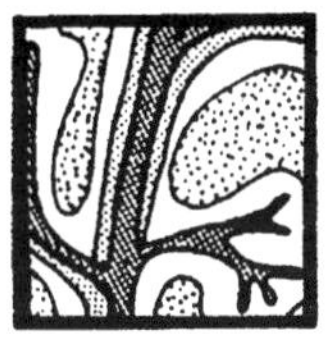

(D)

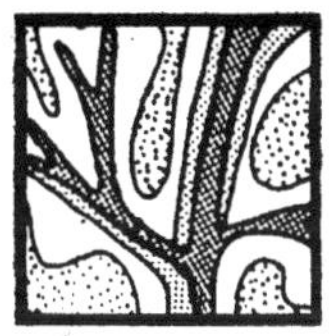

(E)

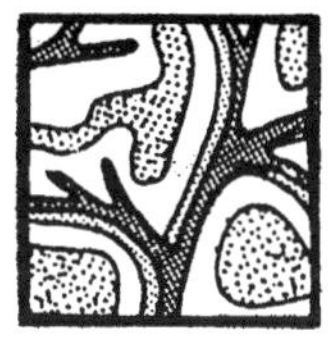

24)

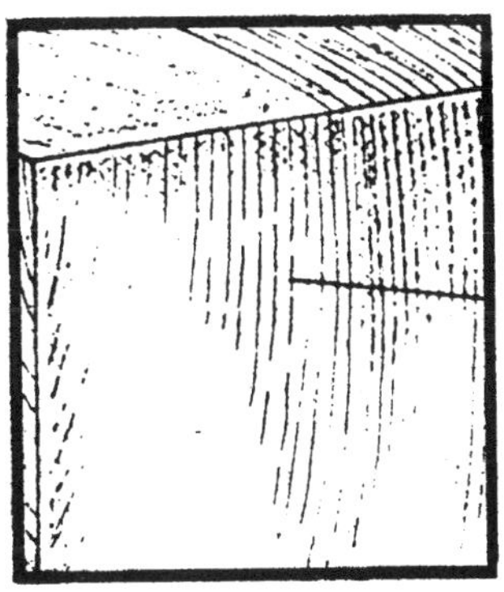

(A)

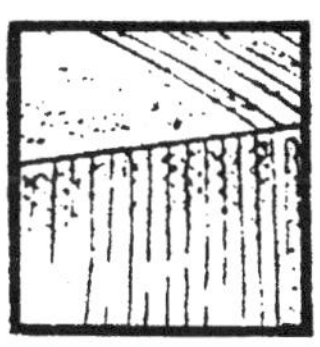

(B)

(C)

(D)

(E)

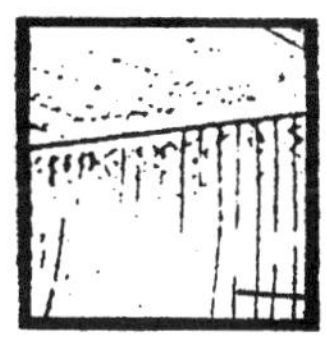

STOP

Muster zuordnen - Test B **Bearbeitungszeit: 22 Minuten**

In den folgenden Aufgaben wird Ihre Fähigkeit geprüft, Ausschnitte in einem komplexen Bild wiederzuerkennen.

Dazu werden pro Aufgabe ein "Muster" und je fünf "Musterausschnitte" (A) bis (E) vorgegeben. Sie sollen herausfinden, welcher dieser fünf "Musterausschnitte" an irgendeiner beliebigen Stelle deckungsgleich und vollständig auf das "Muster" gelegt werden kann; die "Musterausschnitte" sind weder vergrößert oder verkleinert noch gedreht oder gekippt.

Beispielaufgabe:

"Muster"

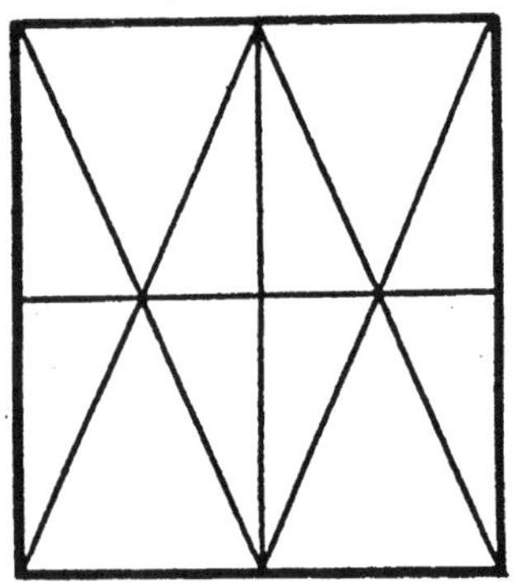

"Musterausschnitte"

(A) (B) (C) (D) (E)

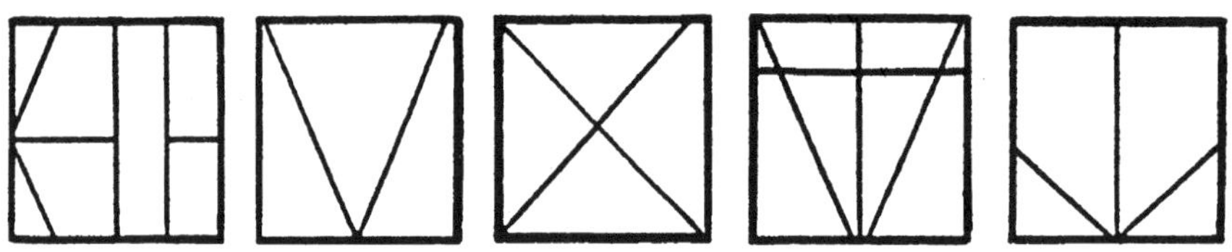

Die Lösung ist (B); dieser "Musterausschnitt" ist deckungsgleich mit einem Bereich im rechten oberen Viertel des "Musters".

1)

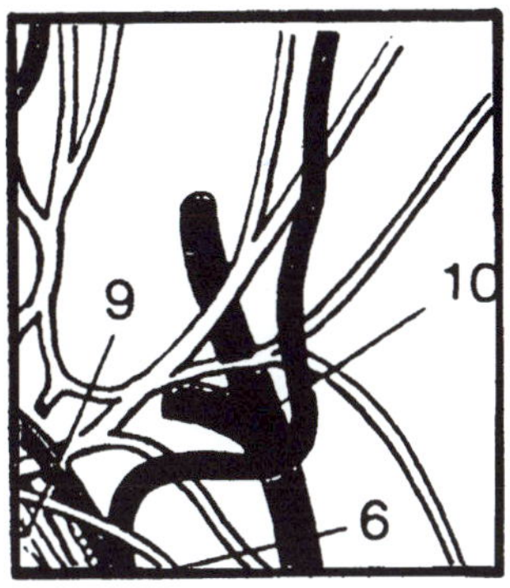

(A)

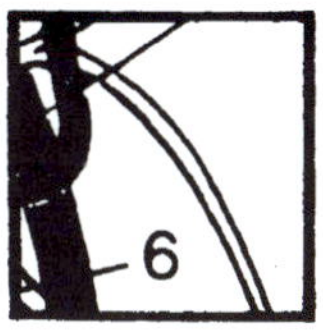

(B)

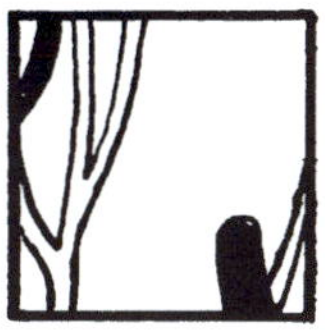

(C)

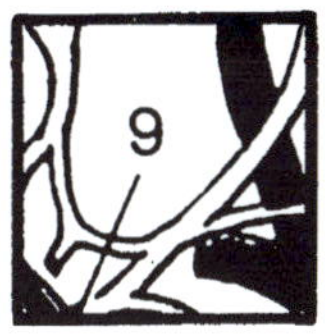

(D)

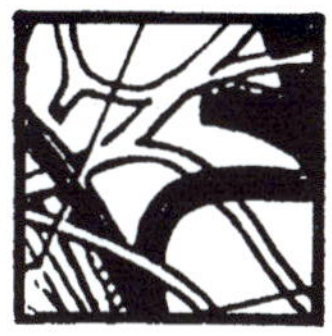

(E)

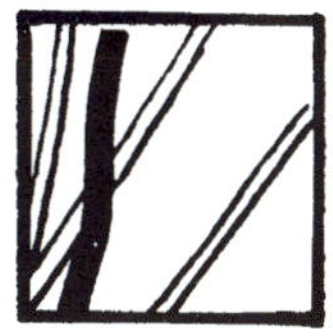

2)

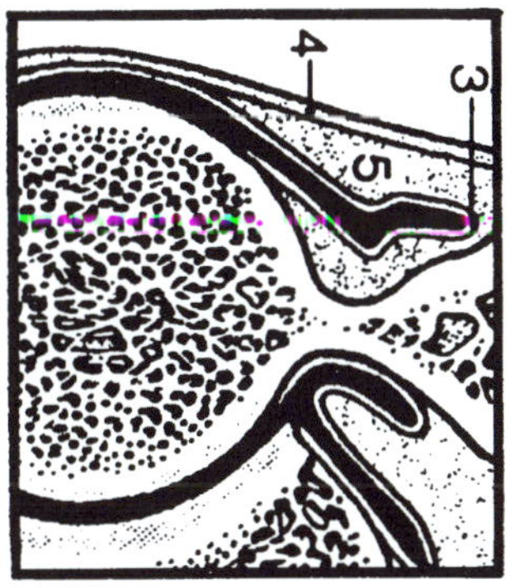

(A)

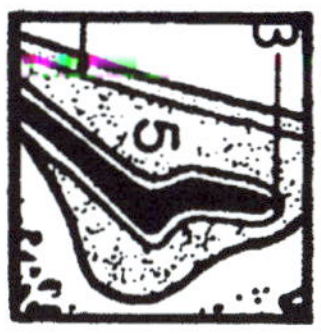

(B)

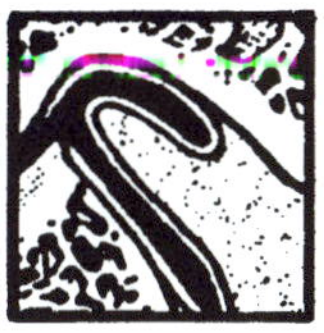

(C)

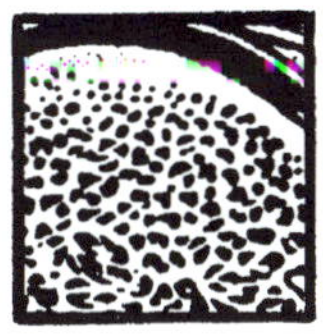

(D)

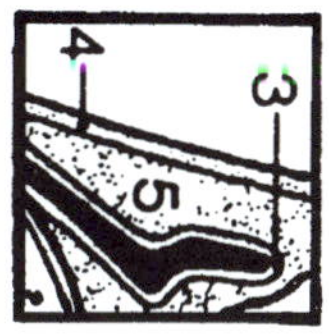

(E)

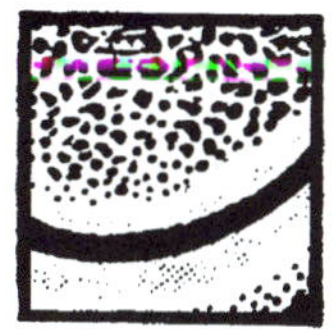

3)

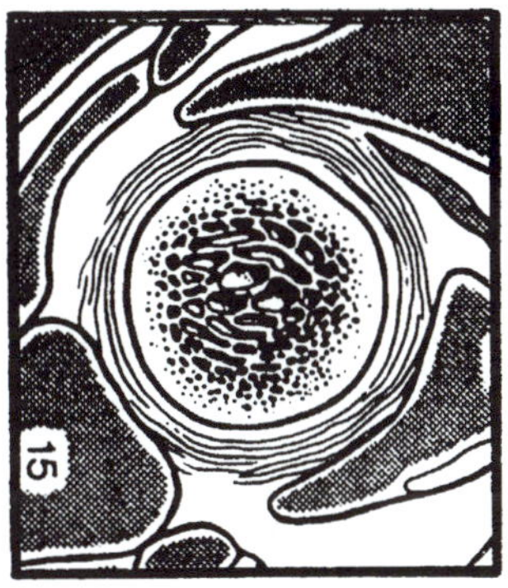

(A)

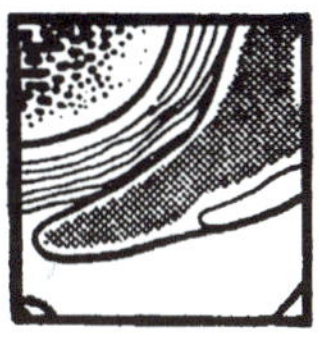

(B)

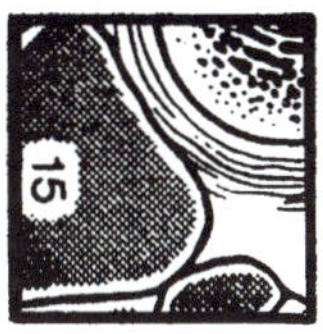

(C)

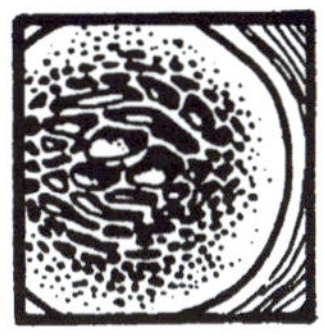

(D)

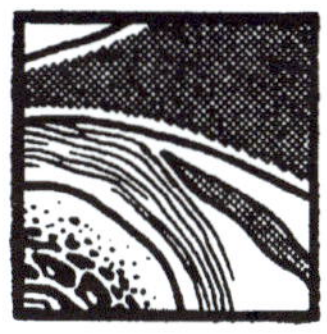

(E)

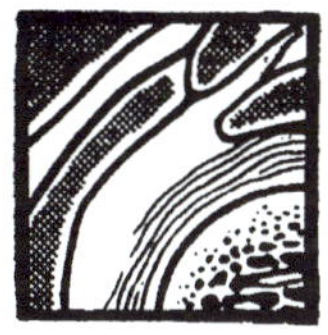

4)

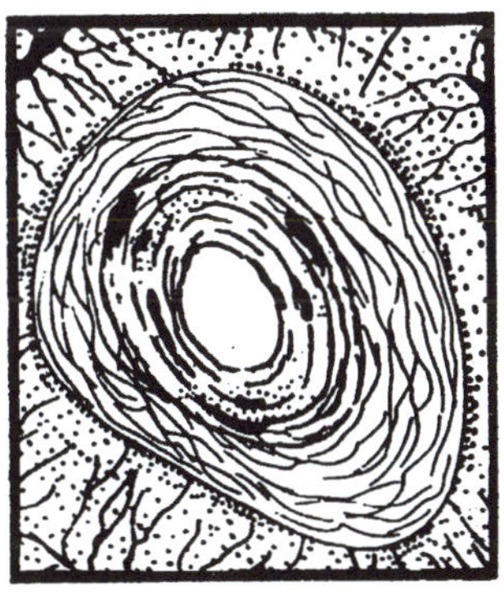

(A)

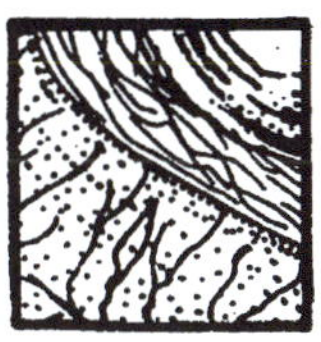

(B)

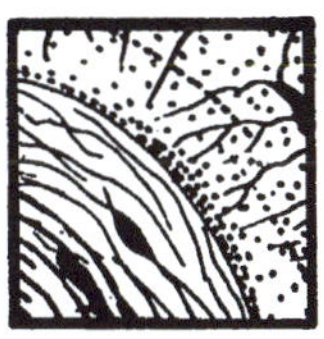

(C)

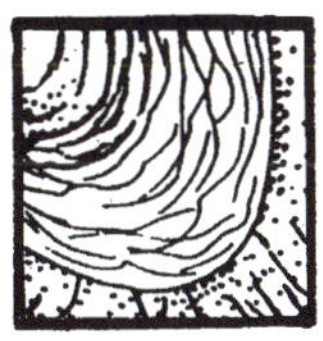

(D)

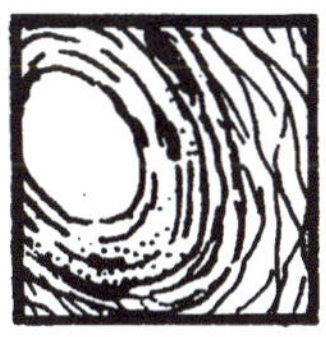

(E)

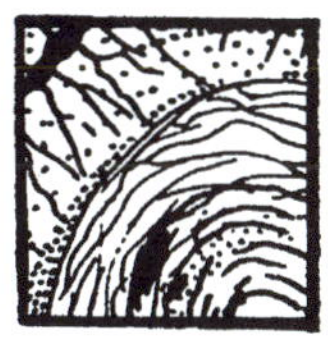

5)

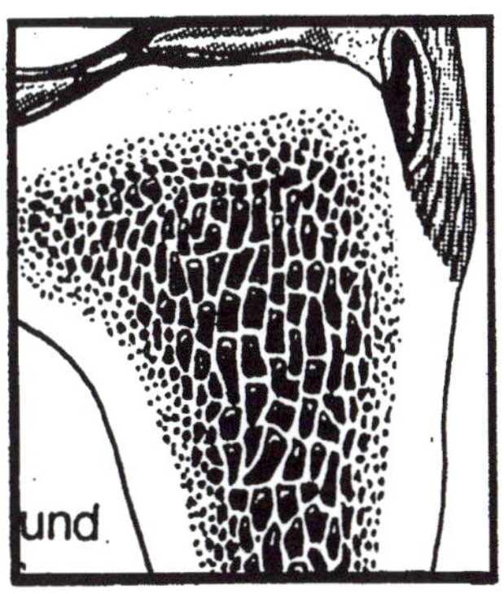

(A)

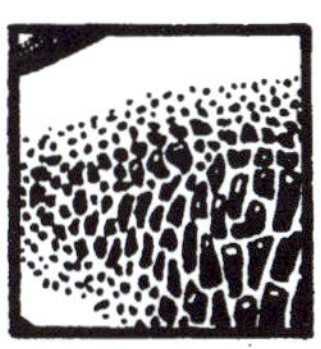

(B)

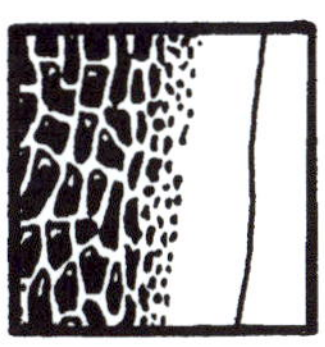

(C)

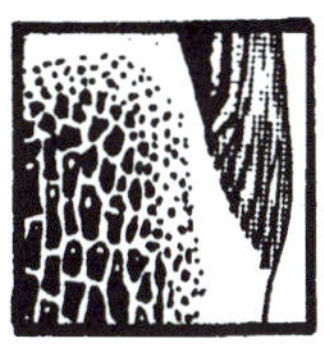

(D)

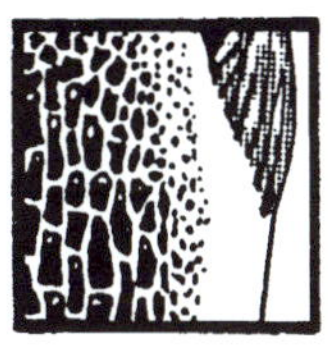

(E)

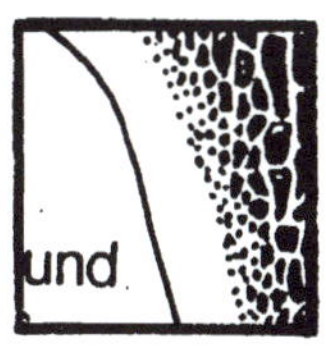

6)

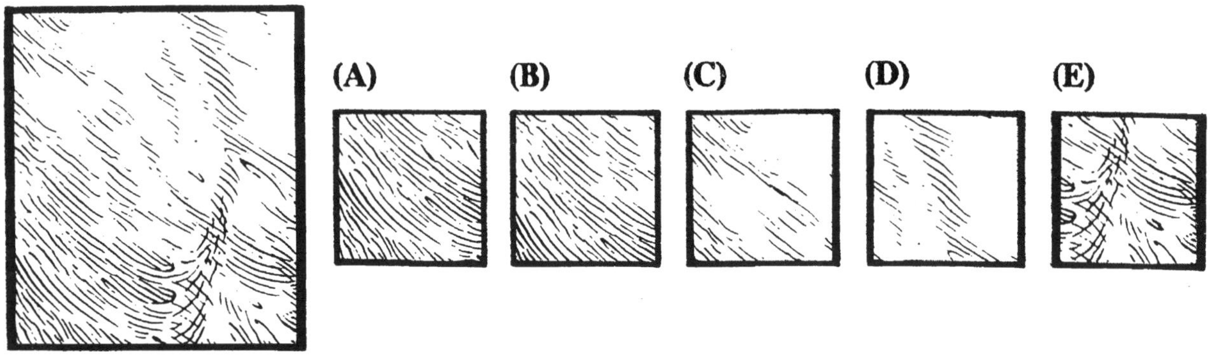

7)

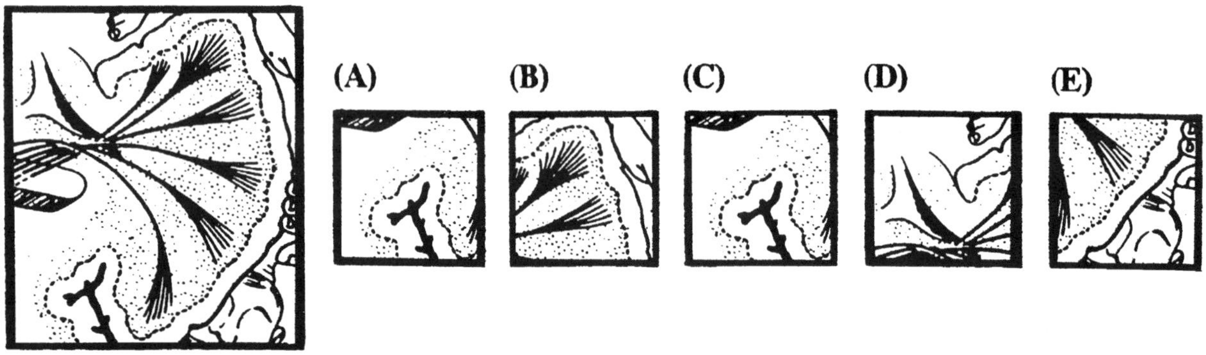

8)

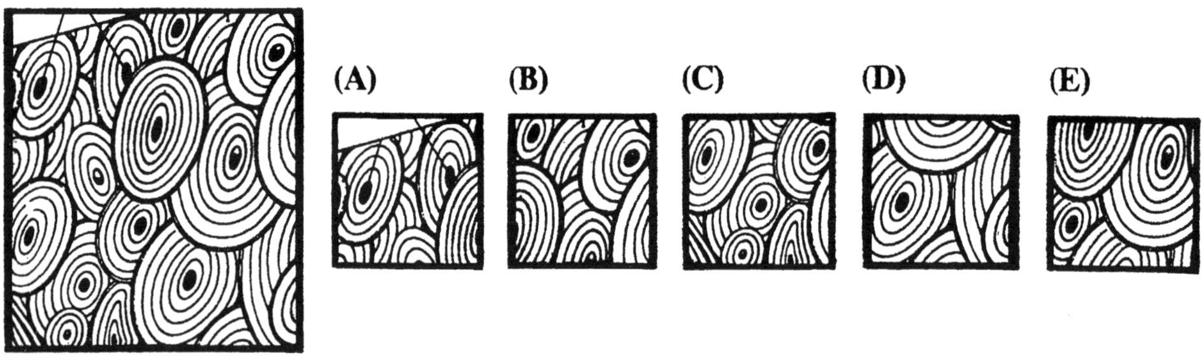

9)

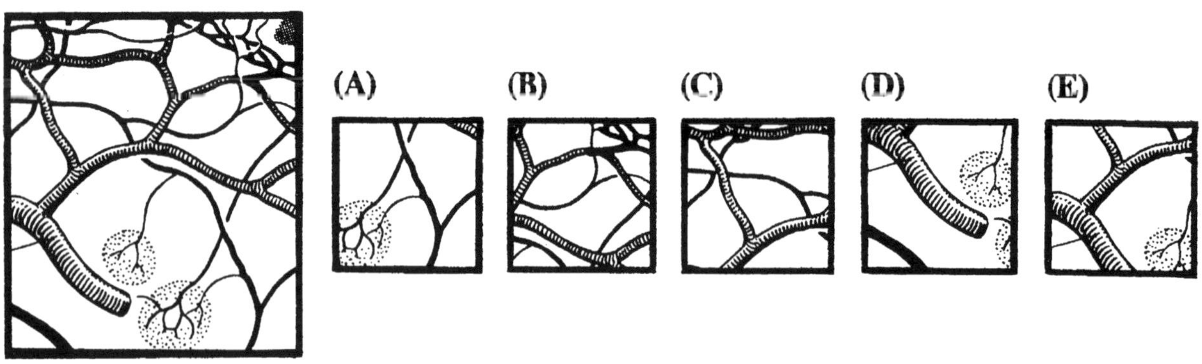

10)

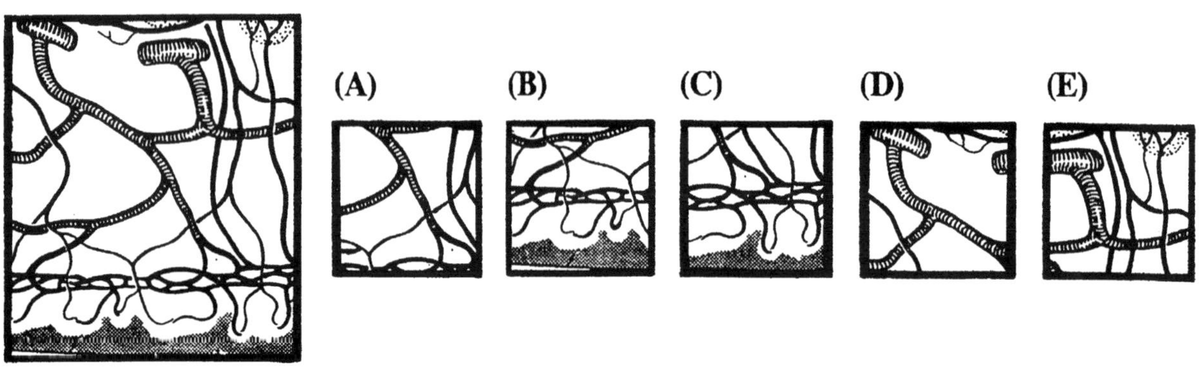

11)

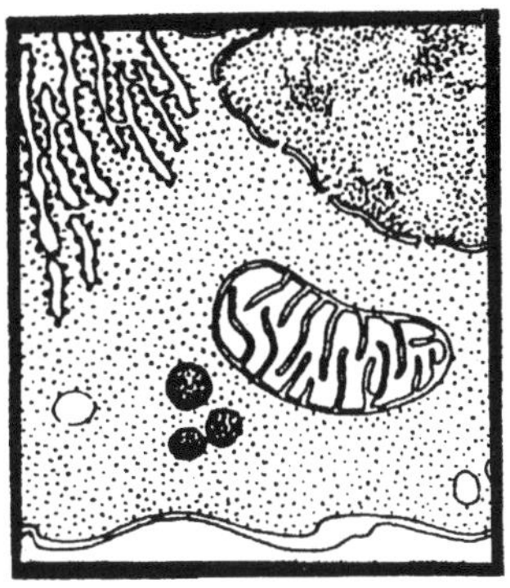

(A)

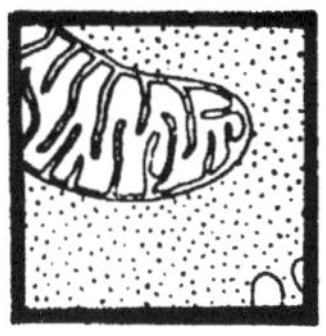

(B)

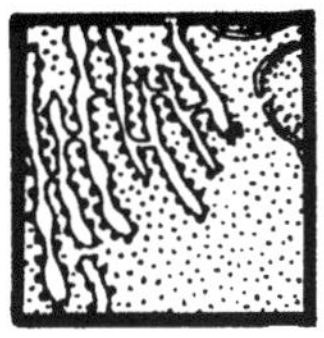

(C)

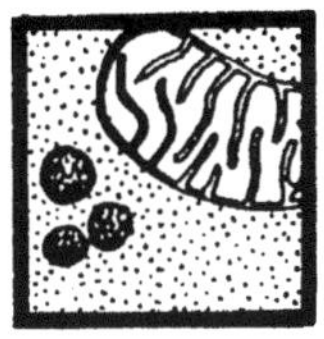

(D)

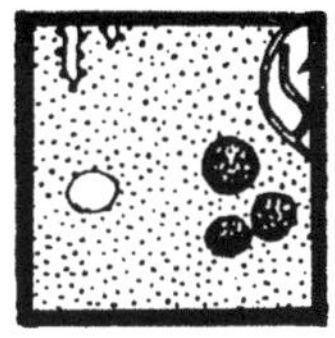

(E)

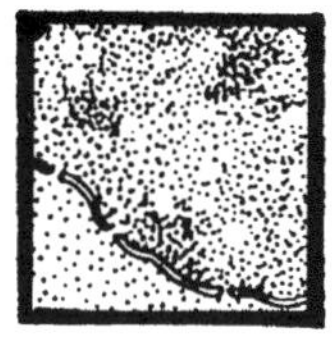

12)

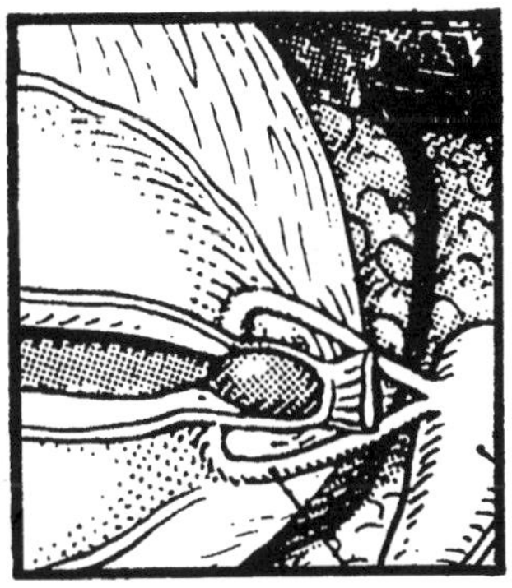

(A)

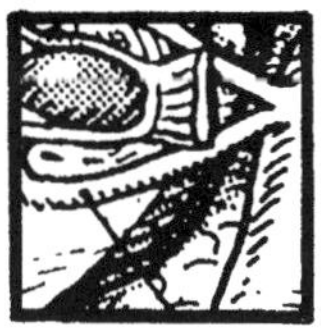

(B)

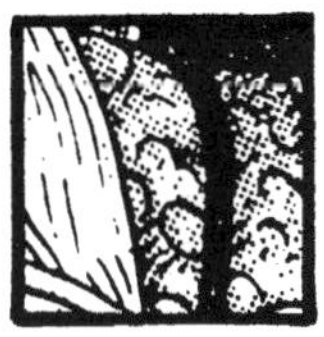

(C)

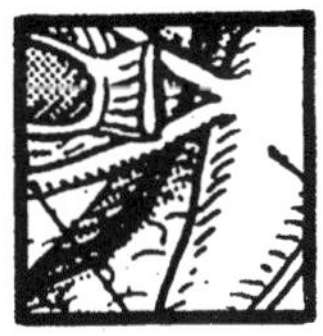

(D)

(E)

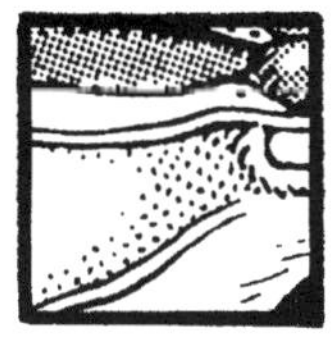

13)

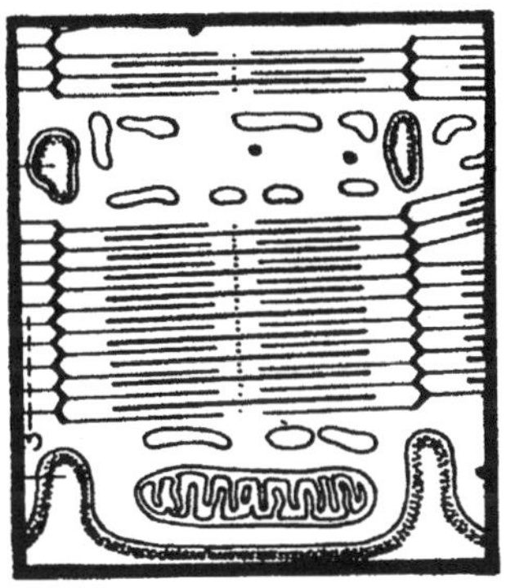

(A)

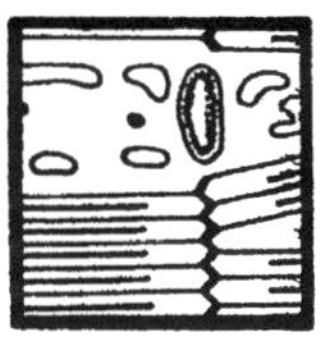

(B)

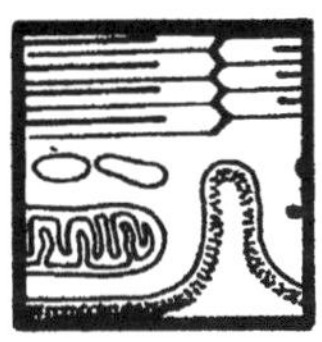

(C)

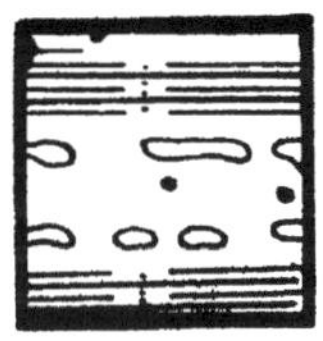

(D)

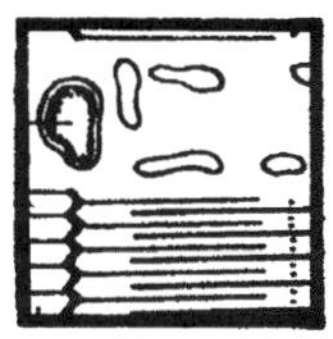

(E)

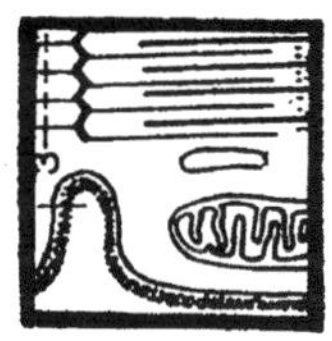

14)

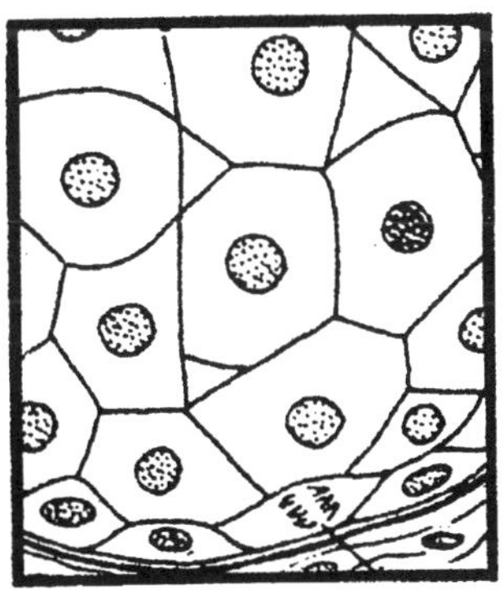

(A)

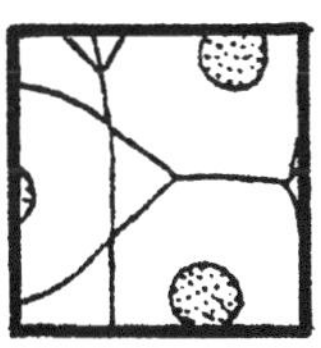

(B)

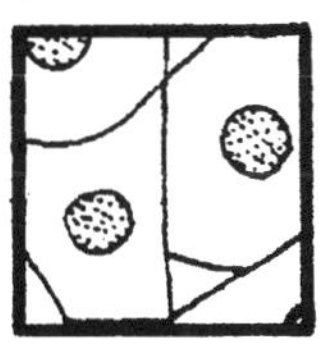

(C)

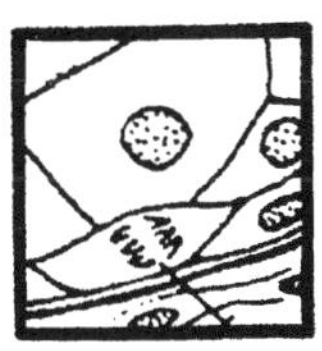

(D)

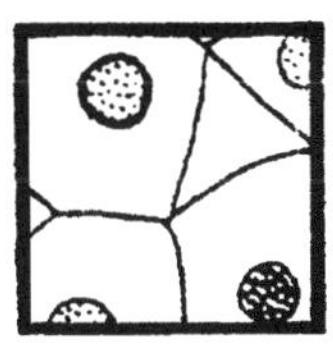

(E)

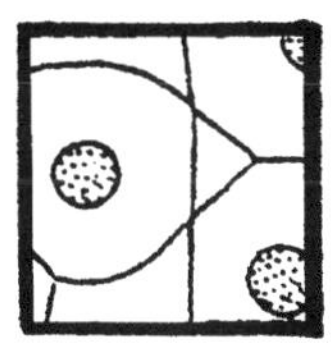

15)

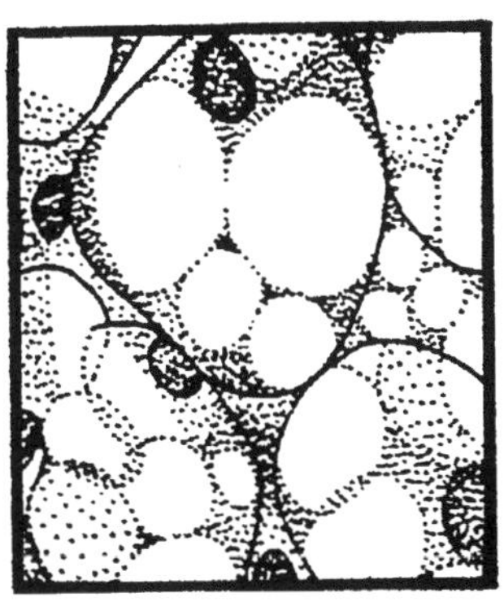

(A)

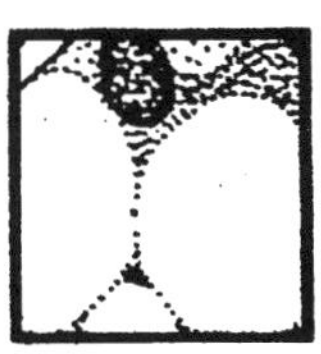

(B)

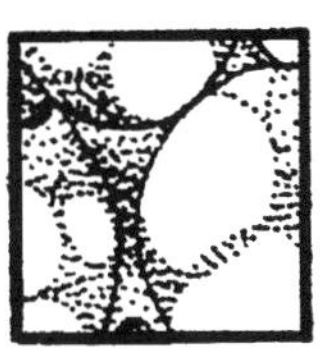

(C)

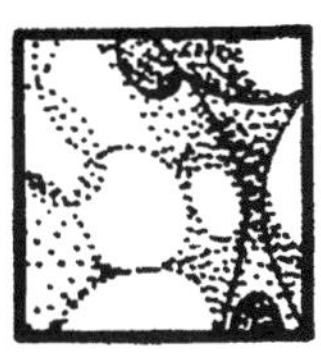

(D)

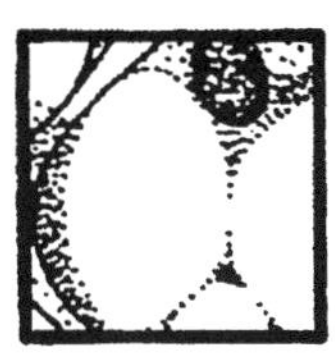

(E)

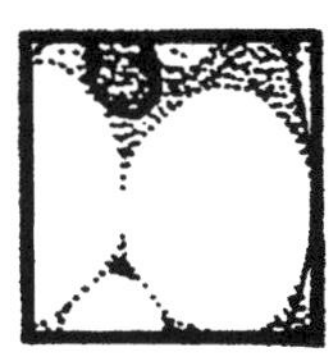

16)

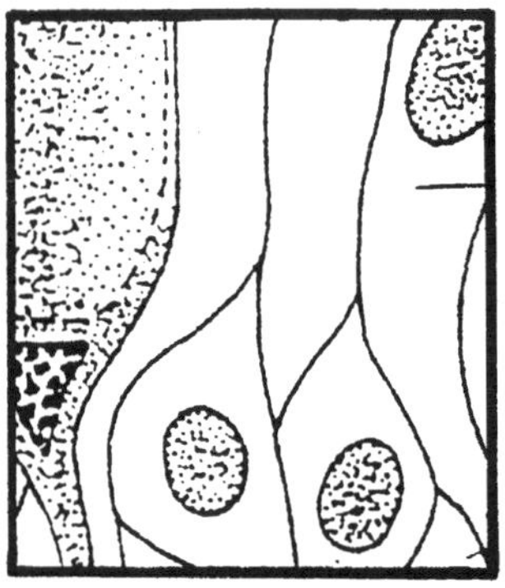

(A)

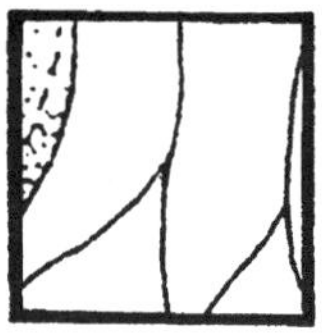

(B)

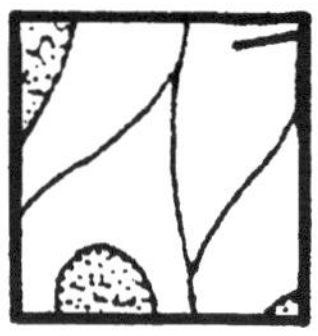

(C)

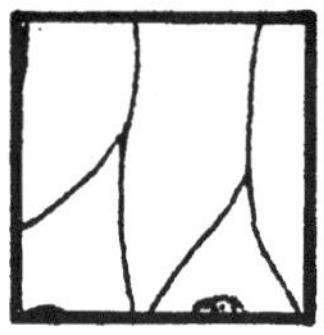

(D)

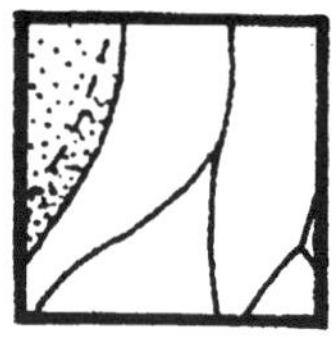

(E)

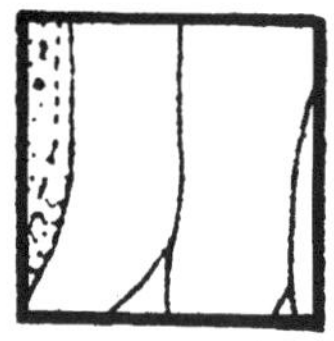

17)

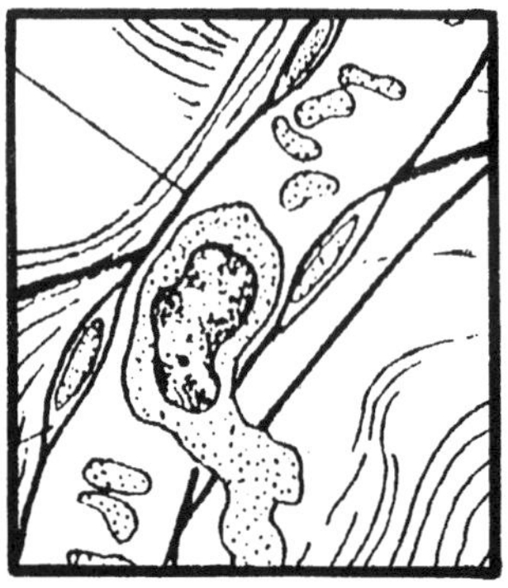

(A)

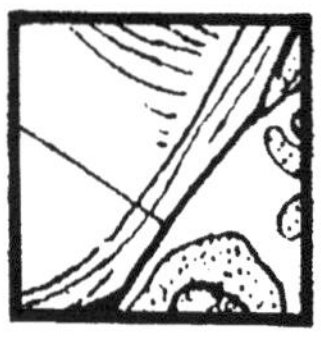

(B)

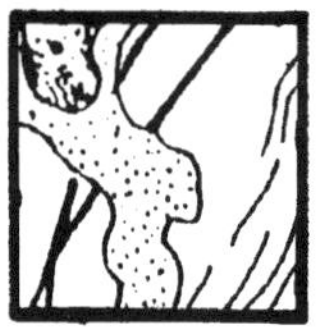

(C)

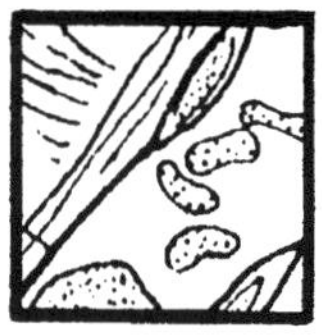

(D)

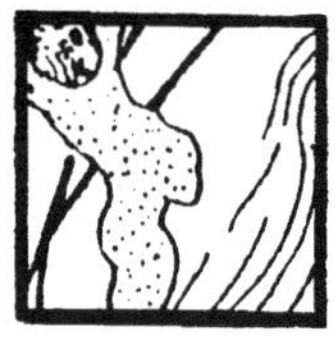

(E)

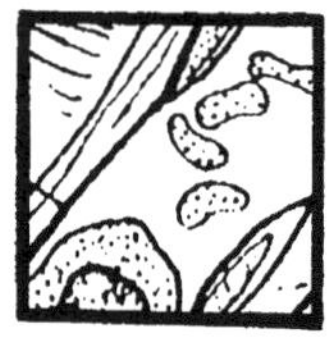

18)

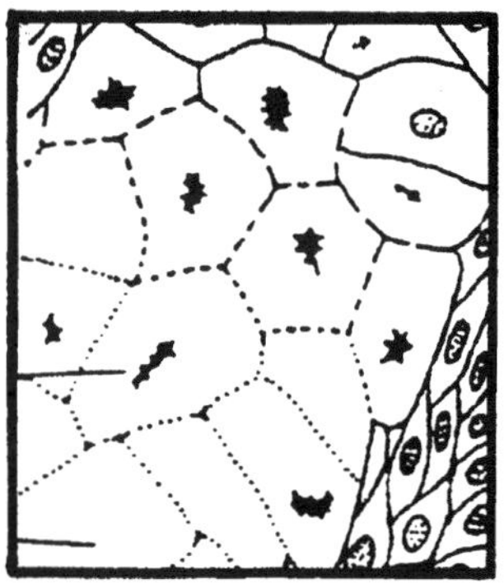

(A)

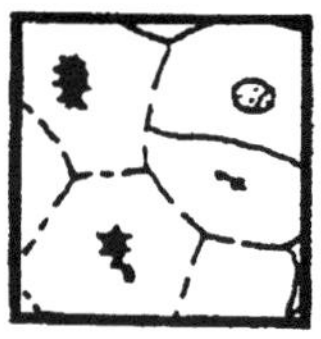

(B)

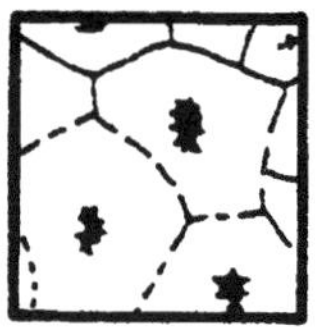

(C)

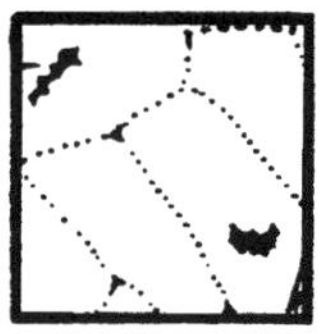

(D)

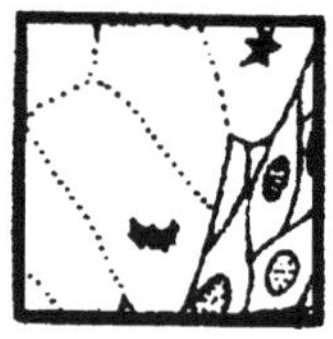

(E)

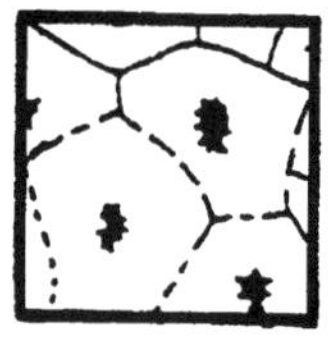

19)

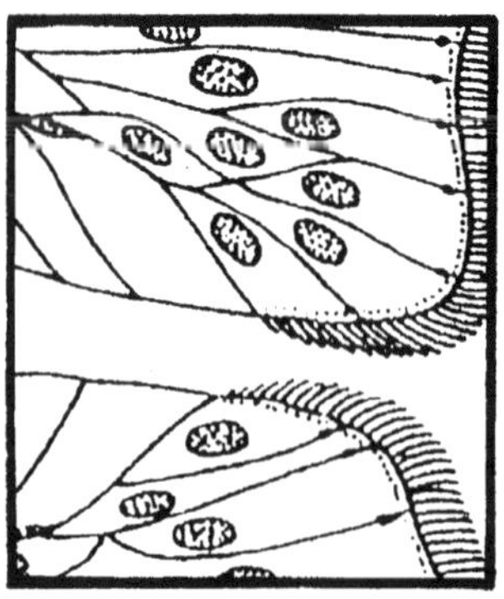

(A)

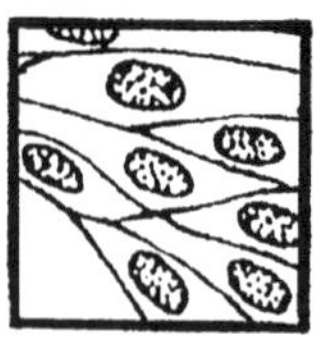

(B)

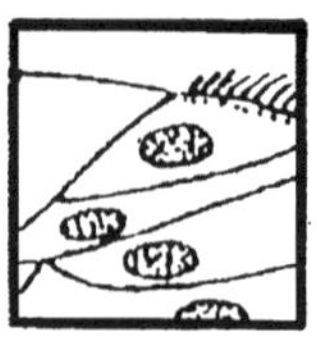

(C)

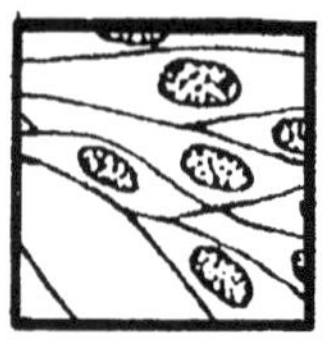

(D)

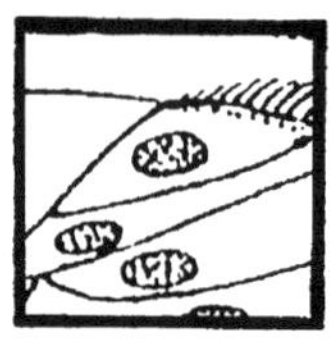

(E)

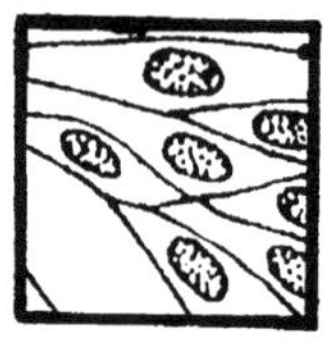

20)

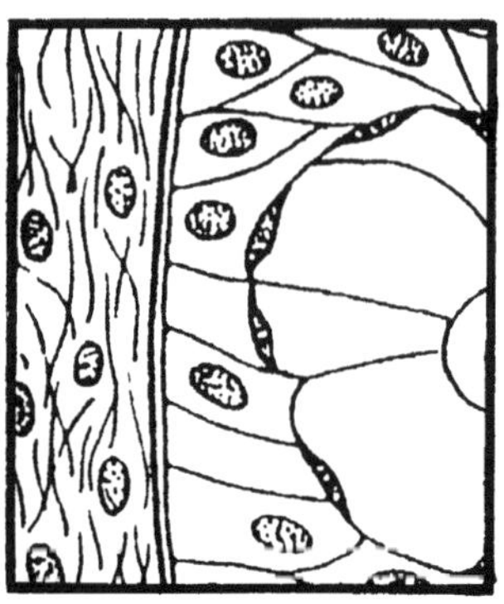

(A)

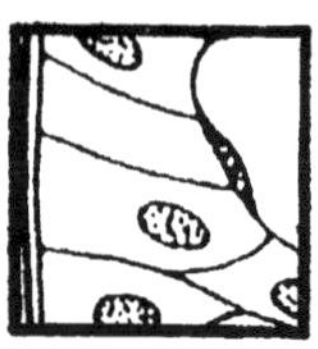

(B)

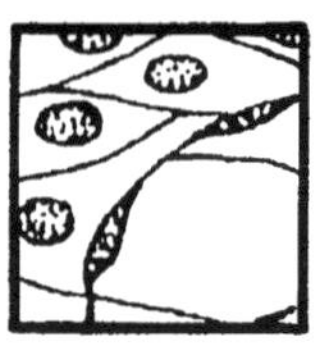

(C)

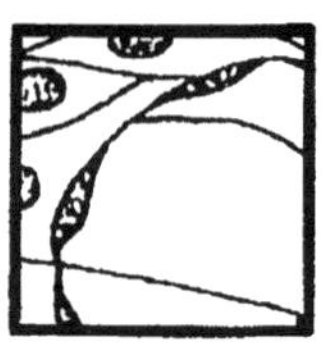

(D)

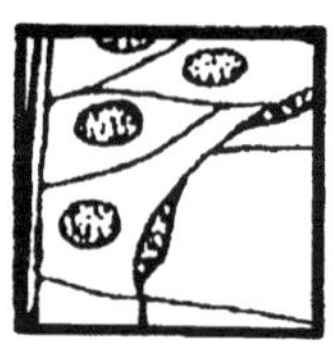

(E)

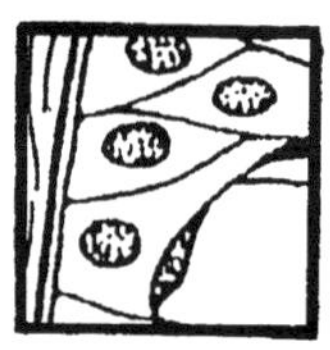

21) 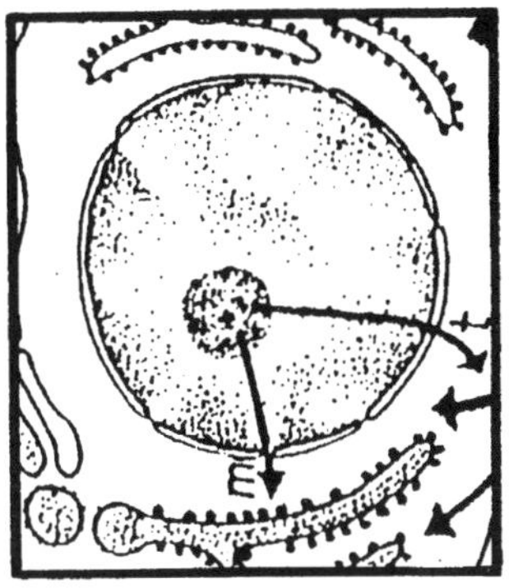

(A) 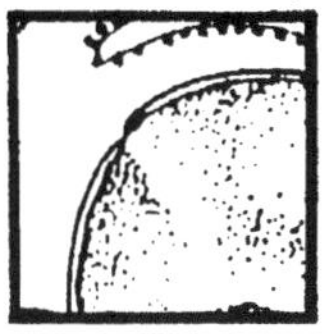

(B) 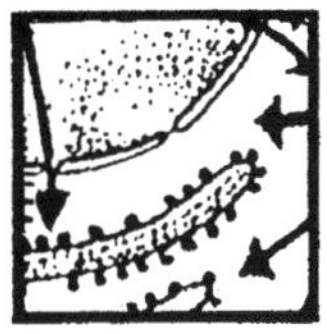

(C) 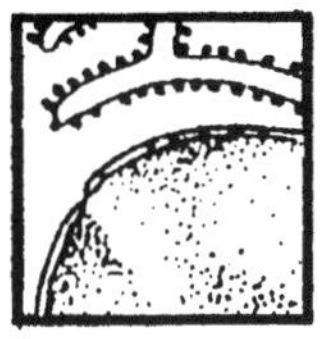

(D) 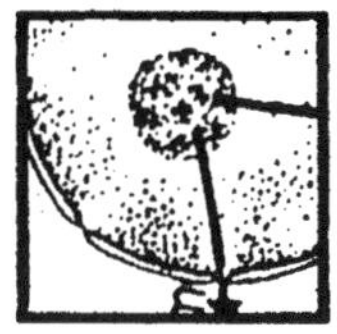

(E) 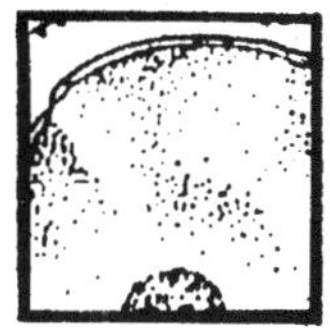

22) 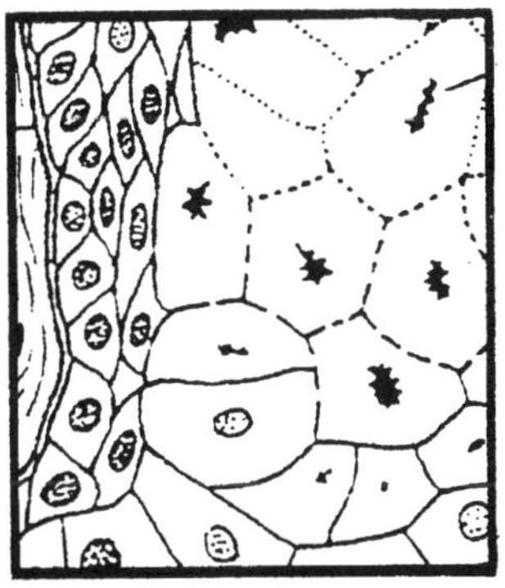

(A) 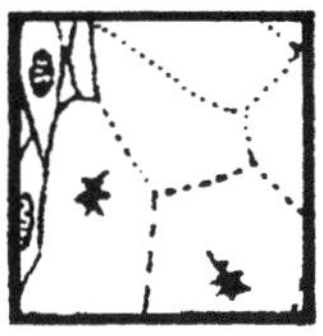

(B) 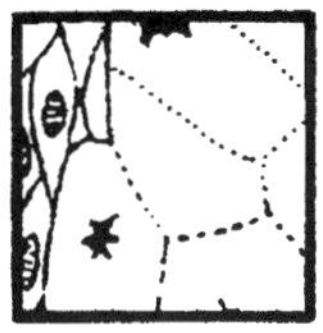

(C) 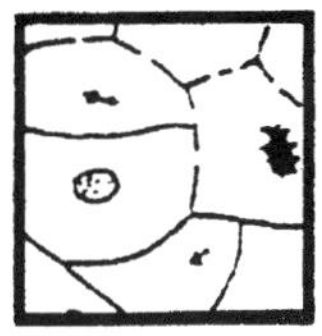

(D) 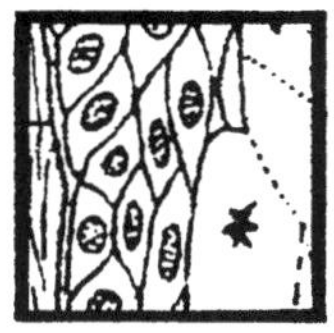

(E) 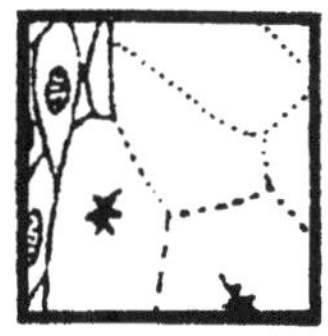

23) 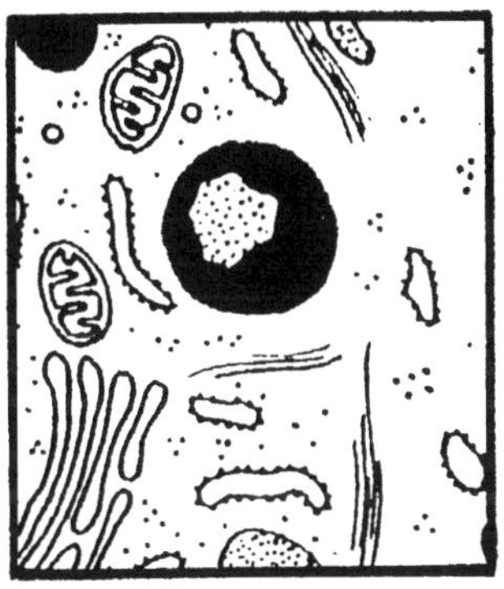

(A) 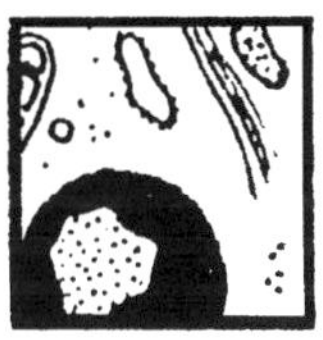

(B) 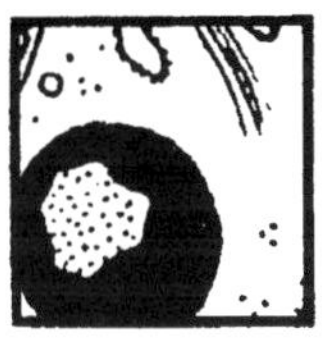

(C) 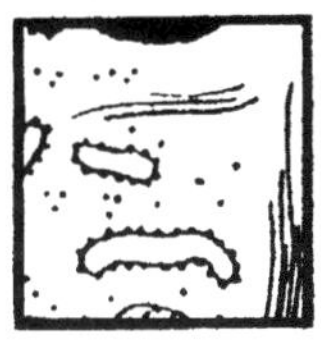

(D) 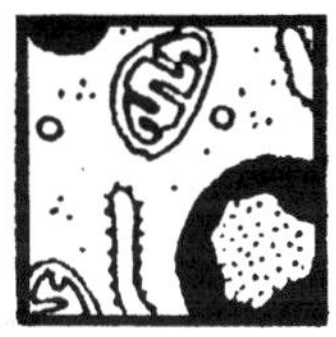

(E) 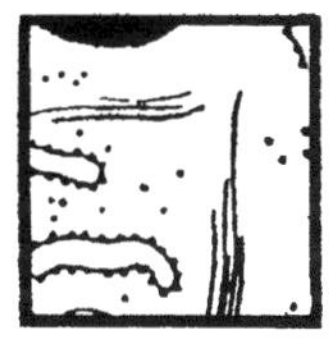

24) 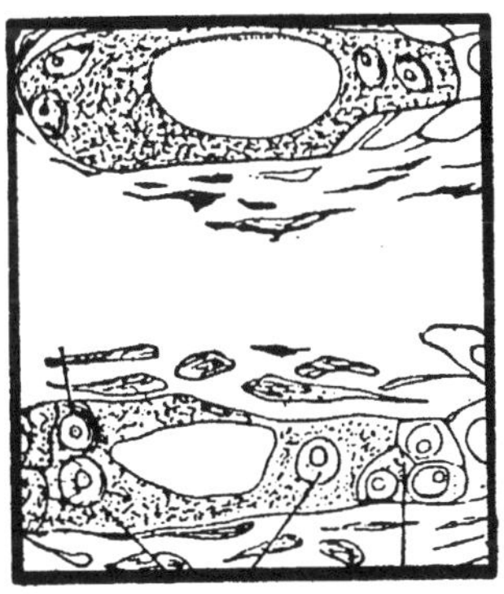

(A) 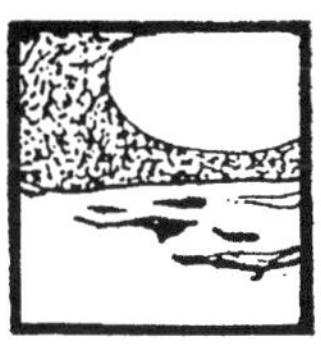

(B) 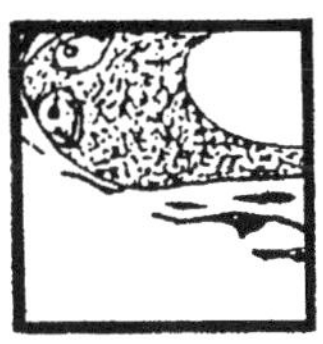

(C) 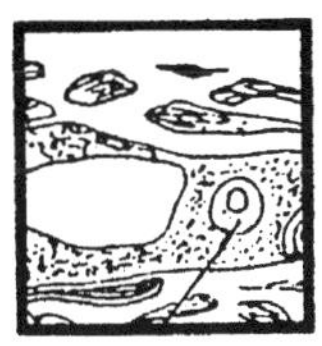

(D) 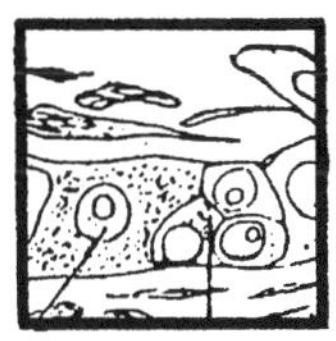

(E) 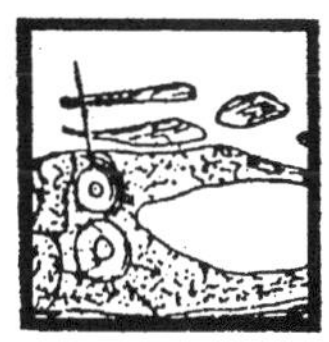

STOP

Muster zuordnen - Test C **Bearbeitungszeit: 22 Minuten**

In den folgenden Aufgaben wird Ihre Fähigkeit geprüft, Ausschnitte in einem komplexen Bild wiederzuerkennen.

Dazu werden pro Aufgabe ein "Muster" und je fünf "Musterausschnitte" (A) bis (E) vorgegeben. Sie sollen herausfinden, welcher dieser fünf "Musterausschnitte" an irgendeiner beliebigen Stelle deckungsgleich und vollständig auf das "Muster" gelegt werden kann; die "Musterausschnitte" sind weder vergrößert oder verkleinert noch gedreht oder gekippt.

Beispielaufgabe:

"Muster"

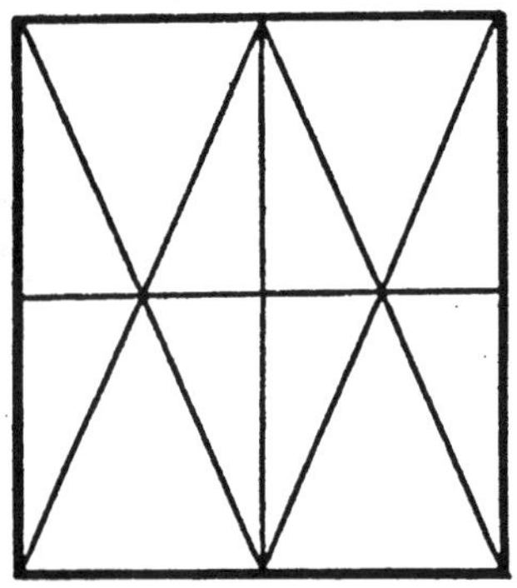

"Musterausschnitte"

(A) (B) (C) (D) (E)

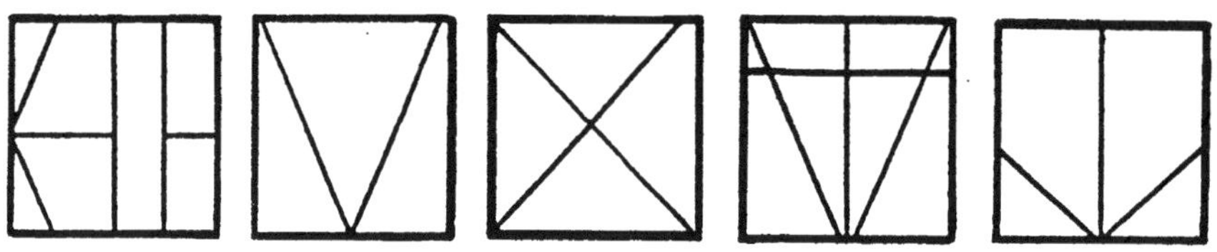

Die Lösung ist (B); dieser "Musterausschnitt" ist deckungsgleich mit einem Bereich im rechten oberen Viertel des "Musters".

1)

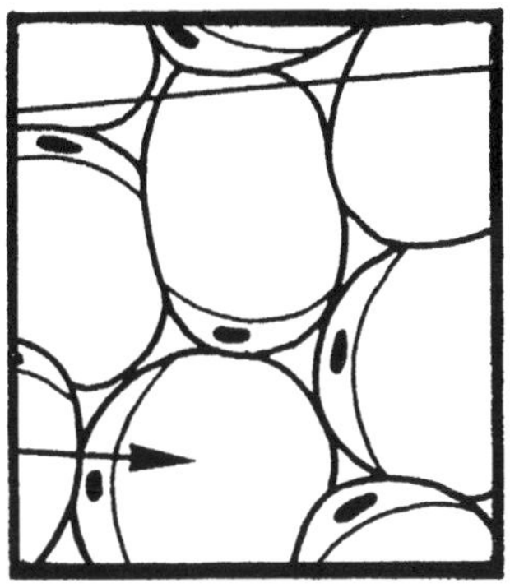

(A) (B) (C) (D) (E)

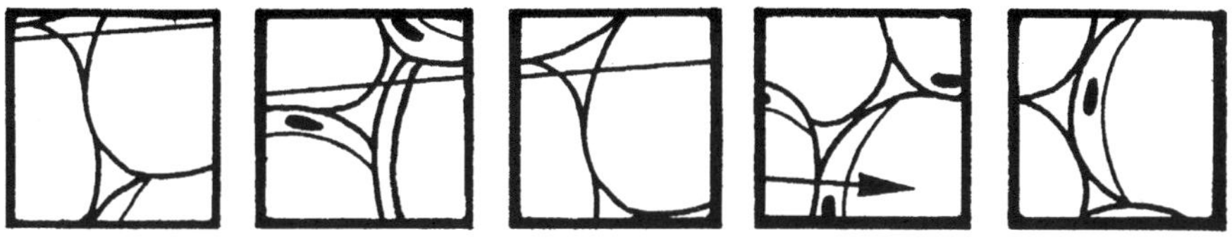

2)

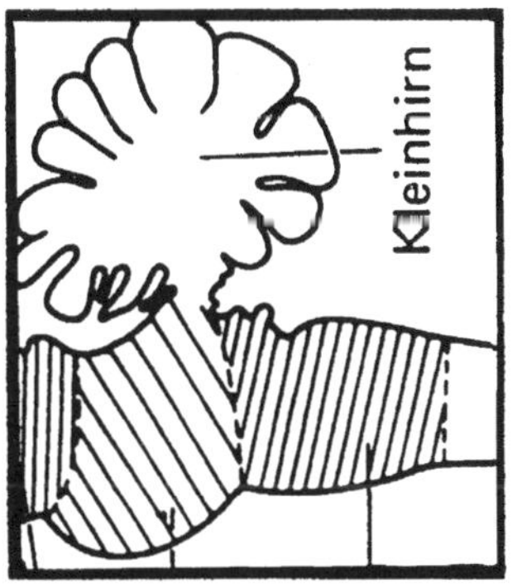

(A) (B) (C) (D) (E)

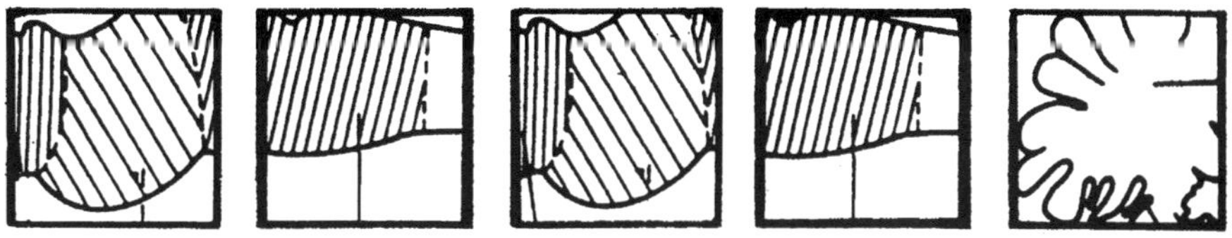

3)

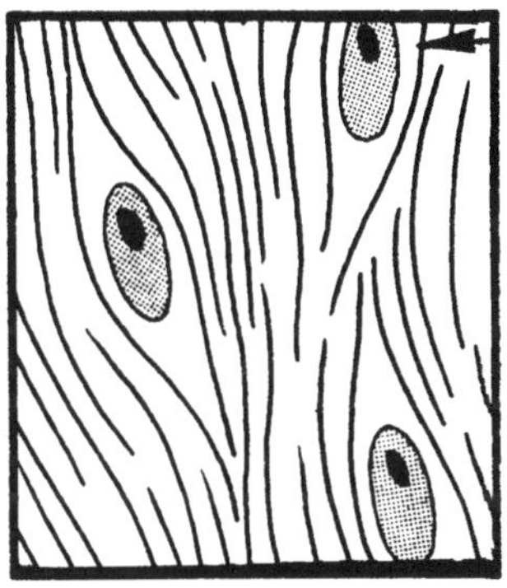

(A) (B) (C) (D) (E)

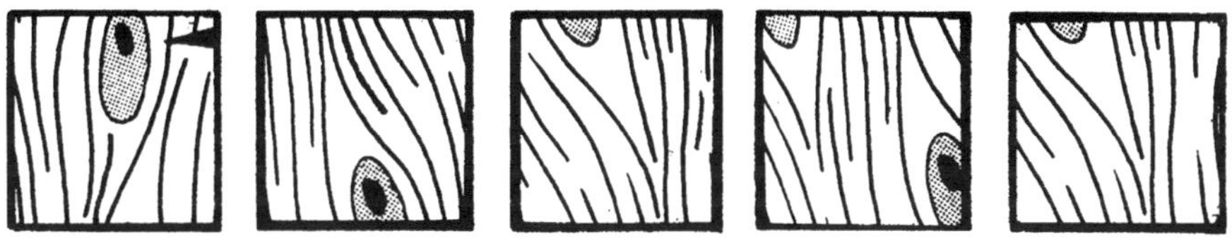

4)

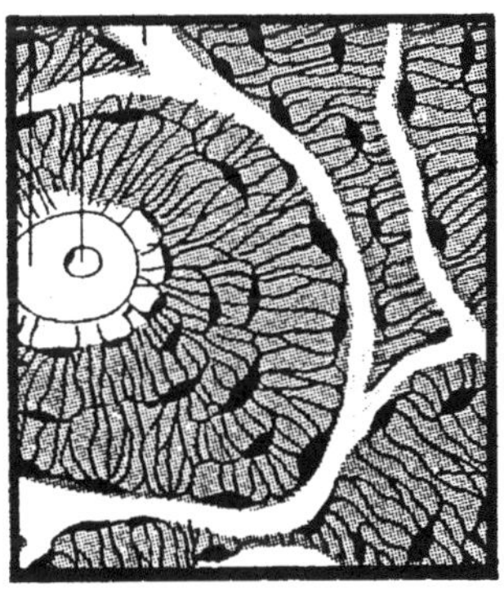

(A) (B) (C) (D) (E)

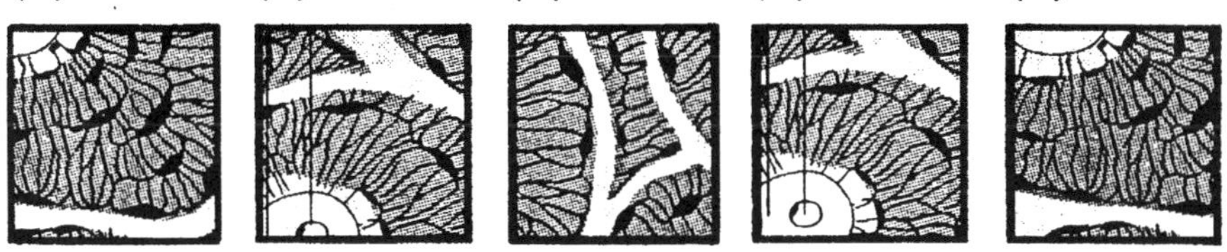

5)

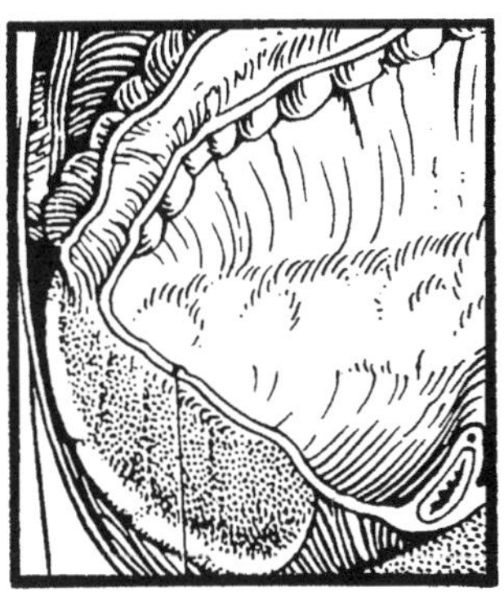

(A) (B) (C) (D) (E)

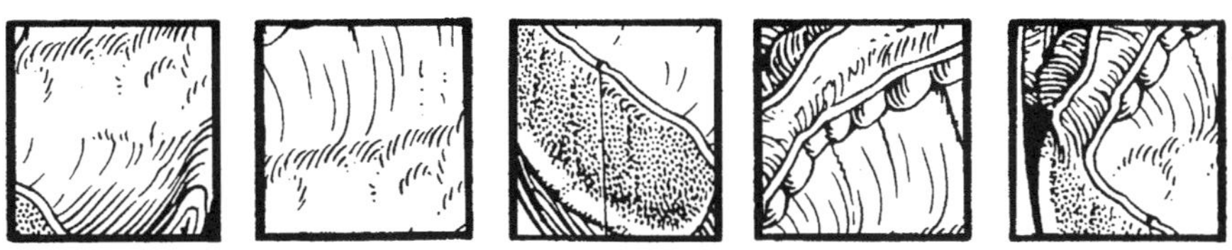

6) 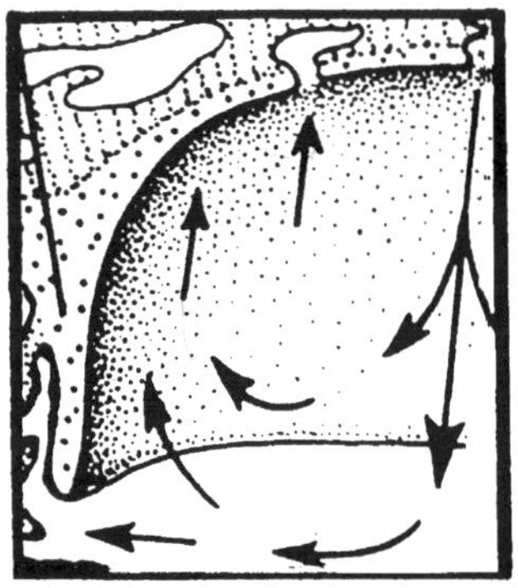

(A) (B) (C) (D) (E)

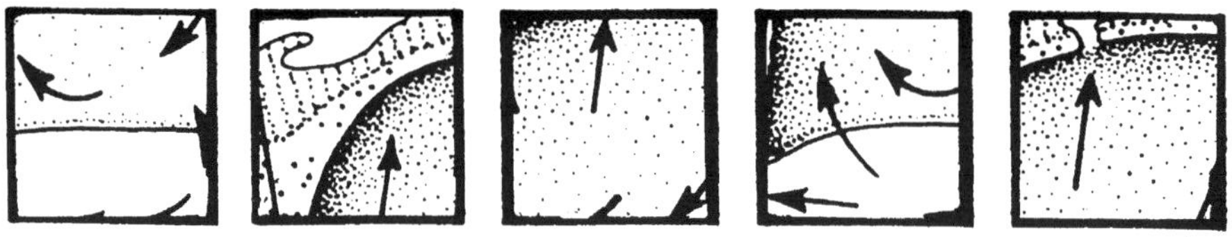

7) 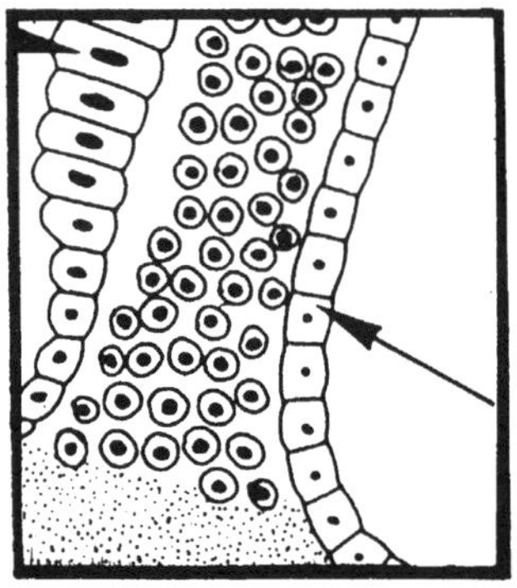

(A) (B) (C) (D) (E)

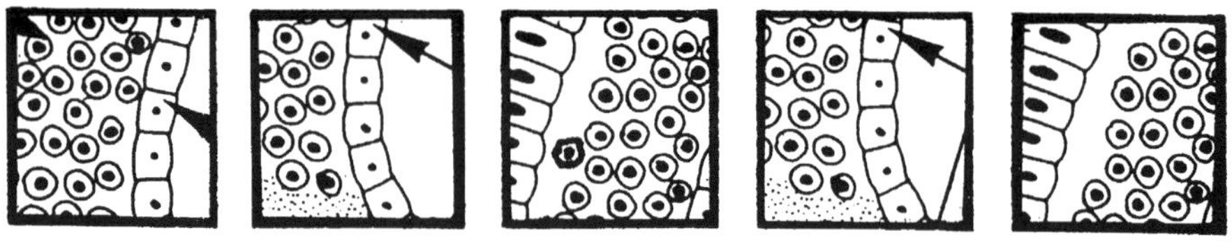

8) 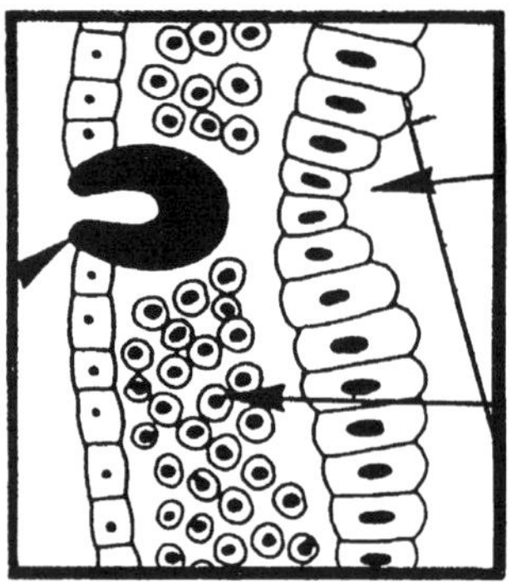

(A) (B) (C) (D) (E)

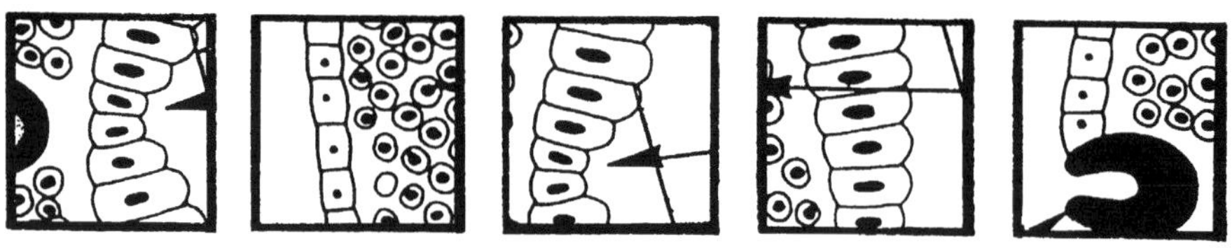

9) 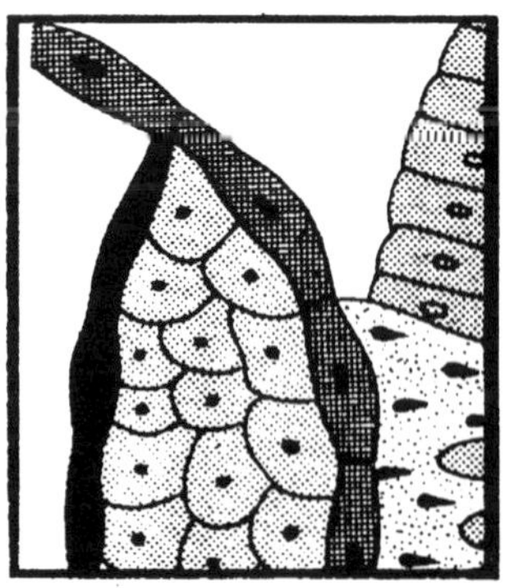

(A) (B) (C) (D) (E)

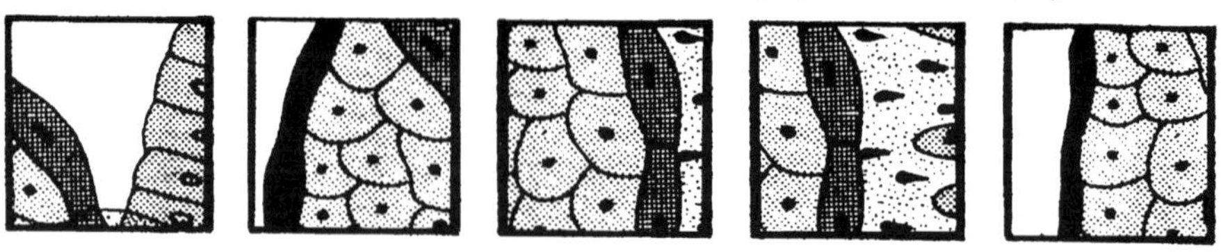

10) 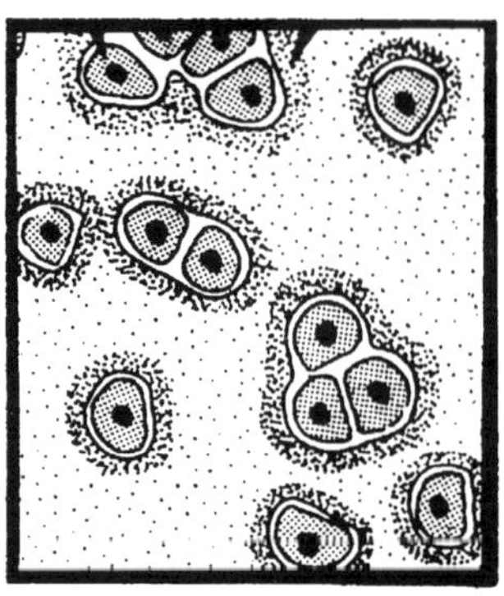

(A) (B) (C) (D) (E)

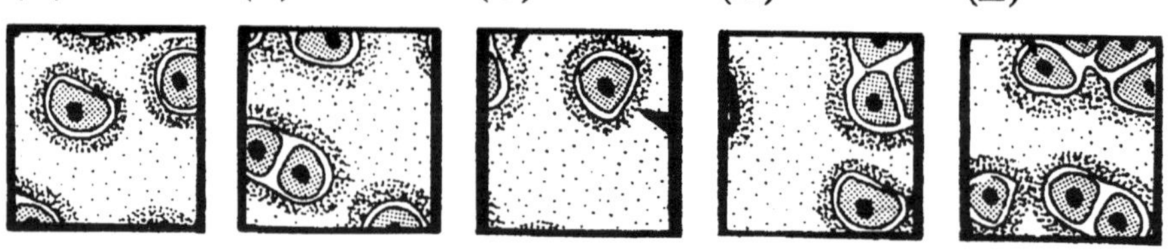

11) 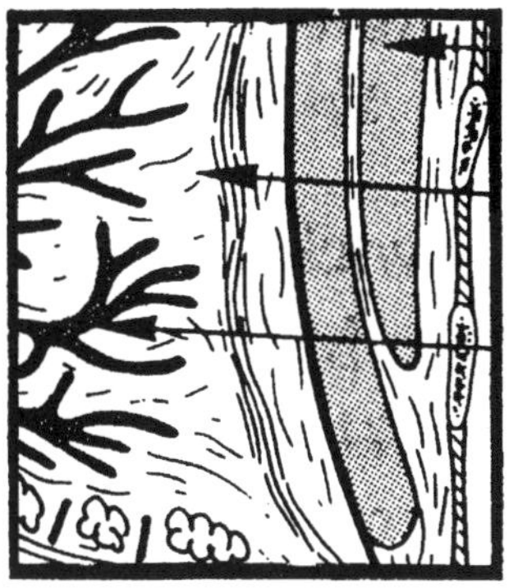

(A) 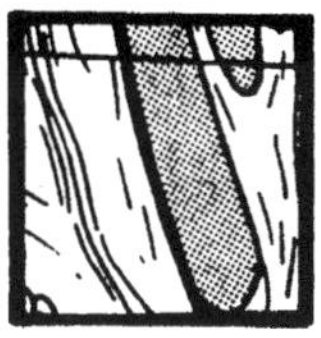
(B) 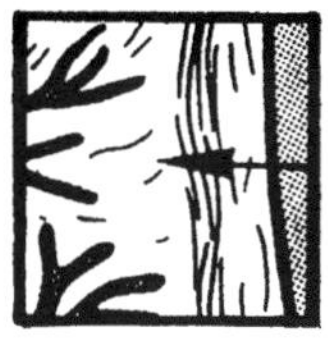
(C) 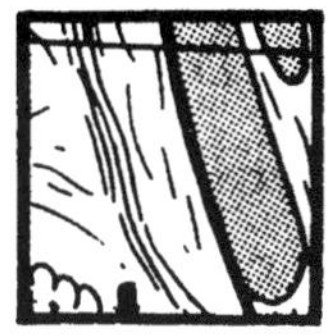
(D) 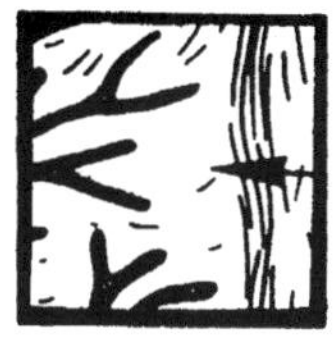
(E) 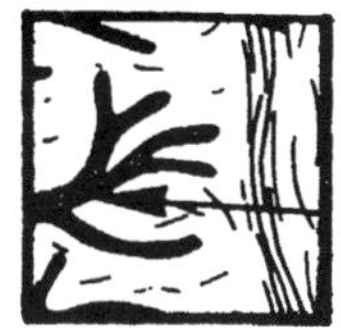

12) 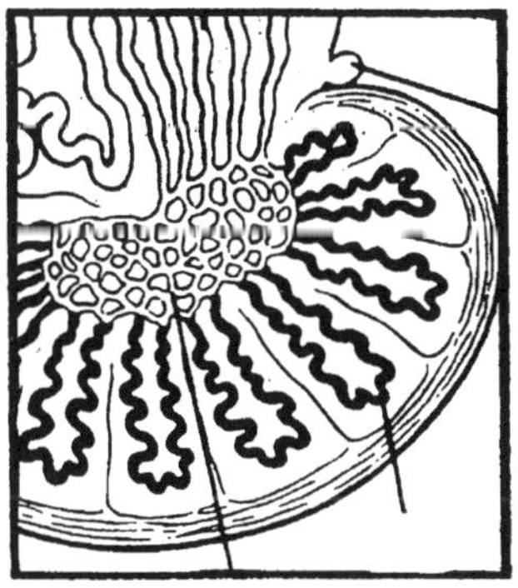

(A) 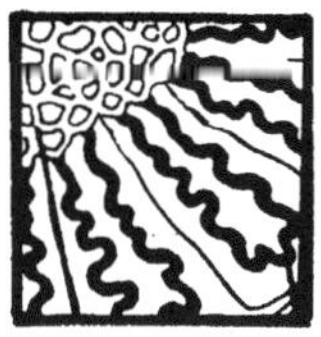
(B) 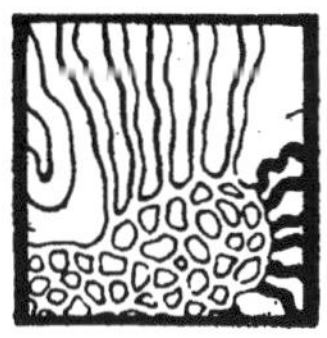
(C) 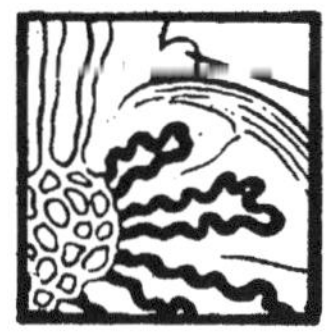
(D) 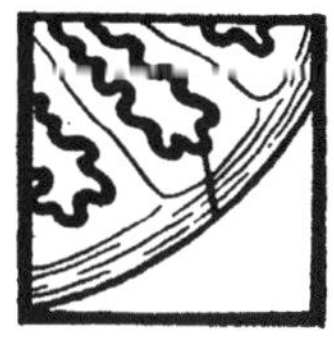
(E) 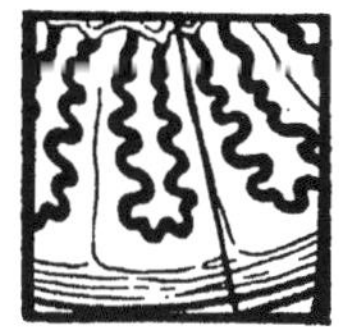

13) 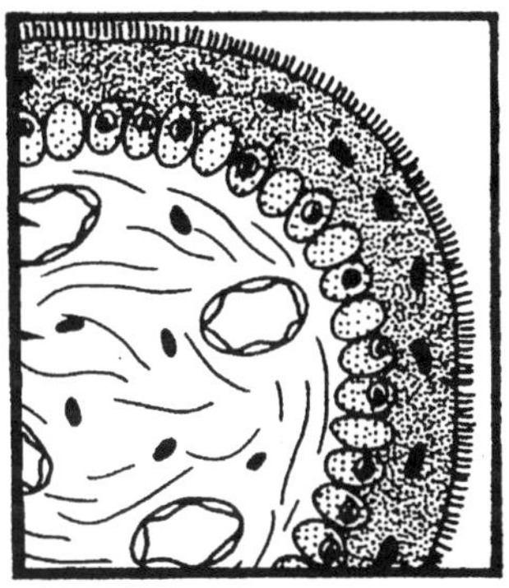

(A) 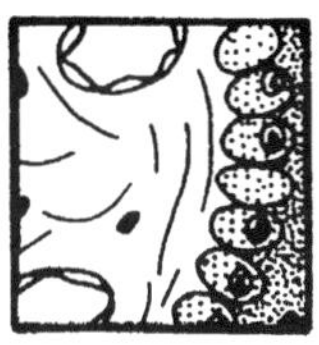
(B) 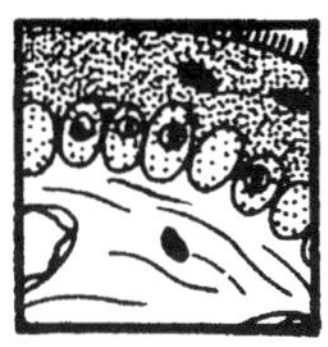
(C) 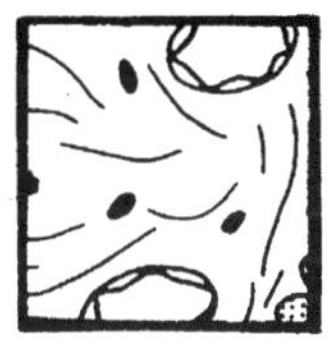
(D) 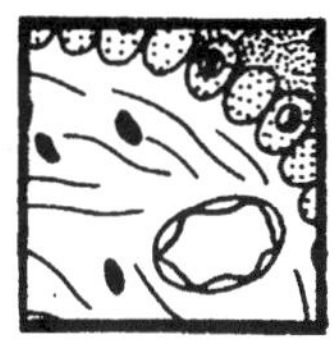
(E) 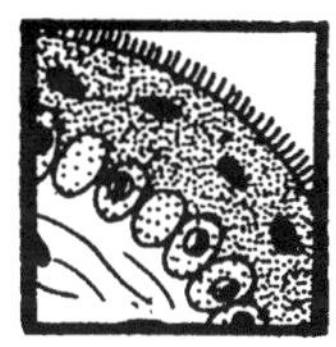

14) 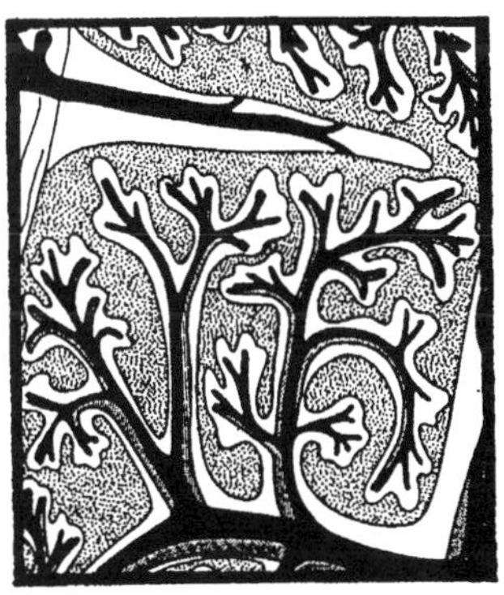

(A) 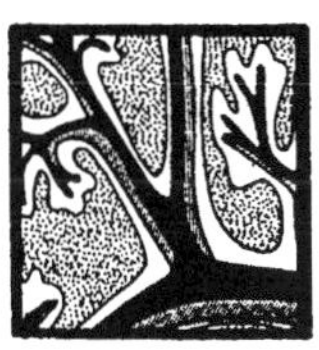
(B) 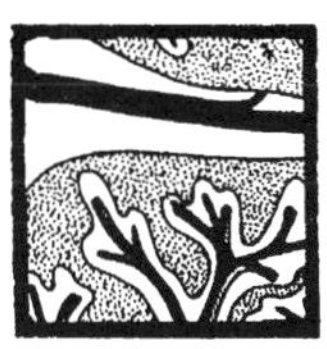
(C) 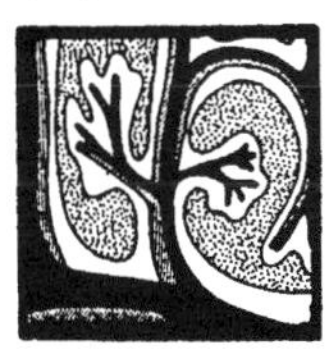
(D) 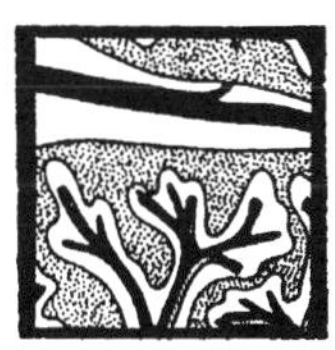
(E) 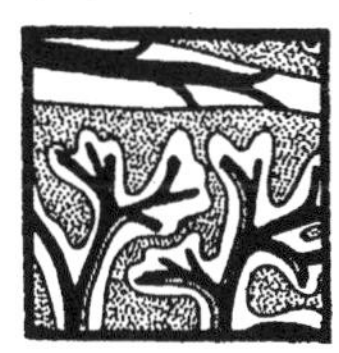

15) 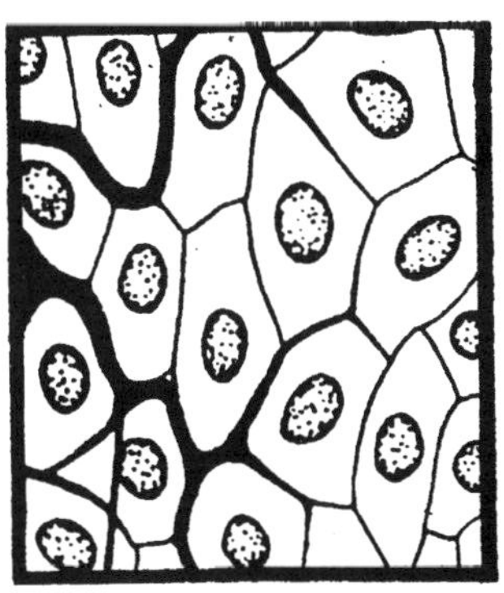

(A) 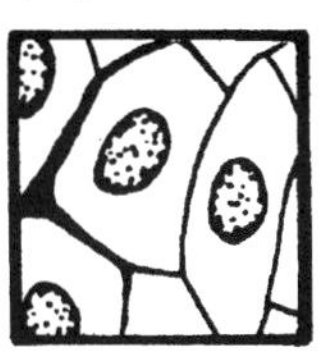
(B) 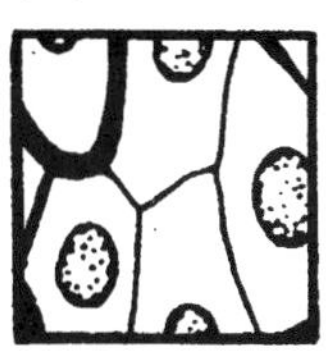
(C) 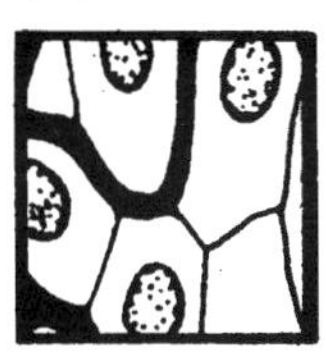
(D) 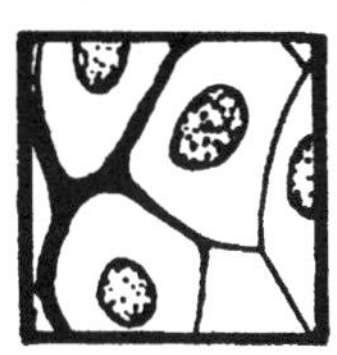
(E) 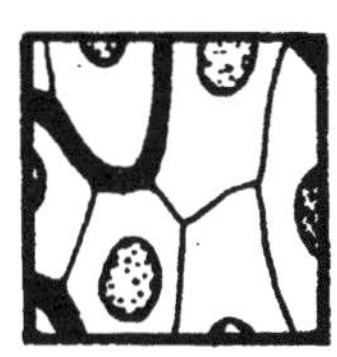

16)

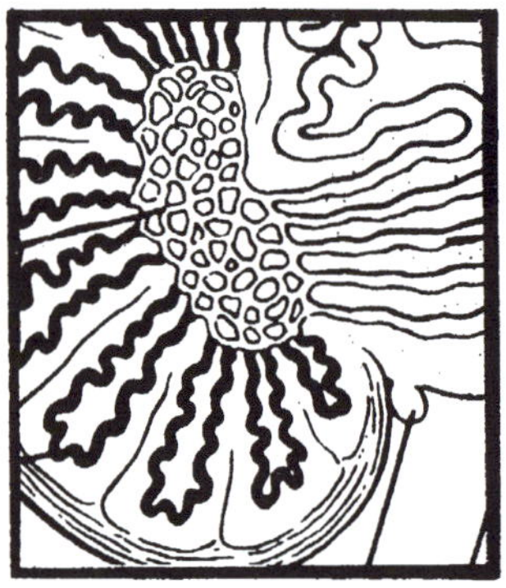

(A) (B) (C) (D) (E)

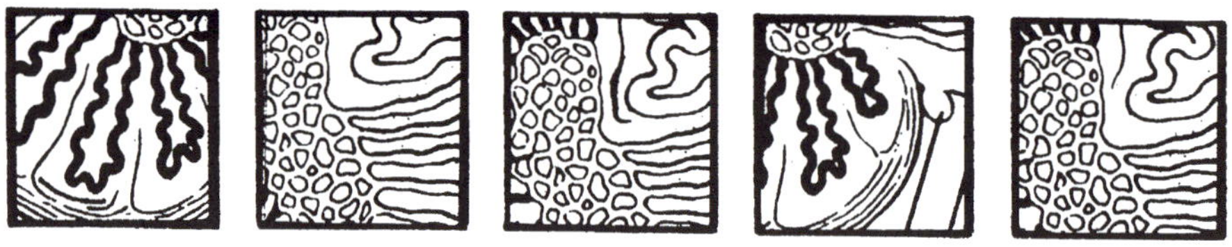

17)

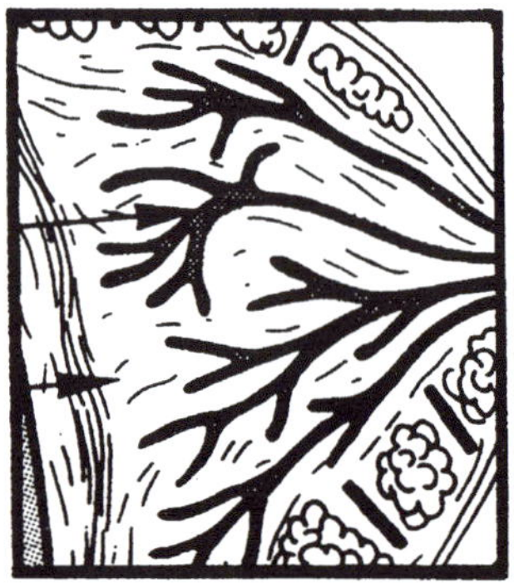

(A) (B) (C) (D) (E)

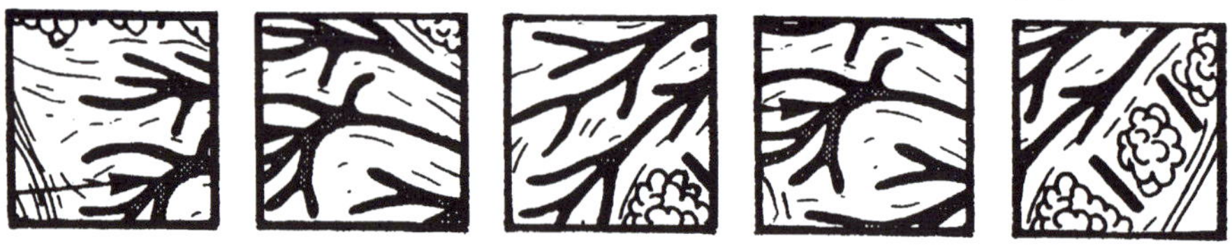

18)

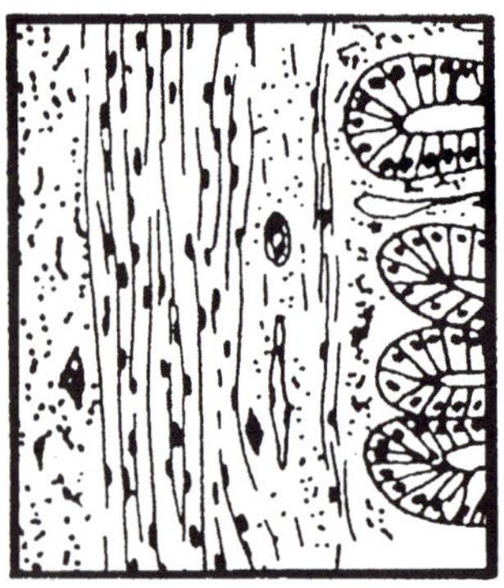

(A) (B) (C) (D) (E)

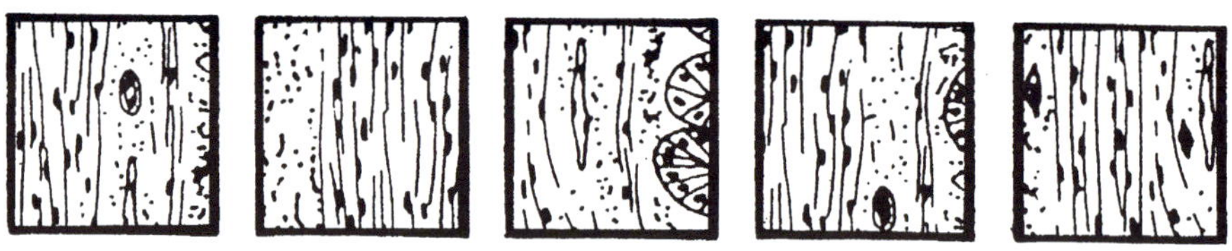

19)

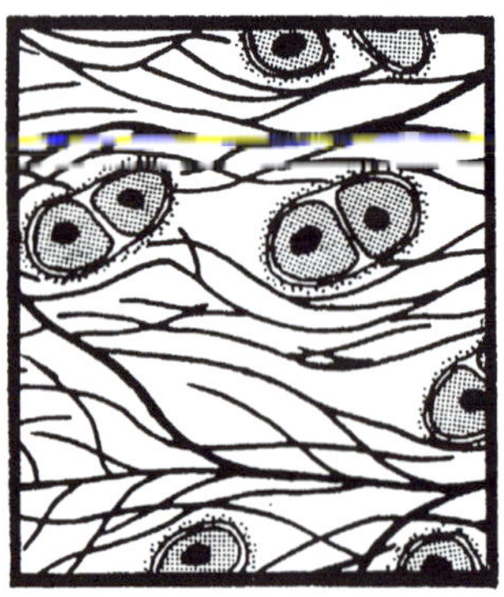

(A) (B) (C) (D) (E)

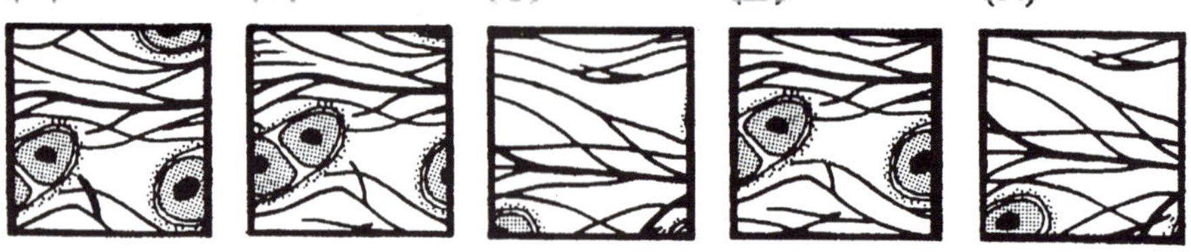

20)

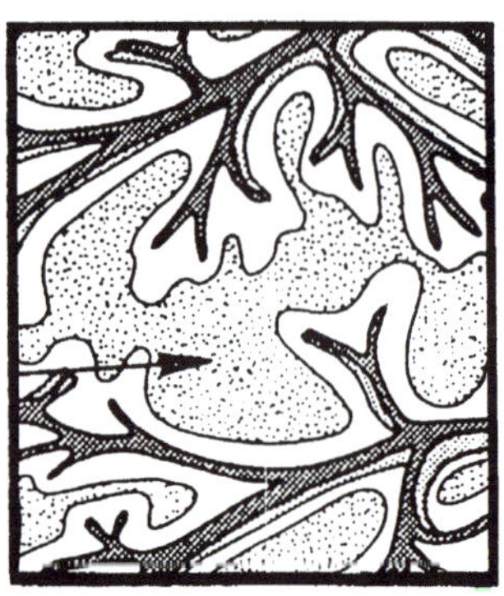

(A) (B) (C) (D) (E)

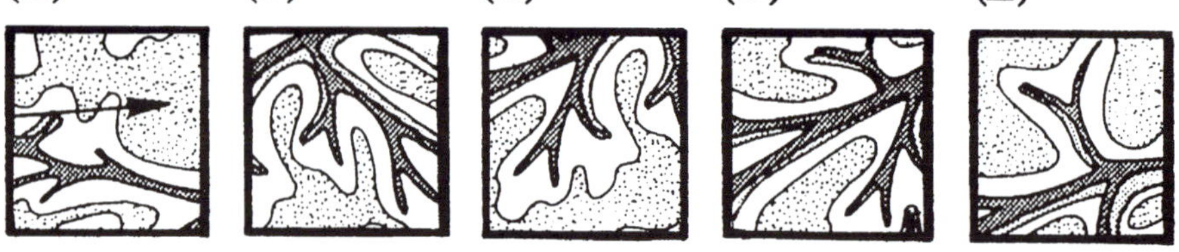

21)
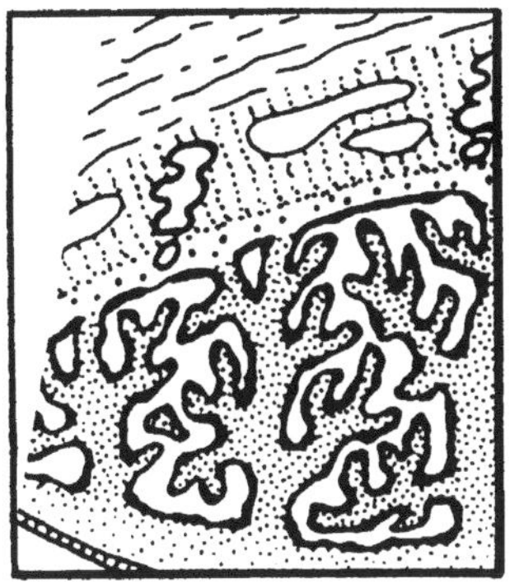

(A)
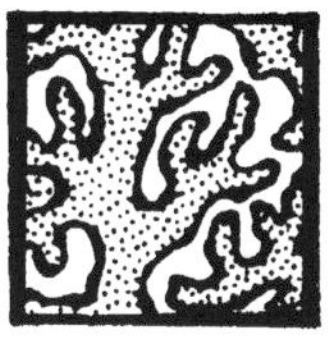
(B)
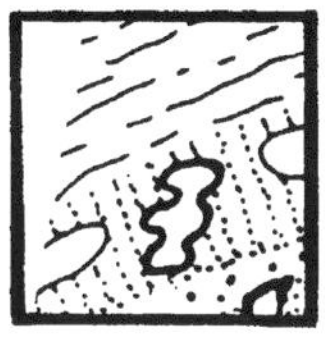
(C)
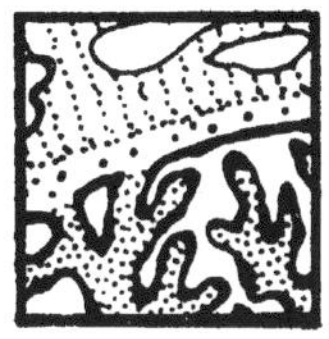
(D)
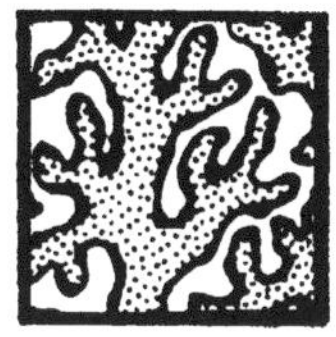
(E)
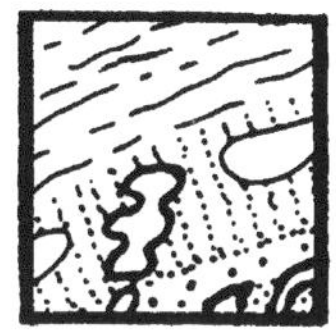

22)
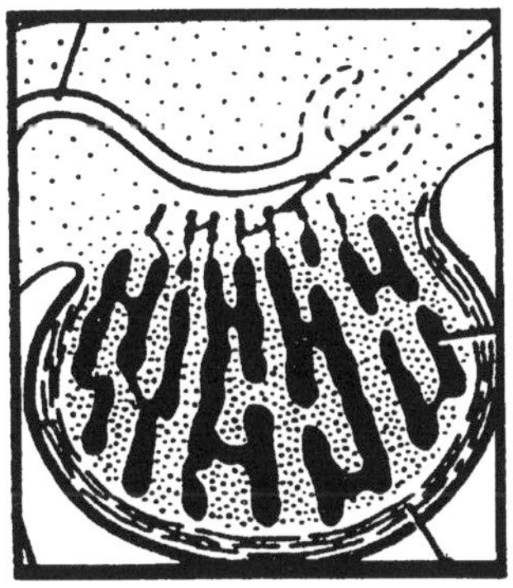

(A)
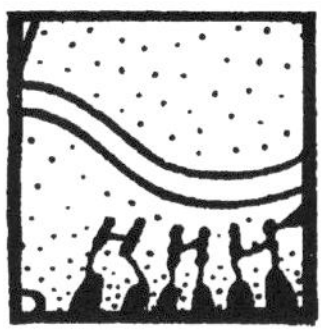
(B)
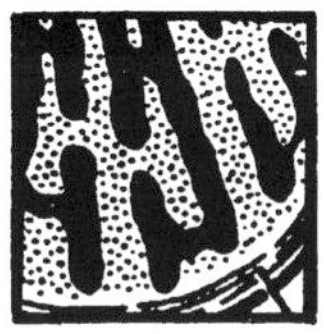
(C)
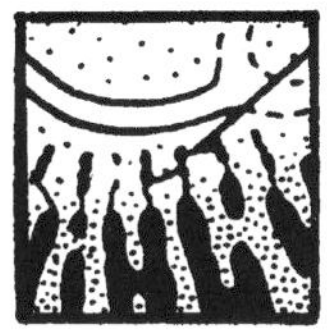
(D)
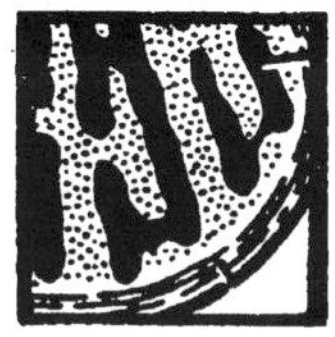
(E)
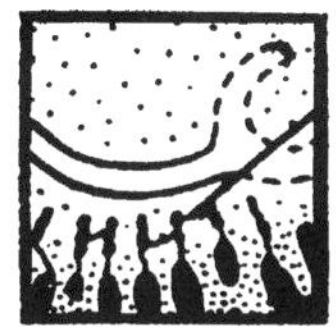

23)
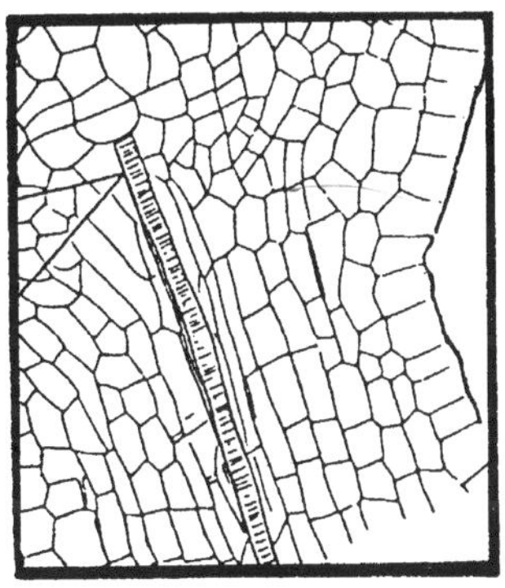

(A)
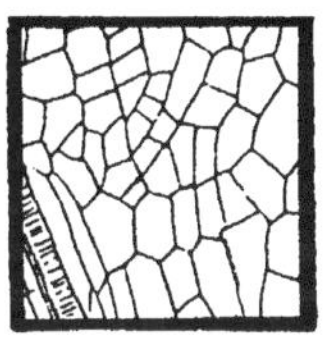
(B)
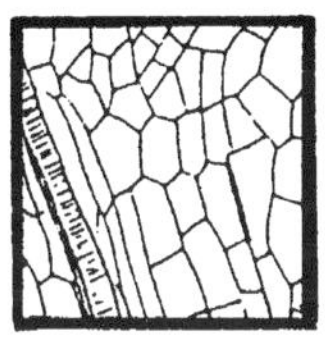
(C)
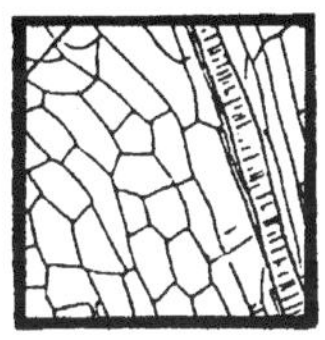
(D)
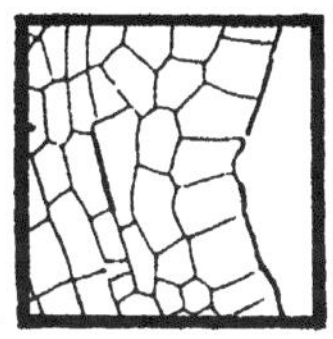
(E)
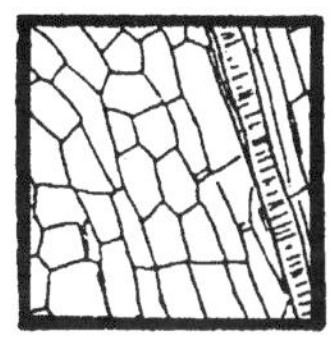

24)
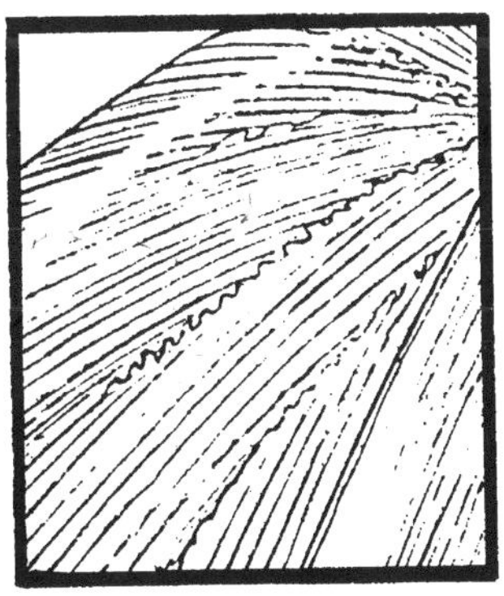

(A)
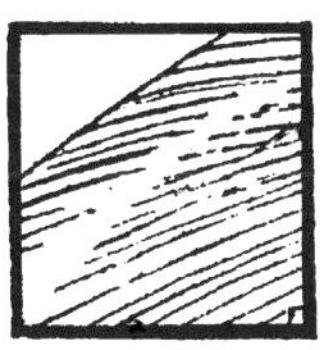
(B)
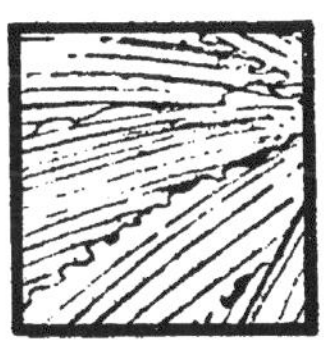
(C)
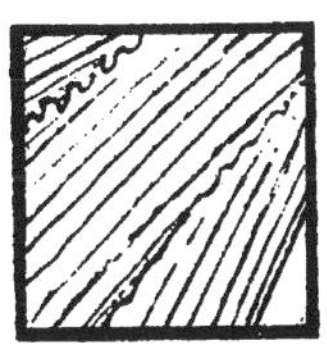
(D)
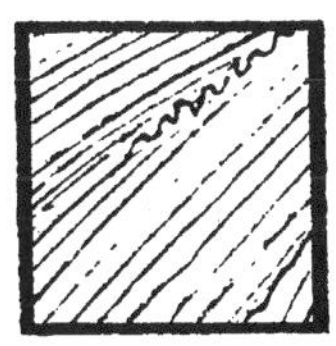
(E)
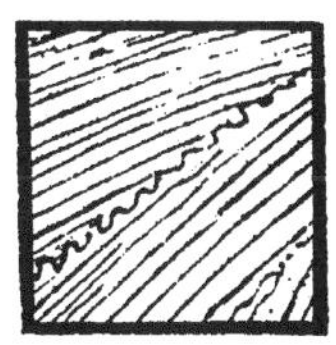

STOP

Muster zuordnen - Test D **Bearbeitungszeit: 22 Minuten**

In den folgenden Aufgaben wird Ihre Fähigkeit geprüft, Ausschnitte in einem komplexen Bild wiederzuerkennen.

Dazu werden pro Aufgabe ein "Muster" und je fünf "Musterausschnitte" (A) bis (E) vorgegeben. Sie sollen herausfinden, welcher dieser fünf "Musterausschnitte" an irgendeiner beliebigen Stelle deckungsgleich und vollständig auf das "Muster" gelegt werden kann; die "Musterausschnitte" sind weder vergrößert oder verkleinert noch gedreht oder gekippt.

Beispielaufgabe:

"Muster"

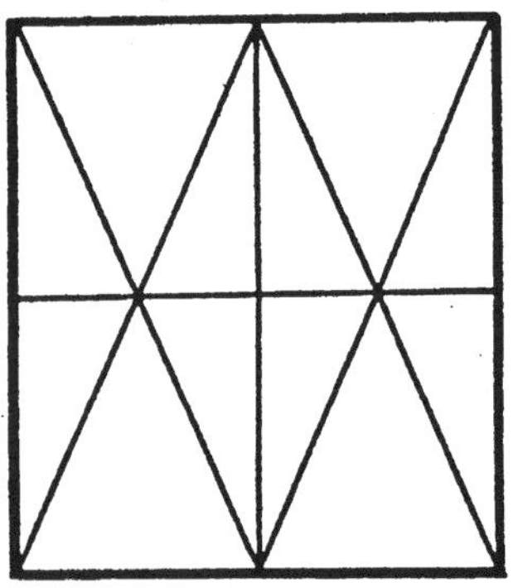

"Musterausschnitte"

(A)

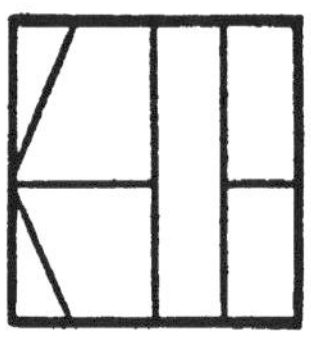

(B)

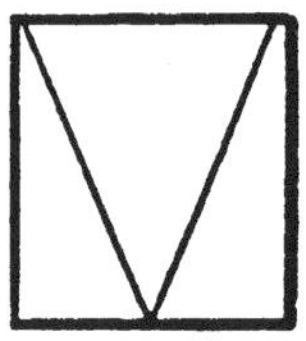

(C)

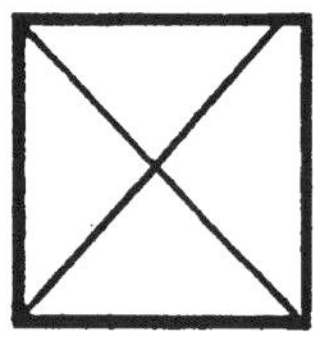

(D)

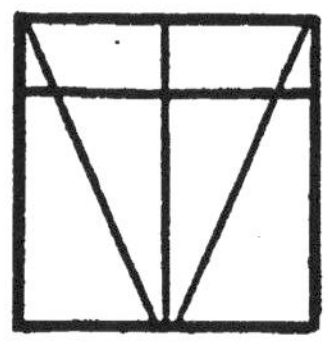

(E)

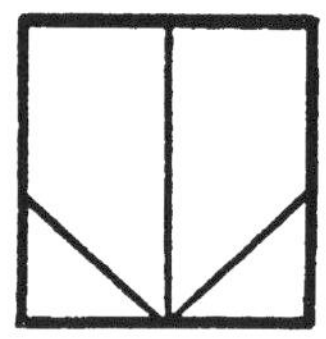

Die Lösung ist (B); dieser "Musterausschnitt" ist deckungsgleich mit einem Bereich im rechten oberen Viertel des "Musters".

1)
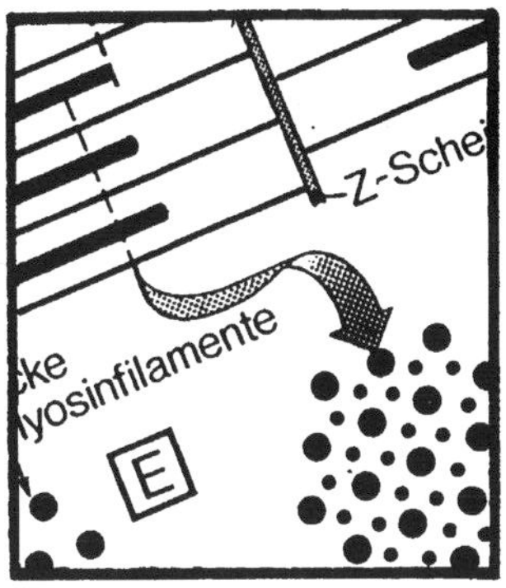

(A)
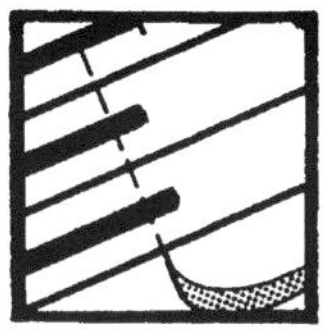

(B)
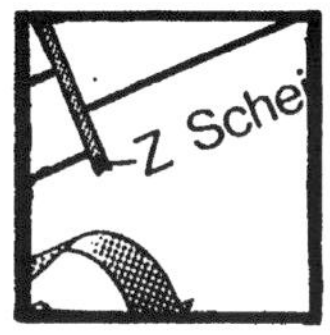

(C)
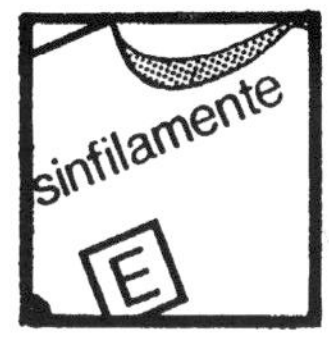

(D)
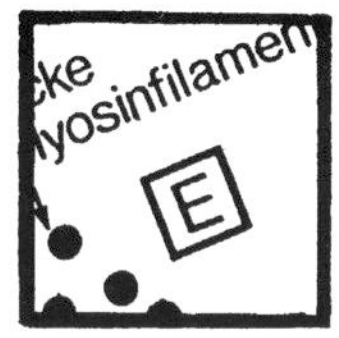

(E)
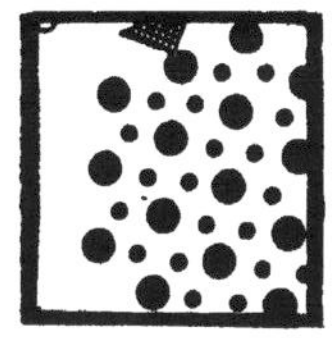

2)
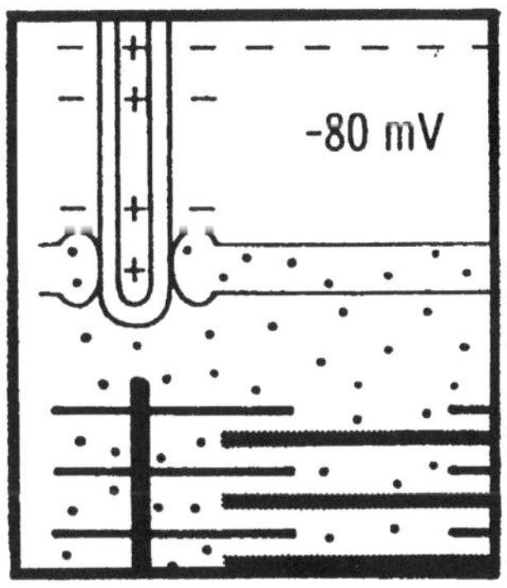

(A)
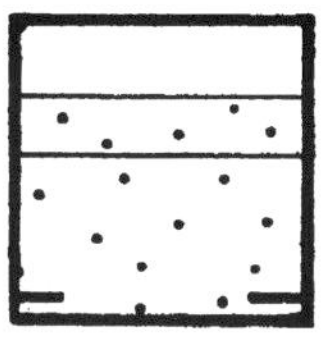

(B)
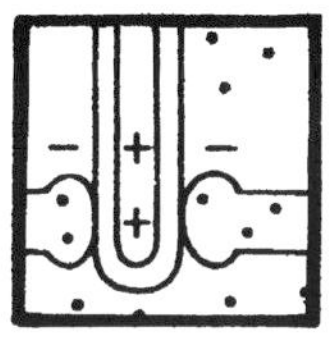

(C)

(D)

(E)
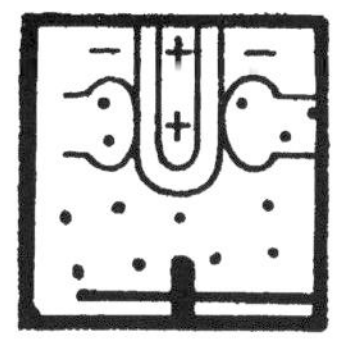

3)
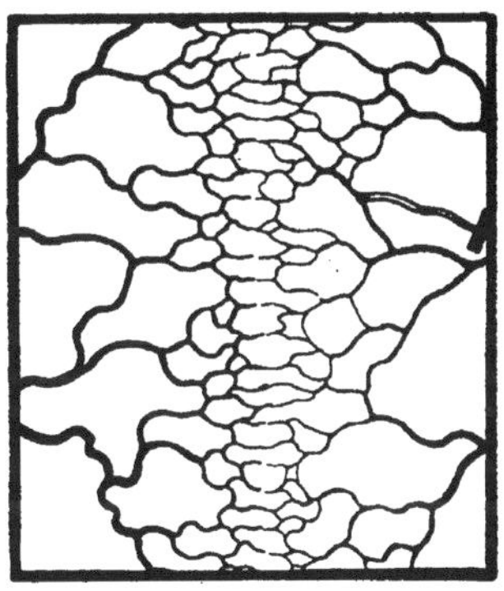

(A)
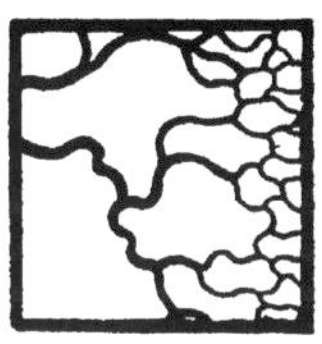

(B)
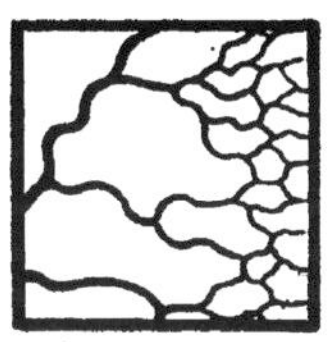

(C)
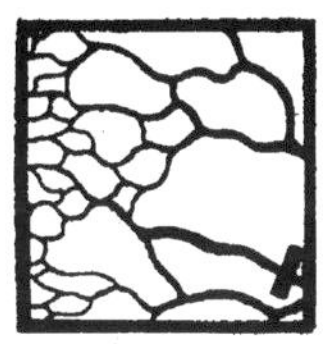

(D)
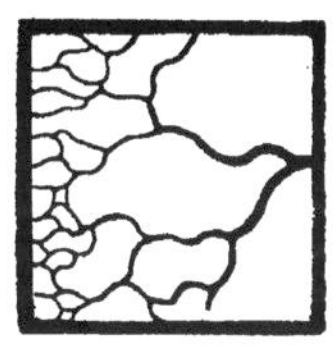

(E)
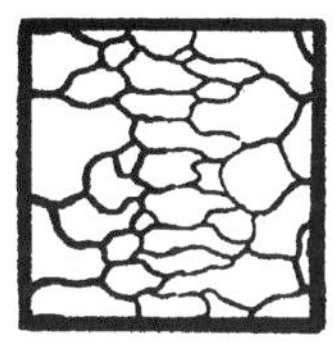

4)
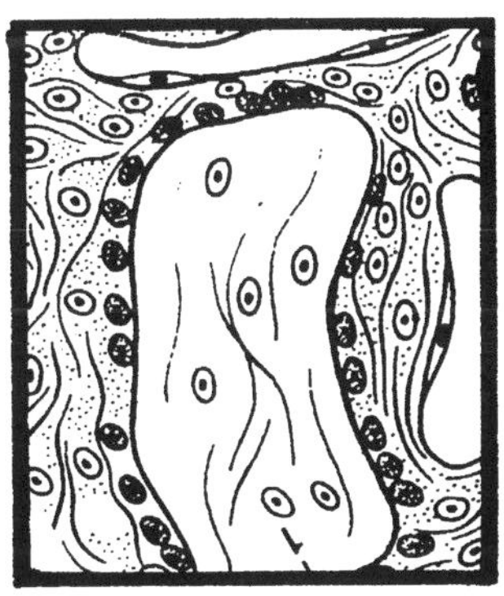

(A)
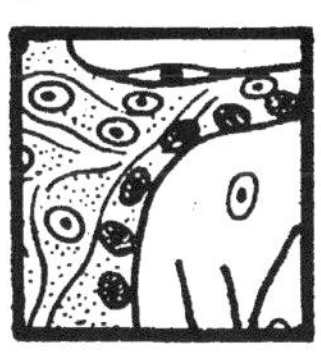

(B)
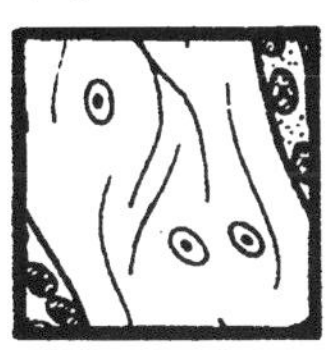

(C)
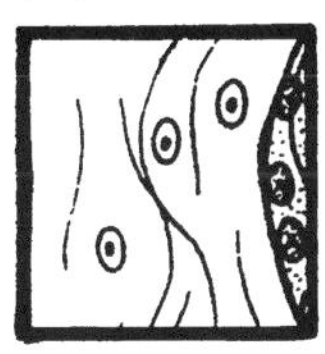

(D)
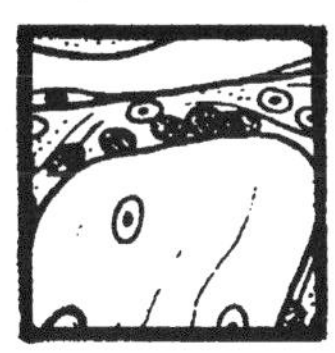

(E)
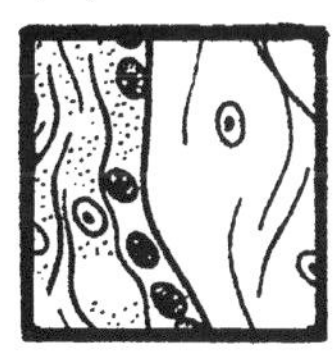

5)
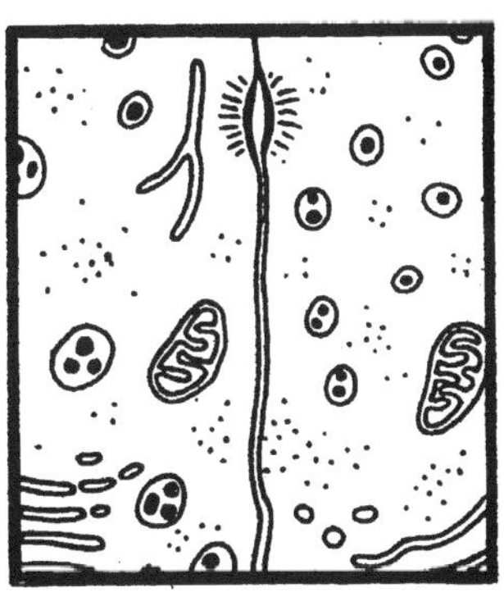

(A)
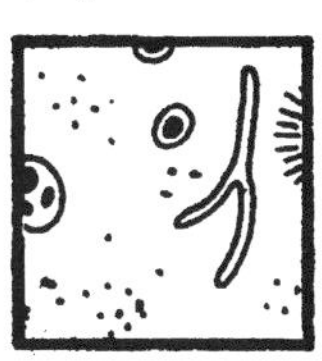

(B)
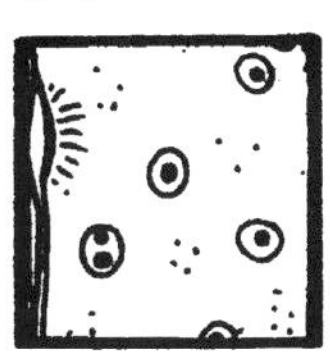

(C)
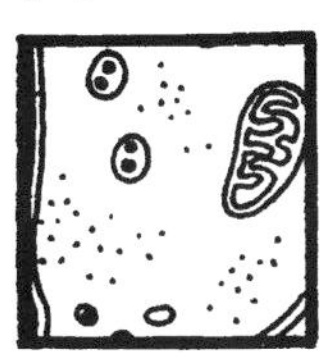

(D)
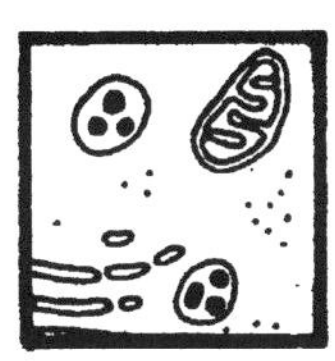

(E)
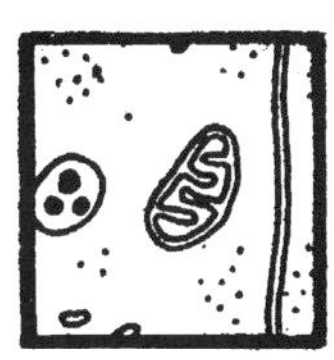

6)

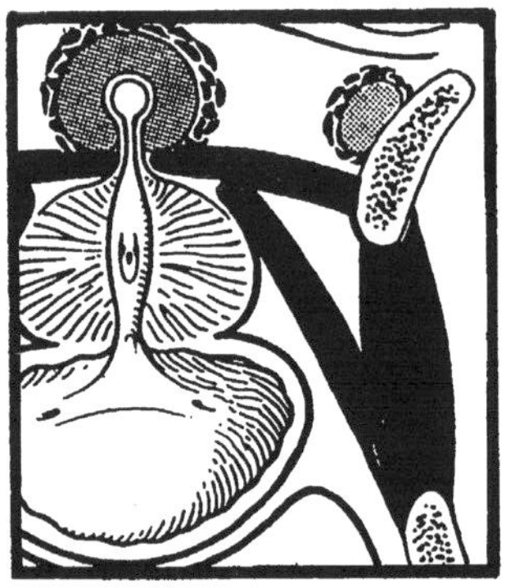

(A) (B) (C) (D) (E)

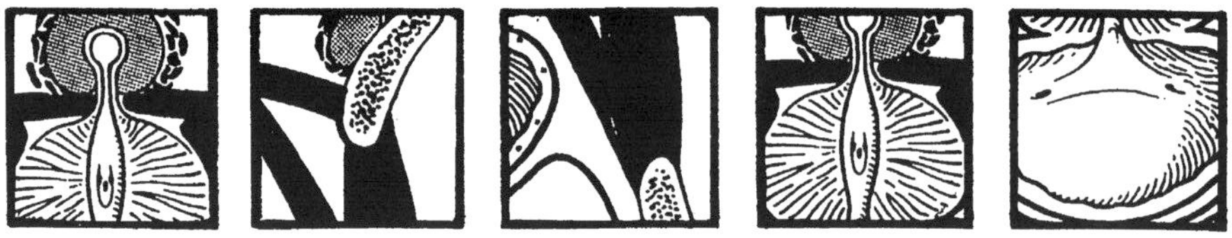

7)

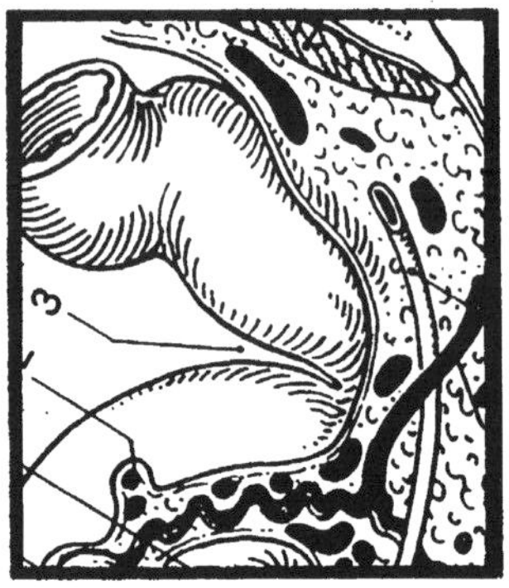

(A) (B) (C) (D) (E)

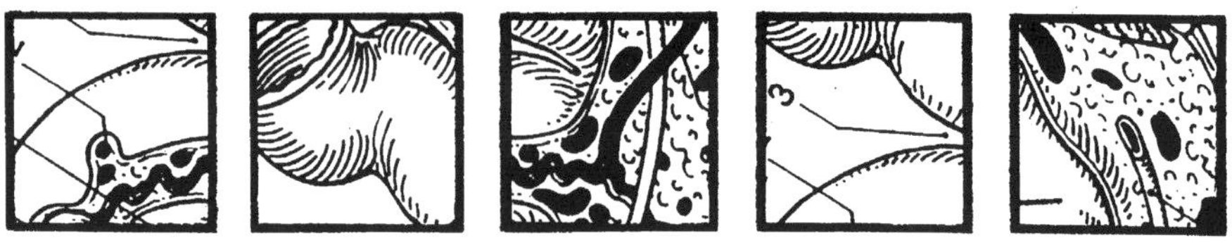

8)

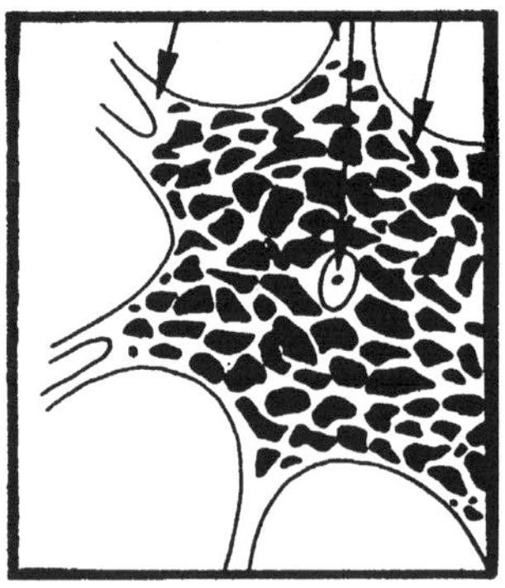

(A) (B) (C) (D) (E)

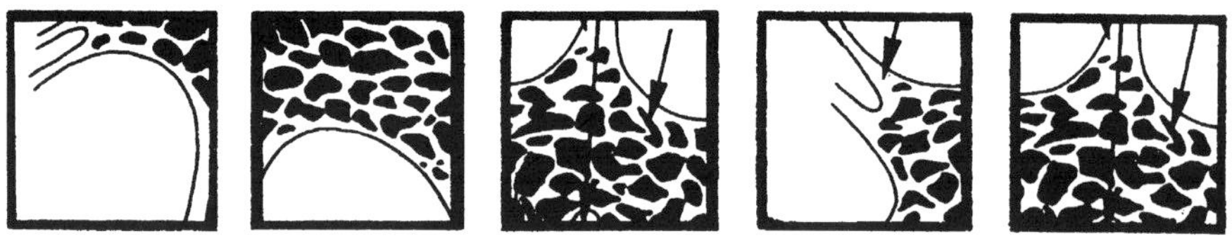

9)

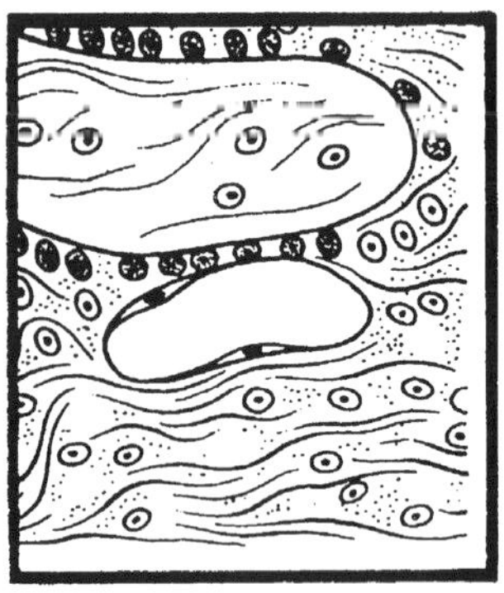

(A) (B) (C) (D) (E)

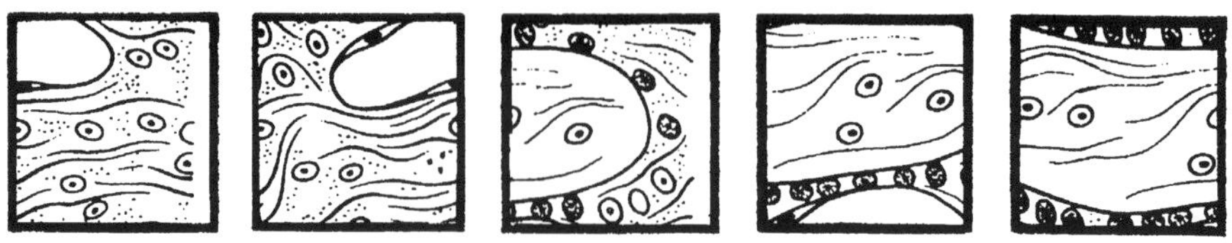

10)

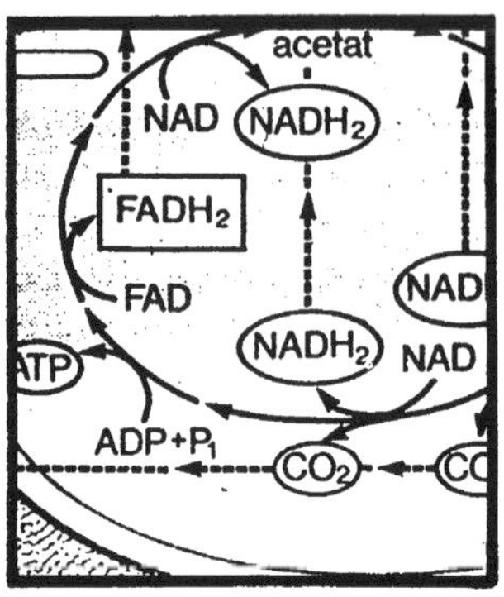

(A) (B) (C) (D) (E)

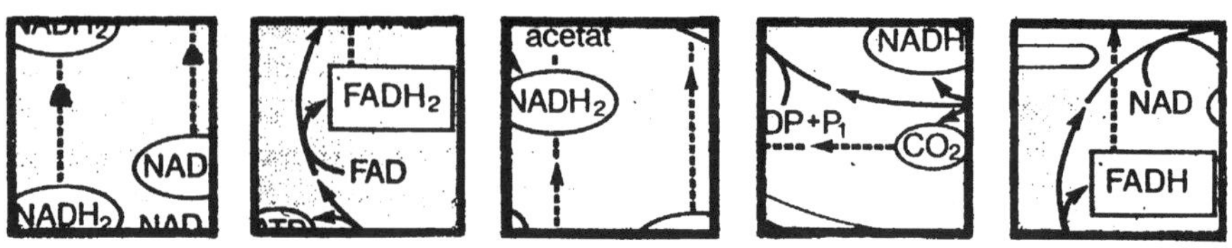

11)
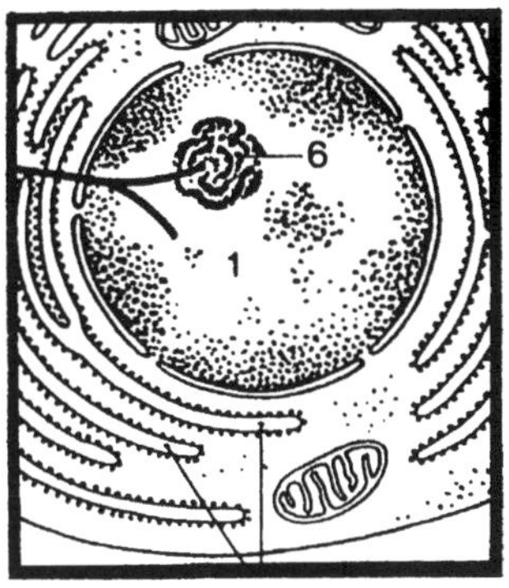

(A) (B) (C) (D) (E)
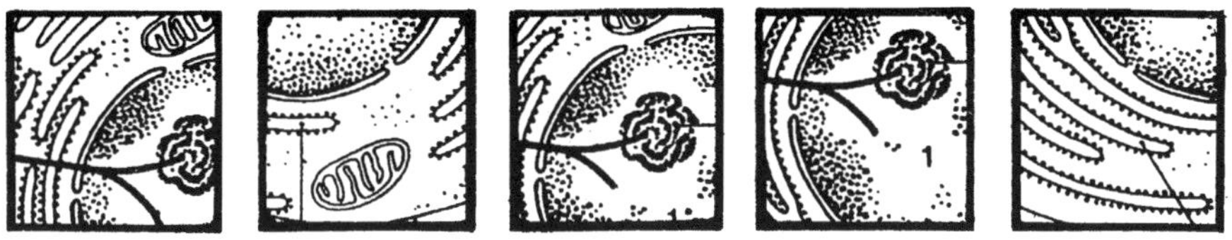

12)
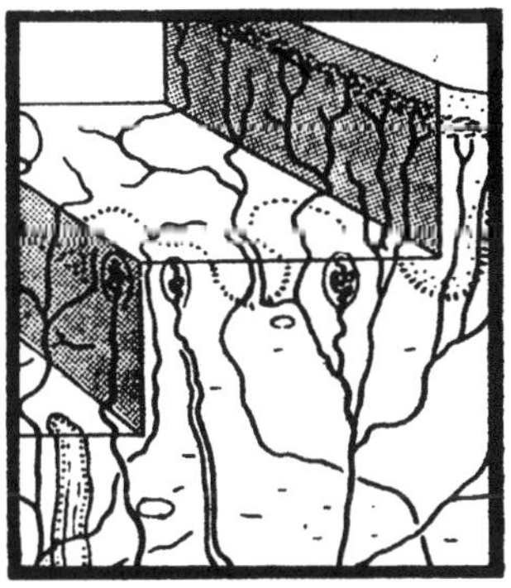

(A) (B) (C) (D) (E)
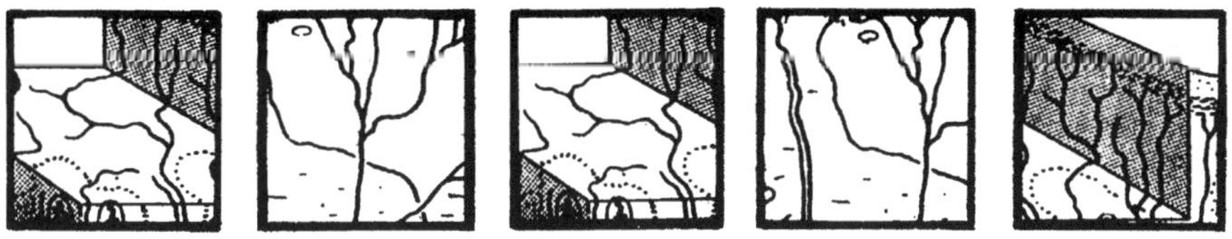

13)
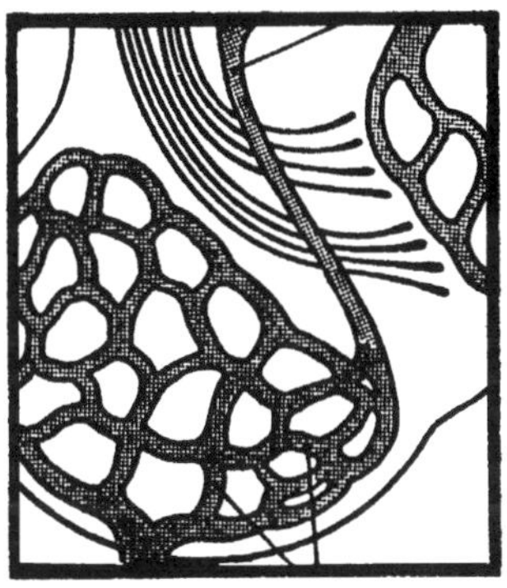

(A) (B) (C) (D) (E)
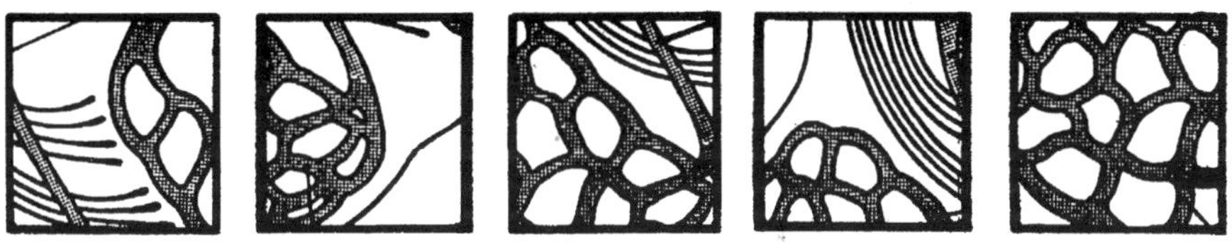

14)
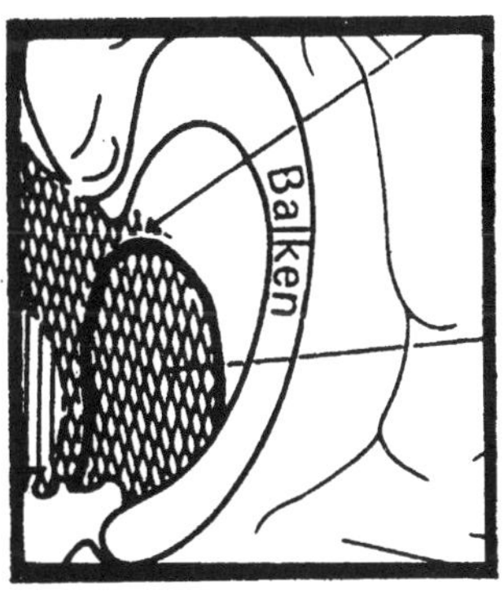

(A) (B) (C) (D) (E)
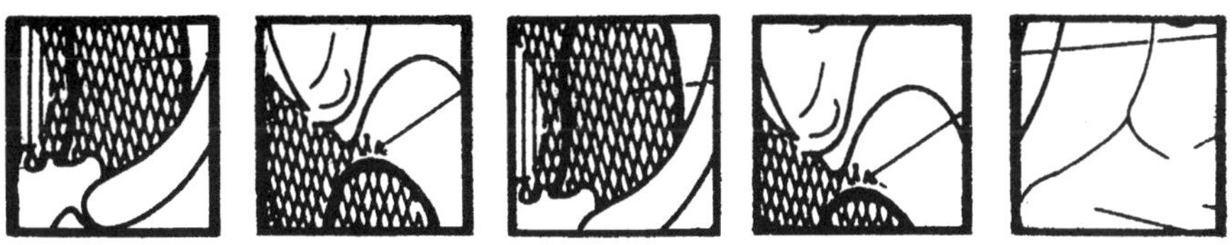

15)
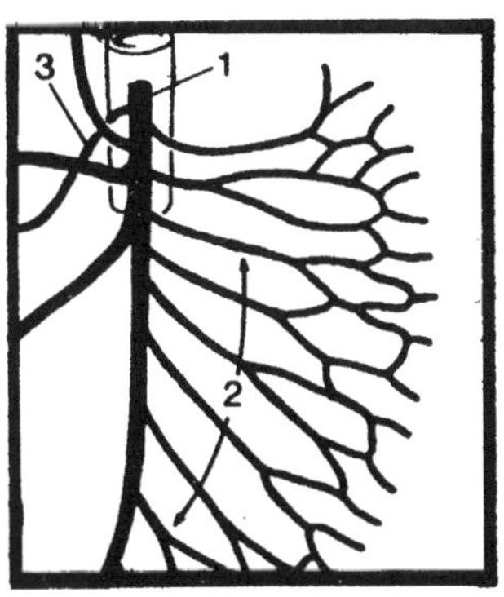

(A) (B) (C) (D) (E)
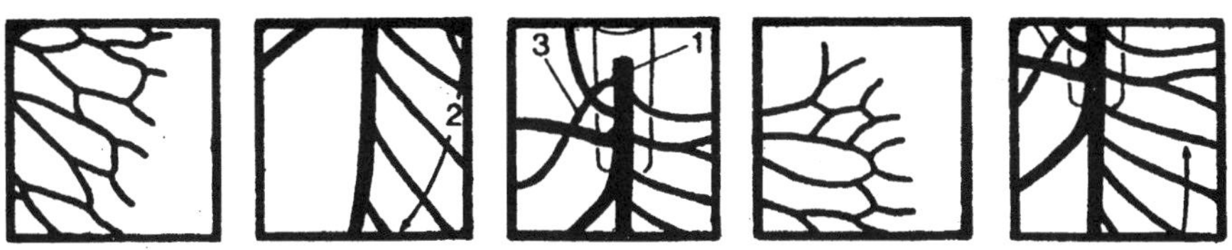

16)

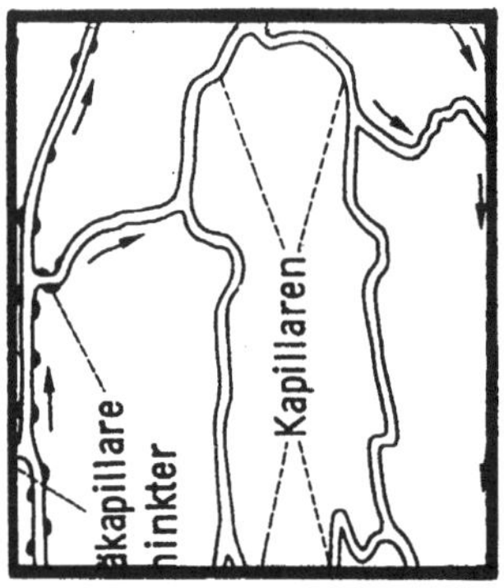

(A) (B) (C) (D) (E)

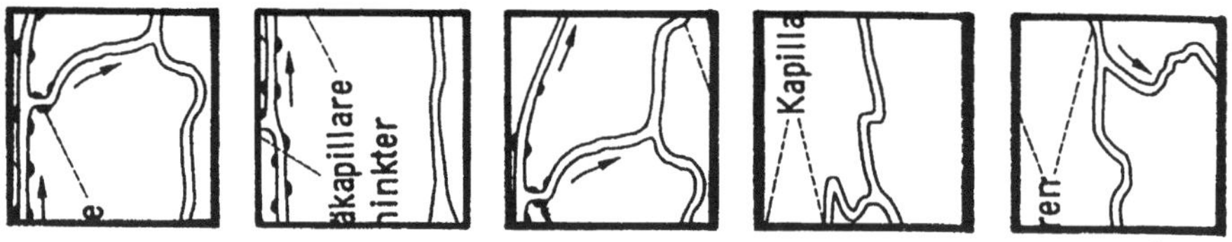

17)

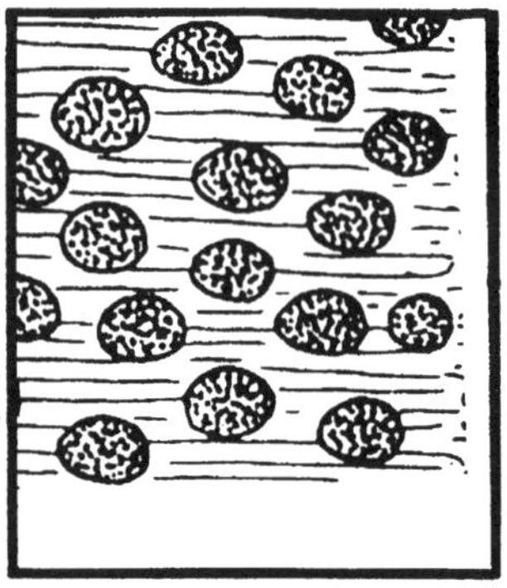

(A) (B) (C) (D) (E)

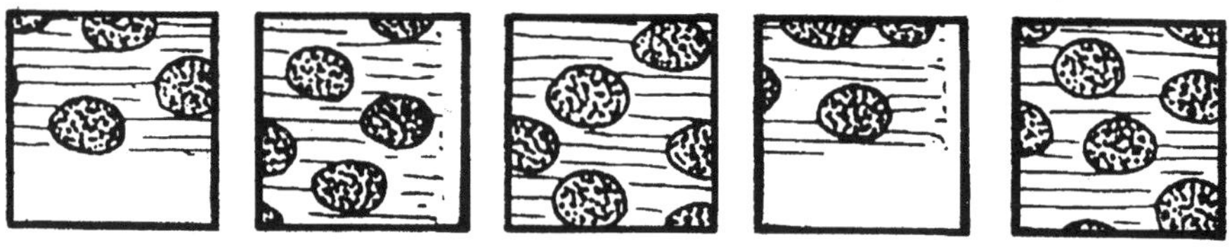

18)

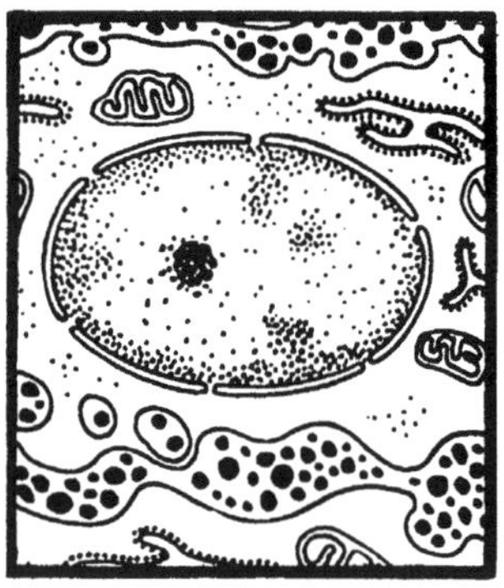

(A) (B) (C) (D) (E)

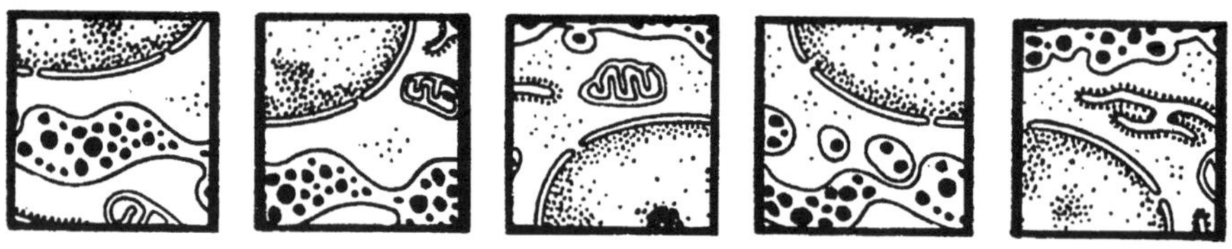

19)

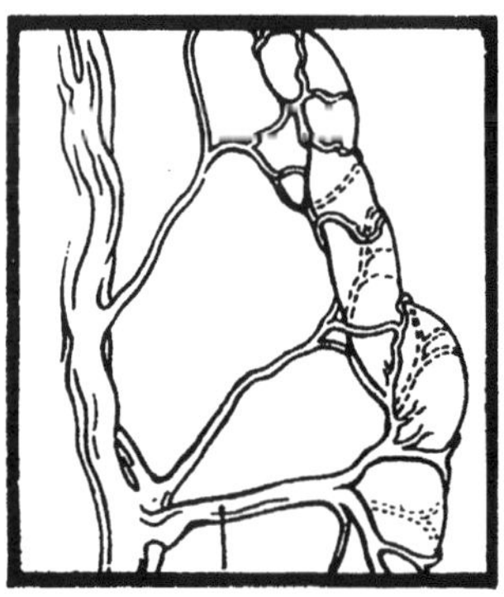

(A) (B) (C) (D) (E)

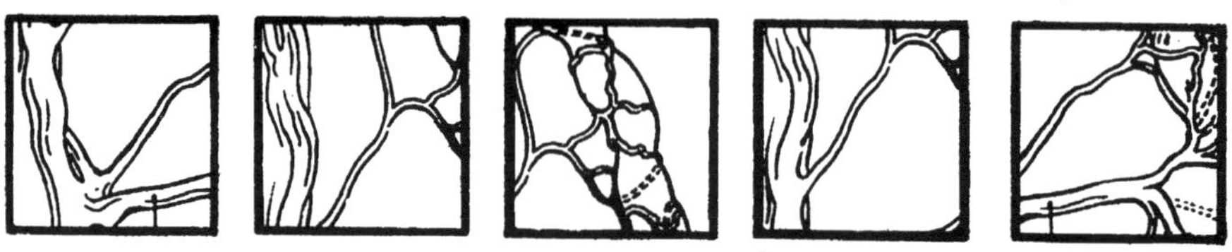

20)

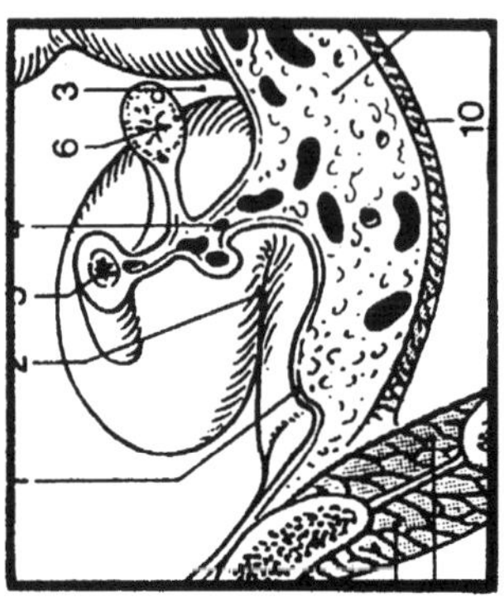

(A) (B) (C) (D) (E)

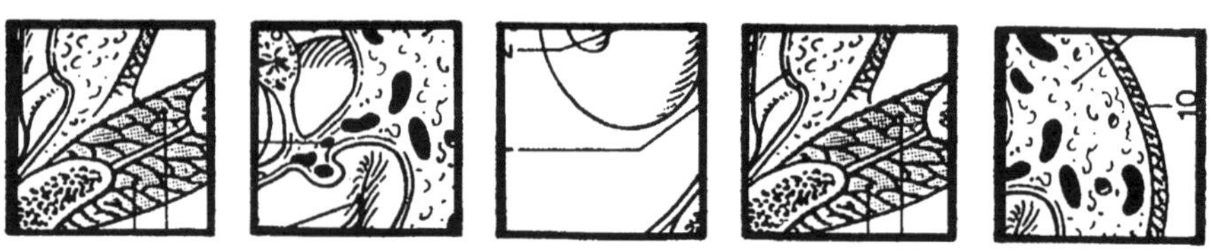

21)

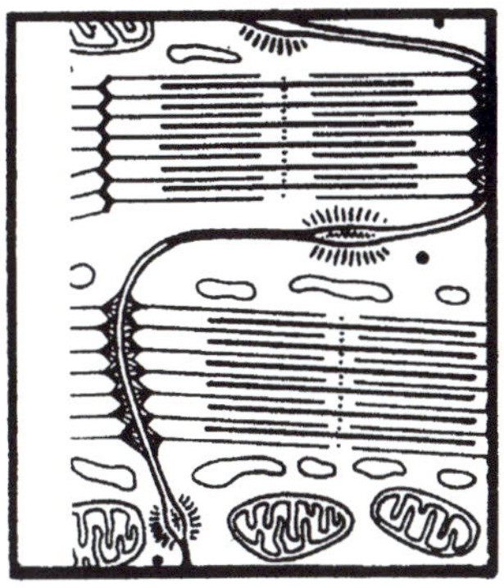

(A)

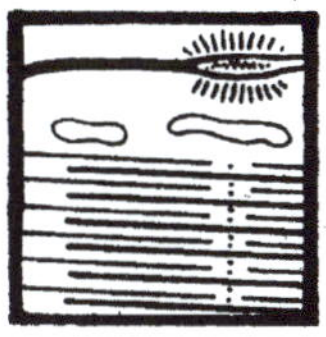

(B)

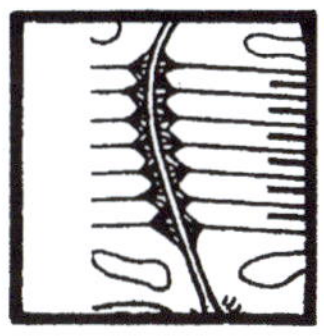

(C)

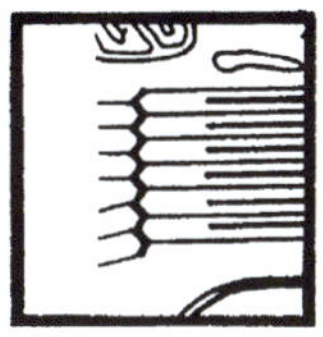

(D)

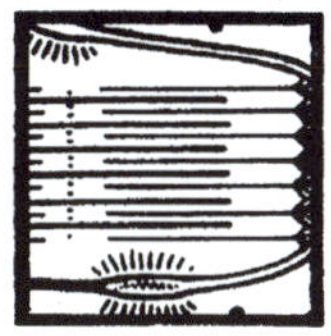

(E)

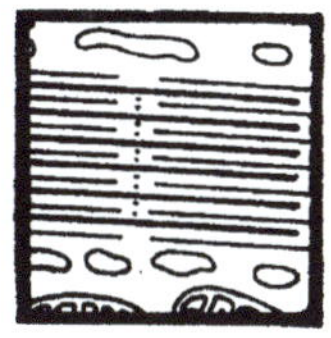

22)

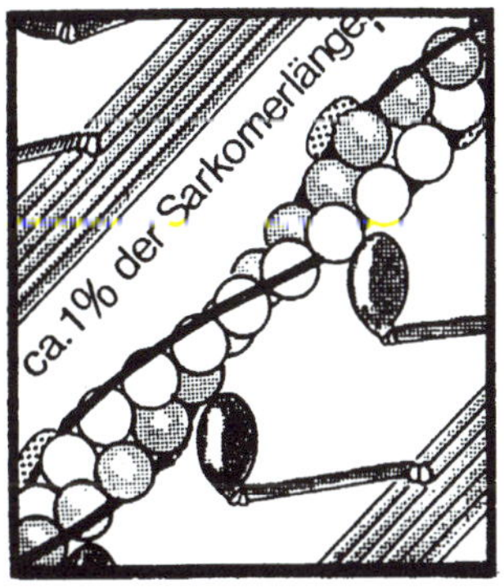

(A)

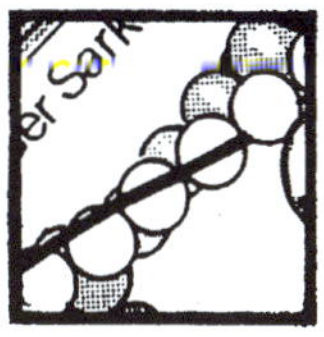

(B)

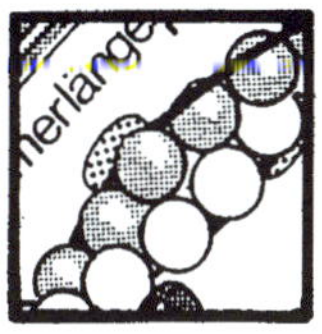

(C)

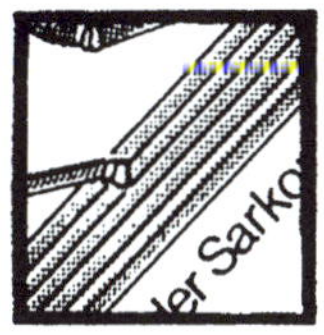

(D)

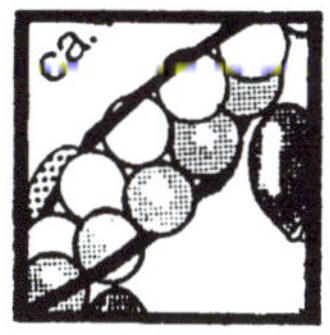

(E)

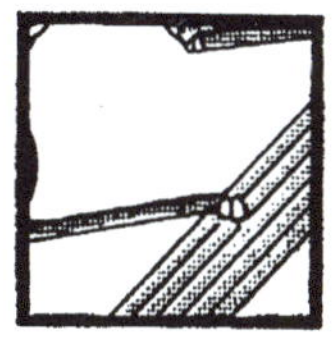

23)

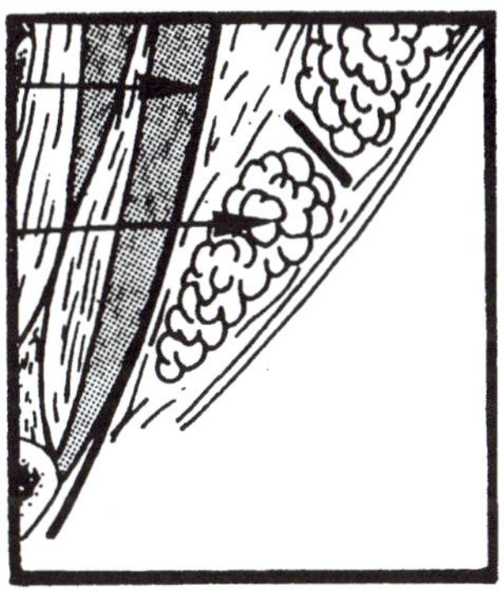

(A)

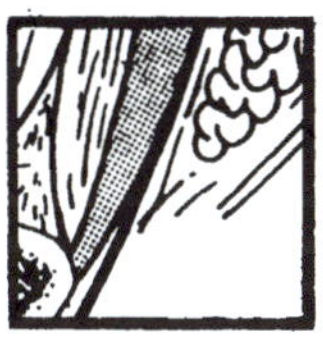

(B)

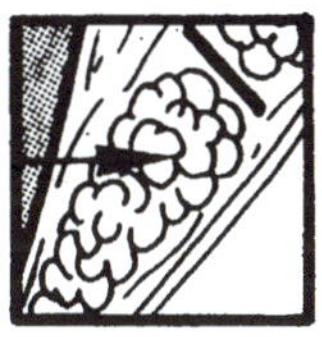

(C)

(D)

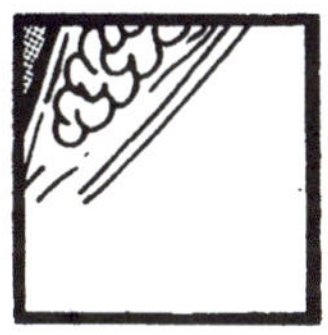

(E)

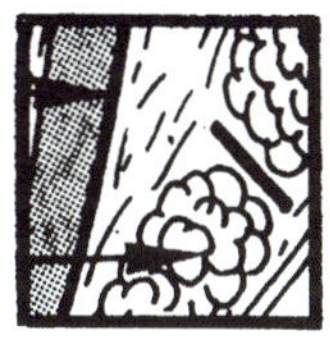

24)

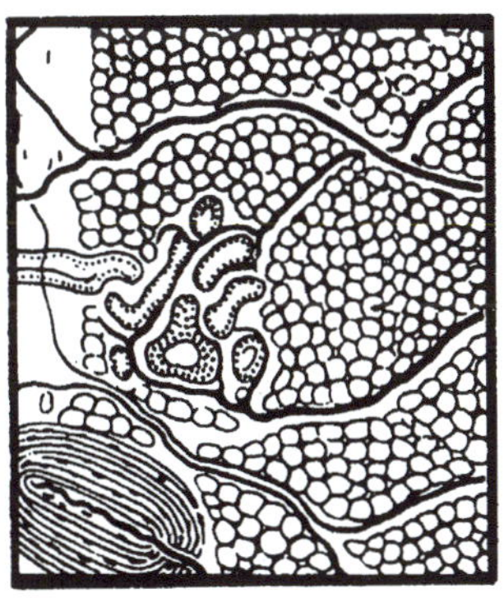

(A)

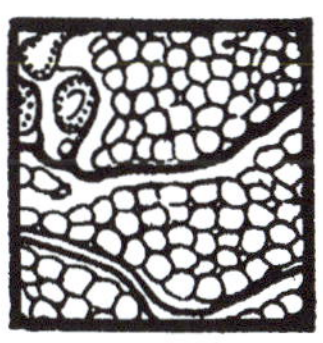

(B)

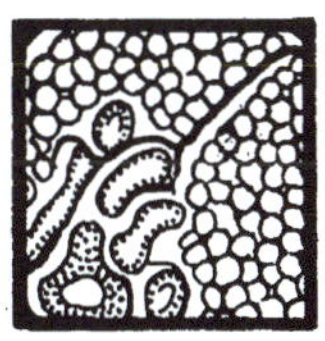

(C)

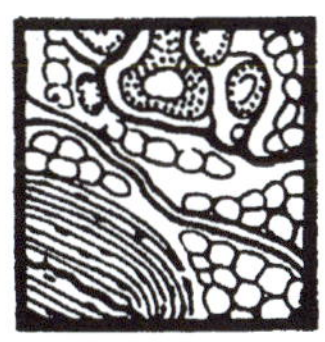

(D)

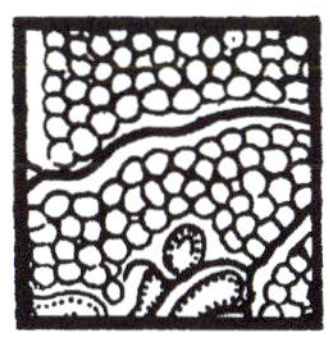

(E)

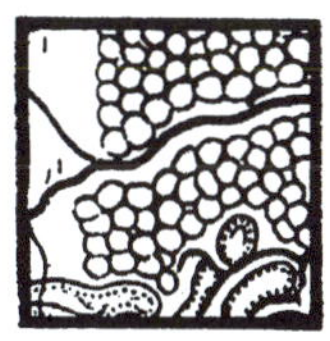

STOP

Muster zuordnen - Test E **Bearbeitungszeit: 22 Minuten**

In den folgenden Aufgaben wird Ihre Fähigkeit geprüft, Ausschnitte in einem komplexen Bild wiederzuerkennen.

Dazu werden pro Aufgabe ein "Muster" und je fünf "Musterausschnitte" (A) bis (E) vorgegeben. Sie sollen herausfinden, welcher dieser fünf "Musterausschnitte" an irgendeiner beliebigen Stelle deckungsgleich und vollständig auf das "Muster" gelegt werden kann; die "Musterausschnitte" sind weder vergrößert oder verkleinert noch gedreht oder gekippt.

Beispielaufgabe:

"Muster" "Musterausschnitte"

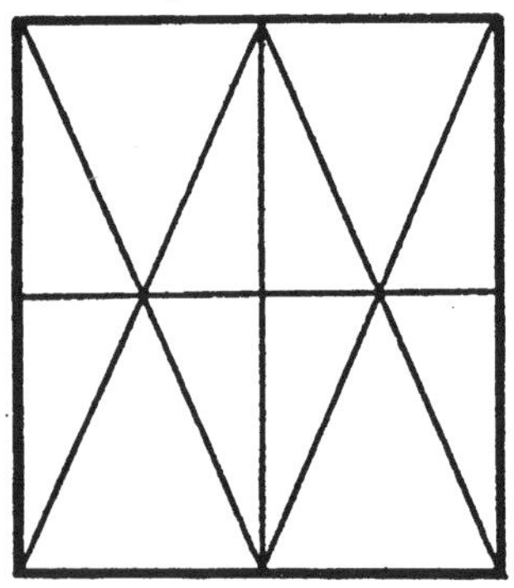

(A) (B) (C) (D) (E)

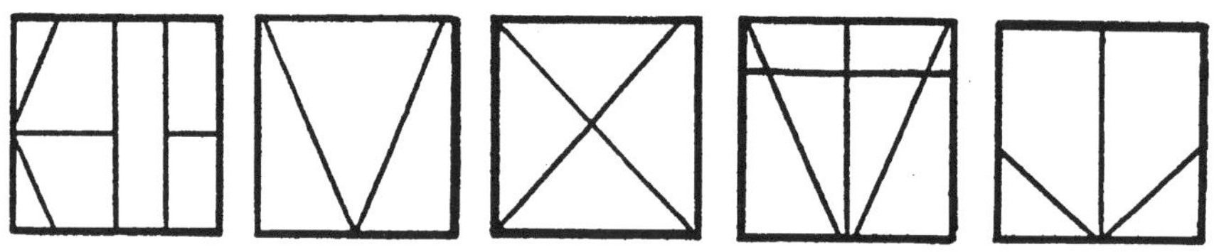

Die Lösung ist (B), dieser "Musterausschnitt" ist deckungsgleich mit einem Bereich im rechten oberen Viertel des "Musters".

1)

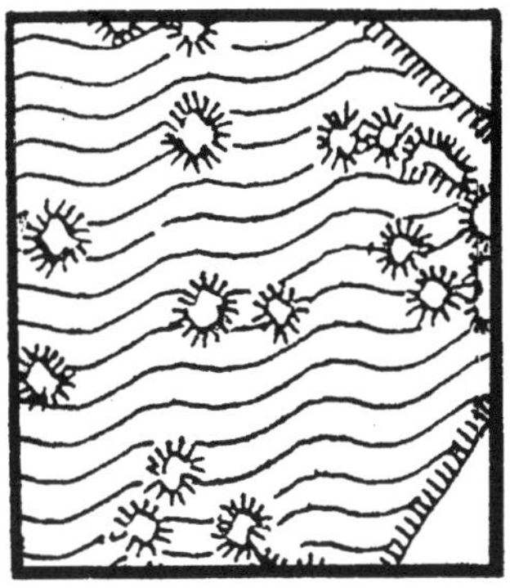

(A) (B) (C) (D) (E)

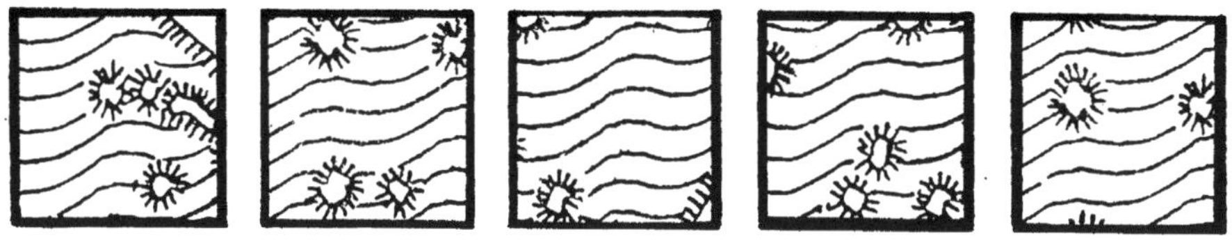

2)

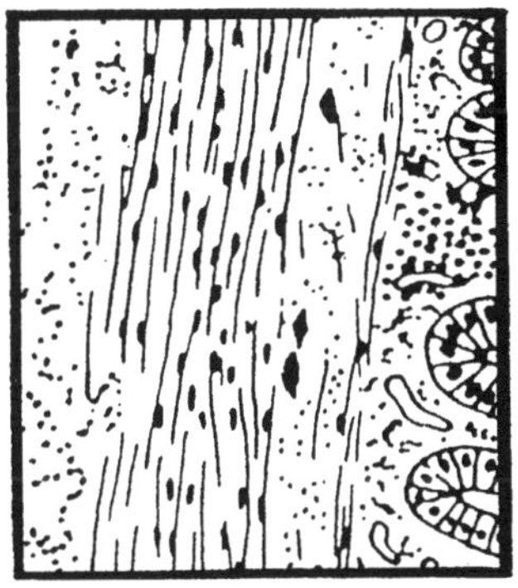

(A) (B) (C) (D) (E)

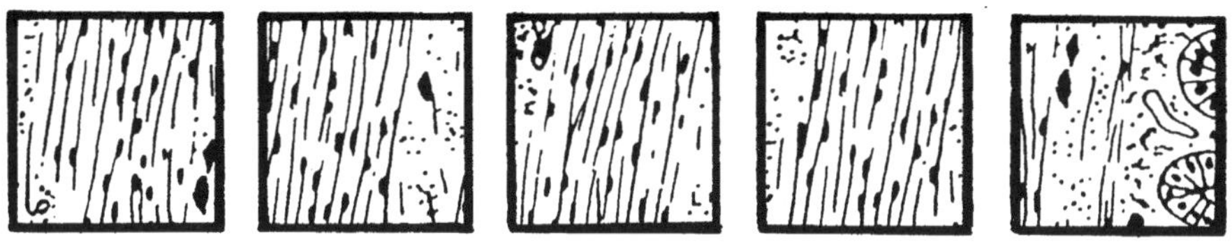

3)

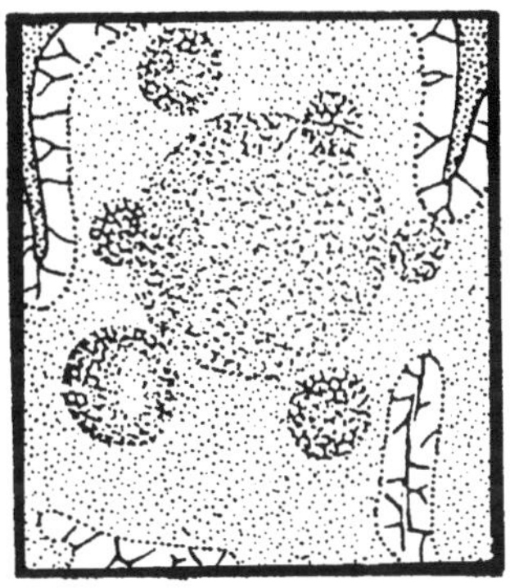

(A) (B) (C) (D) (E)

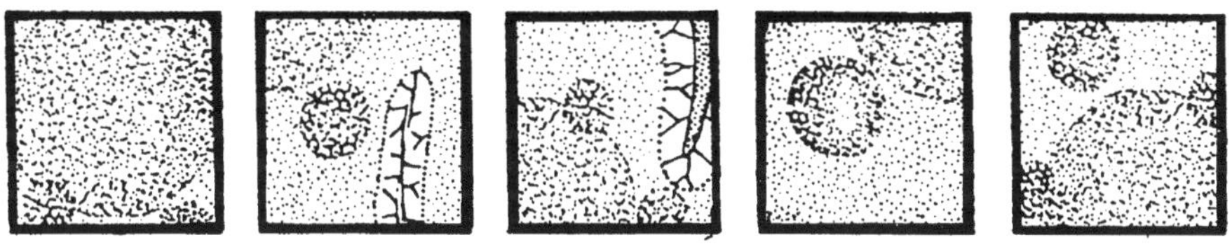

4)

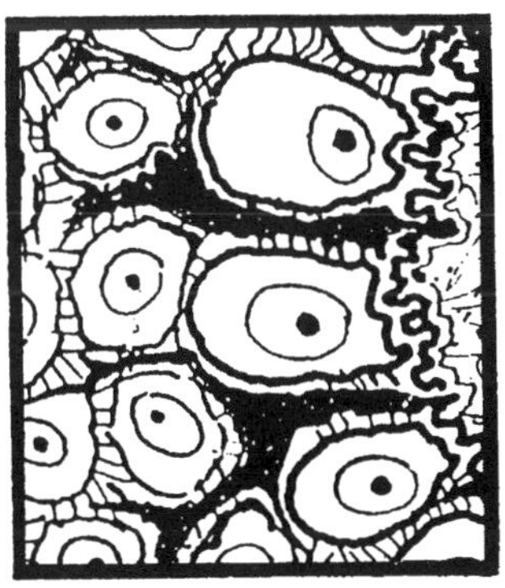

(A) (B) (C) (D) (E)

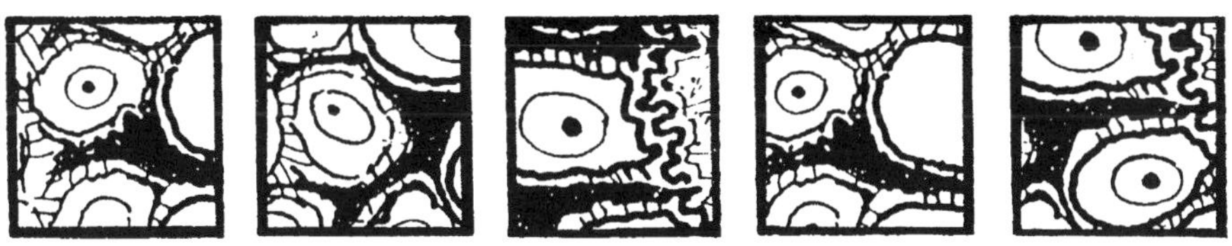

5)

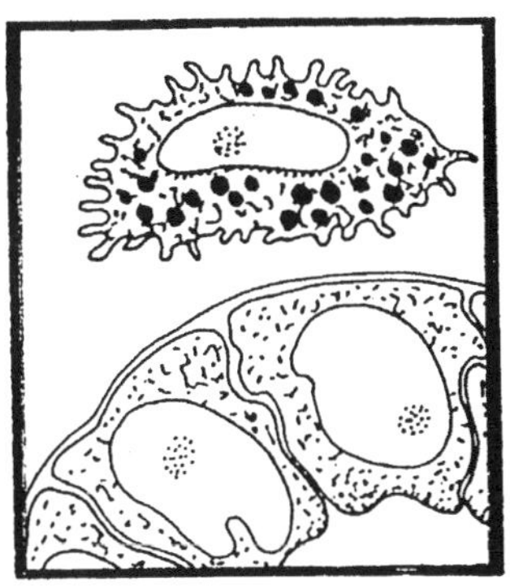

(A) (B) (C) (D) (E)

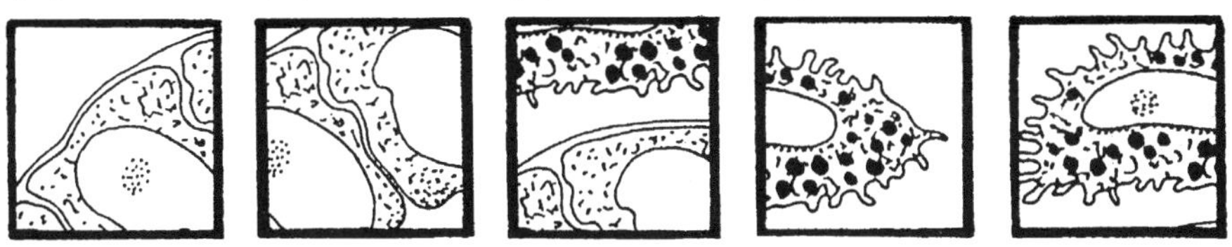

6)

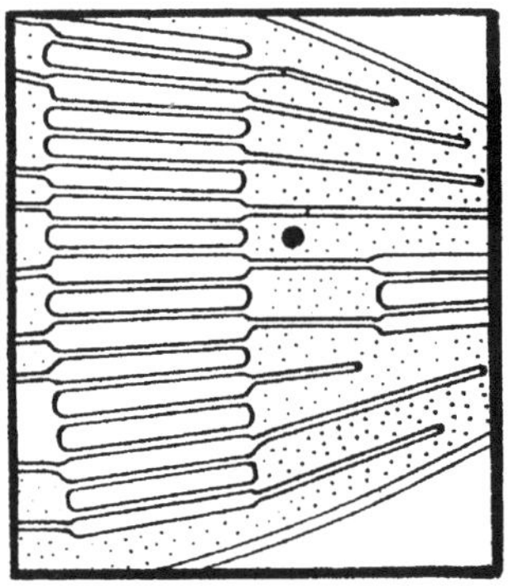

(A)

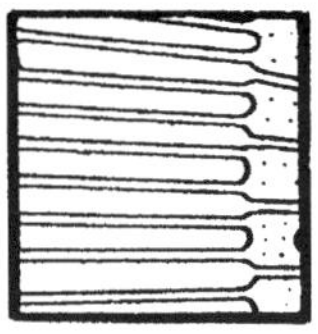

(B)

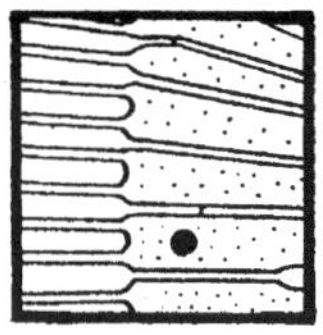

(C)

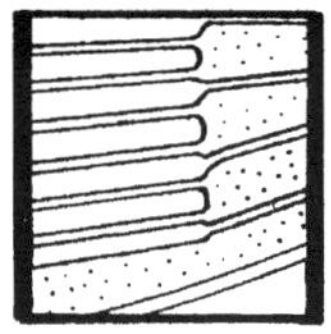

(D)

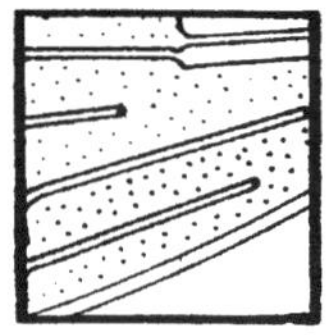

(E)

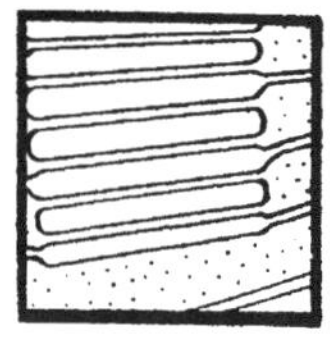

7)

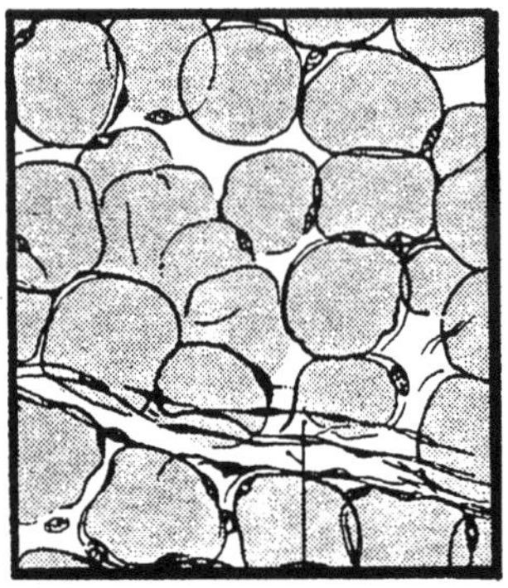

(A)

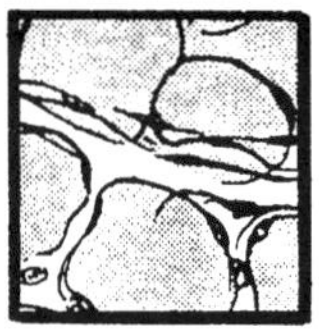

(B)

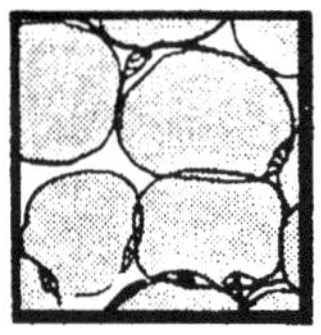

(C)

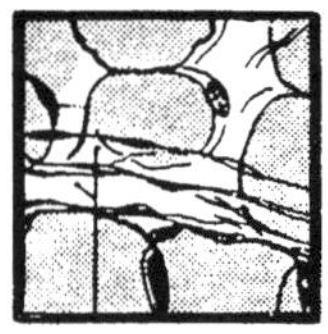

(D)

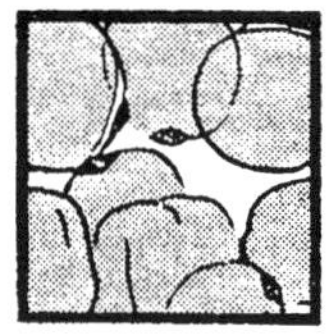

(E)

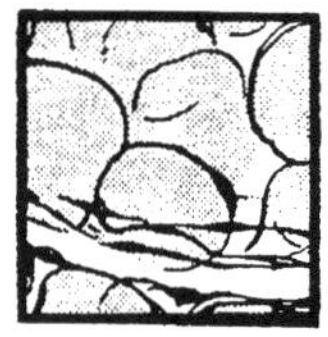

8)

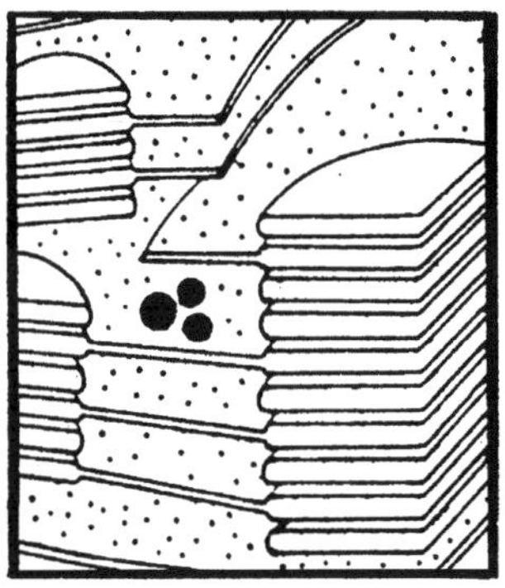

(A)

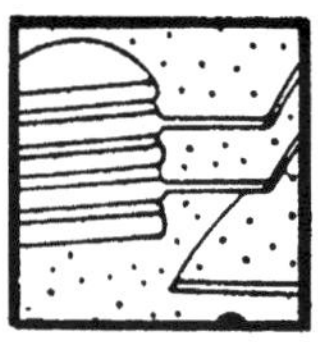

(B)

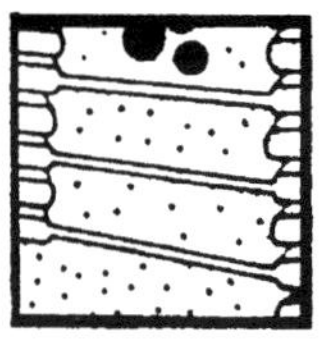

(C)

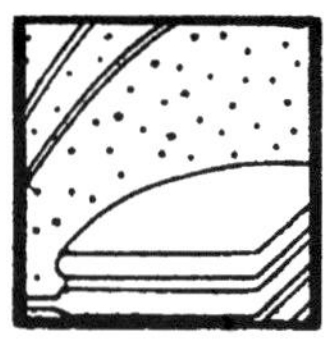

(D)

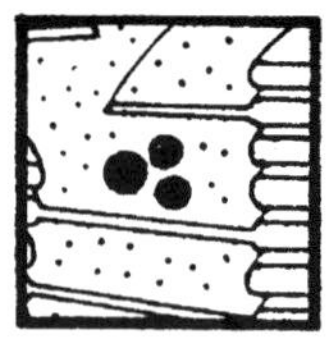

(E)

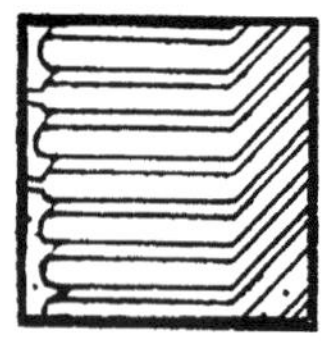

9)

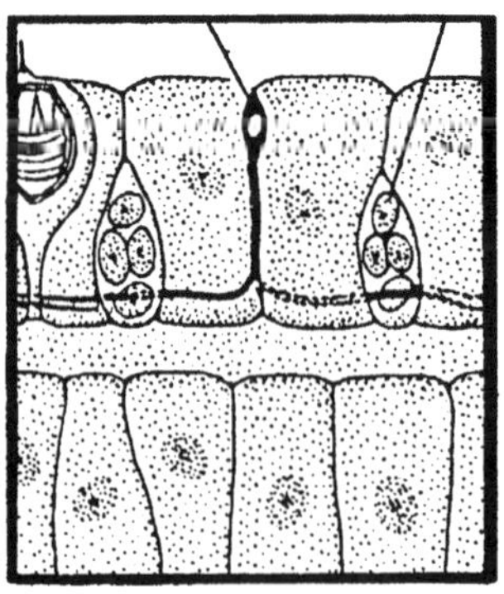

(A)

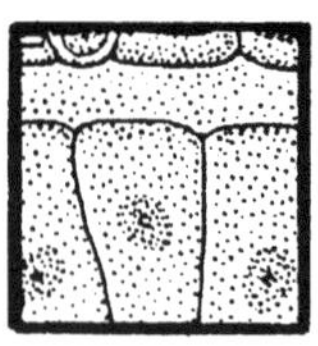

(B)

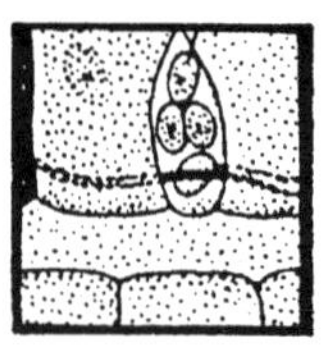

(C)

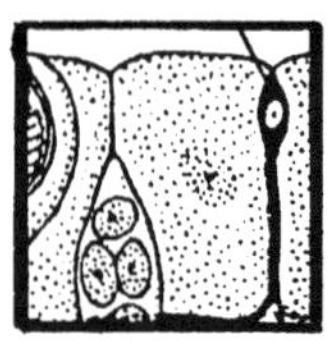

(D)

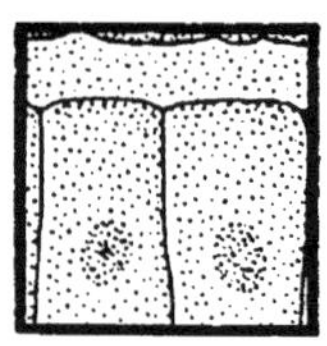

(E)

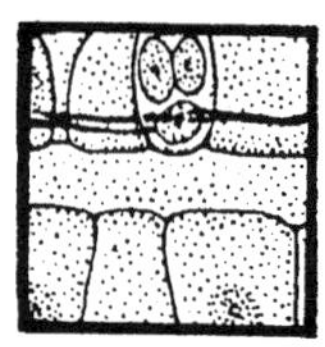

10)

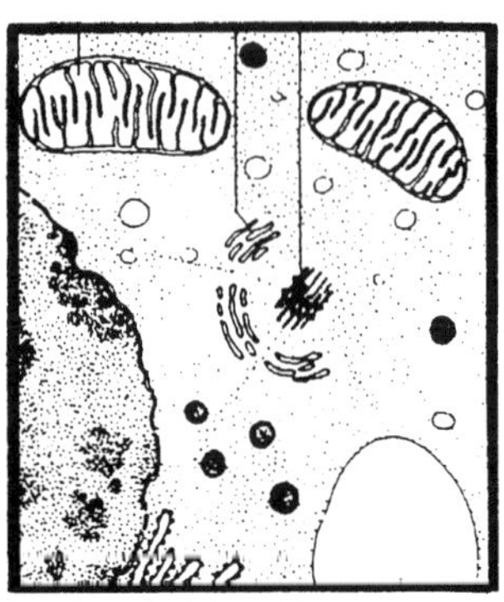

(A)

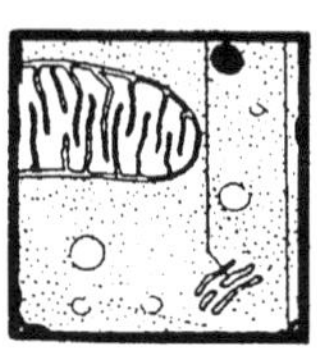

(B)

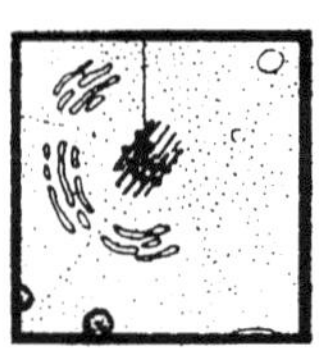

(C)

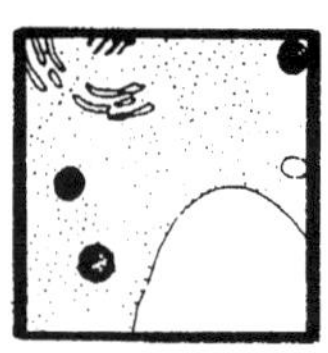

(D)

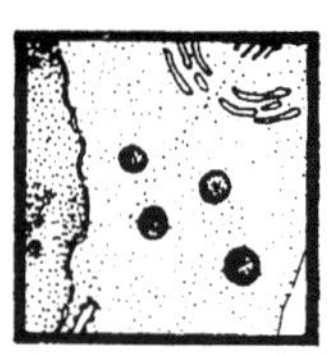

(E)

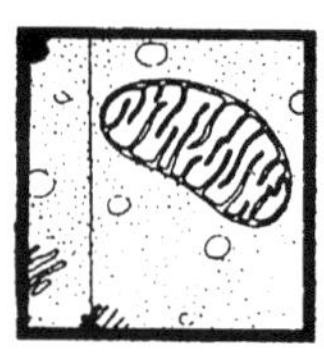

11)

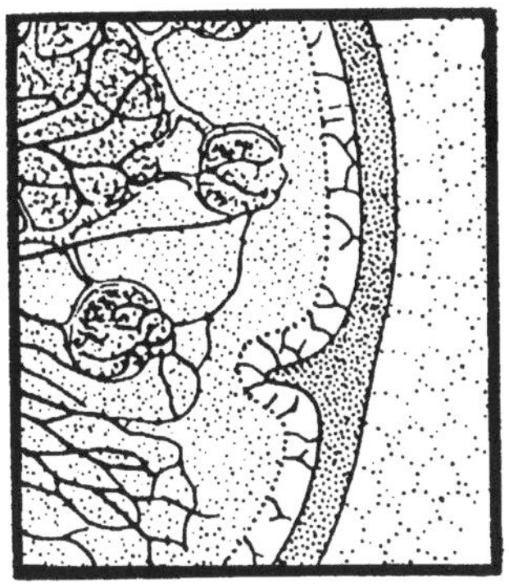

(A)

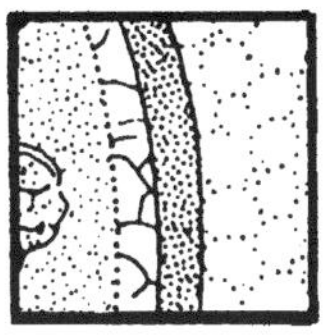

(B)

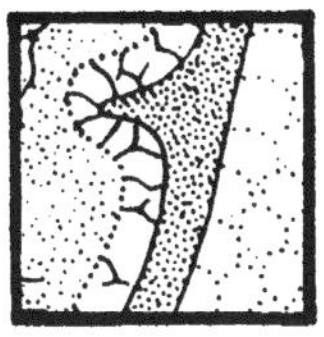

(C)

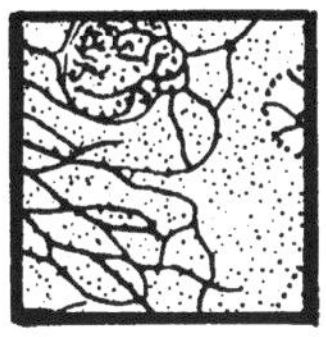

(D)

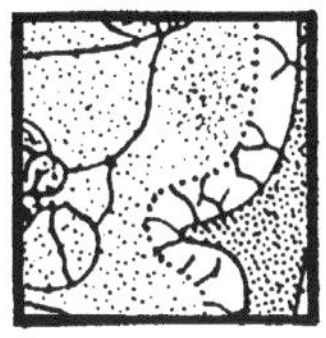

(E)

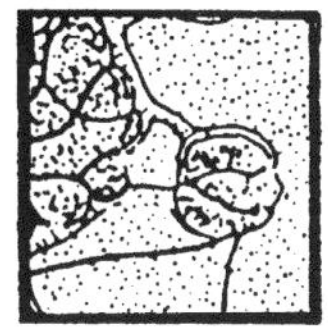

12)

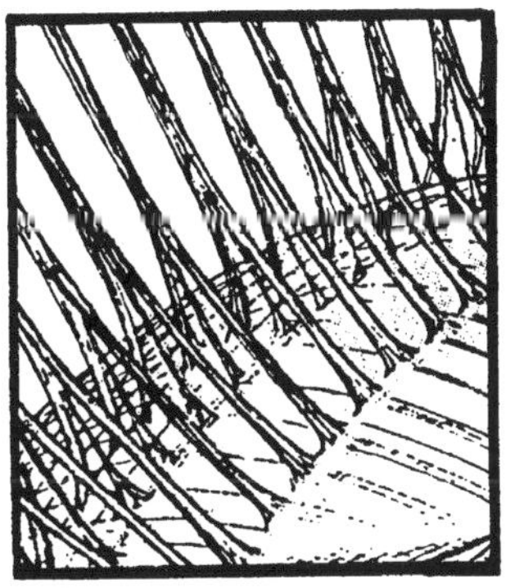

(A)

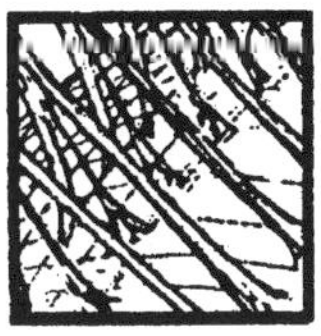

(B)

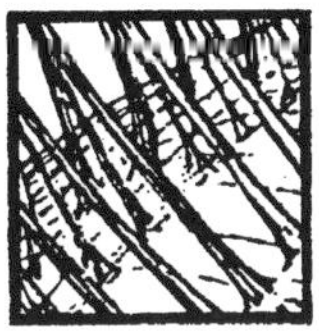

(C)

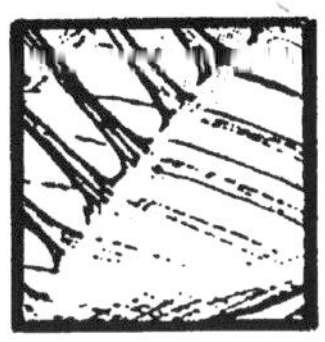

(D)

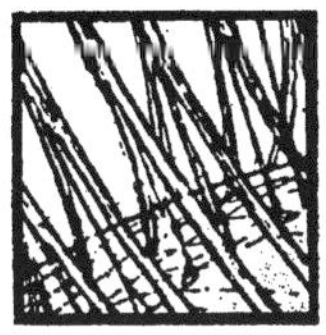

(E)

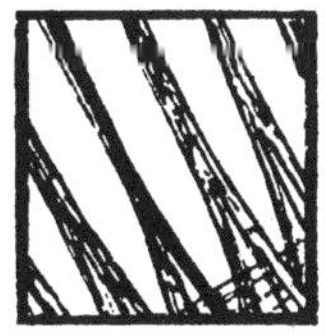

13)

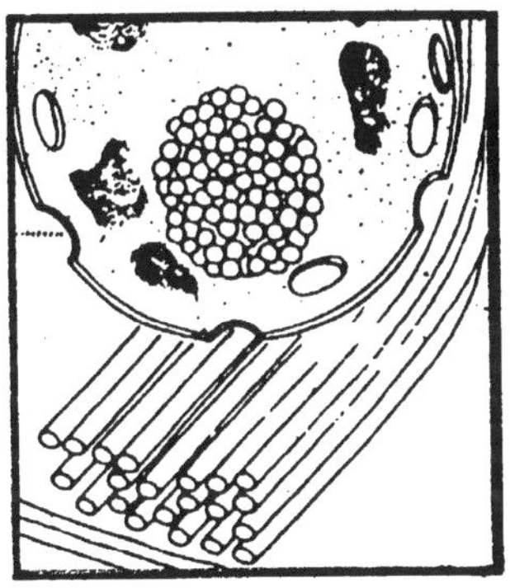

(A)

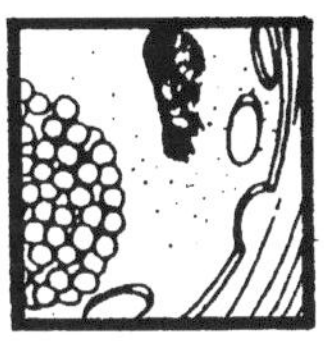

(B)

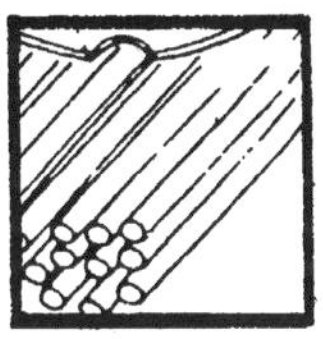

(C)

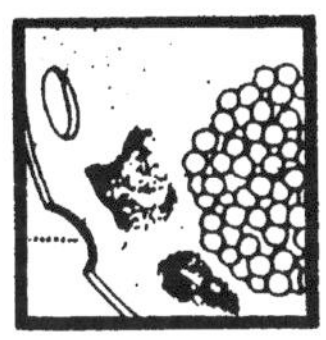

(D)

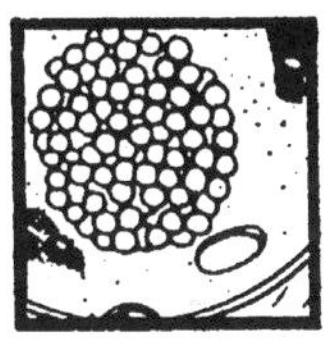

(E)

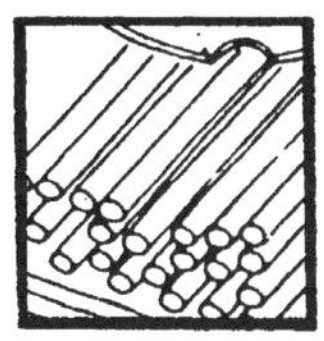

14)

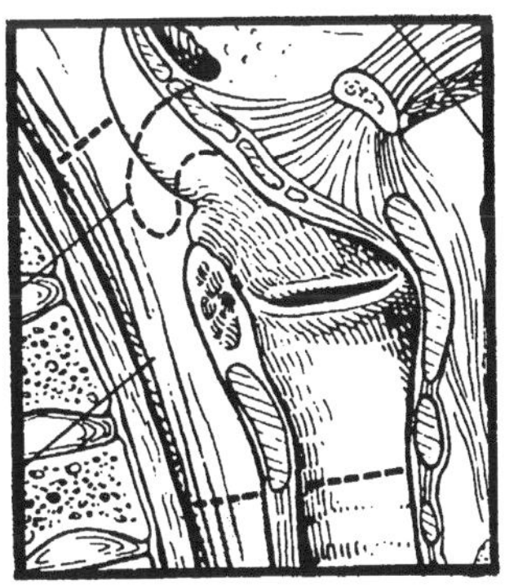

(A)

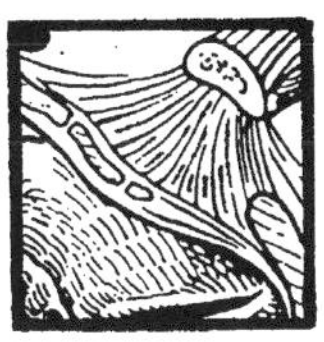

(B)

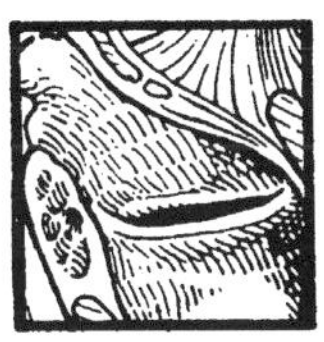

(C)

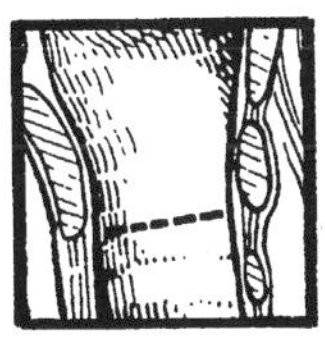

(D)

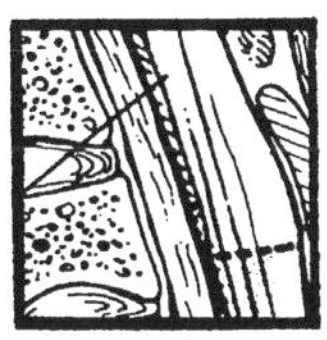

(E)

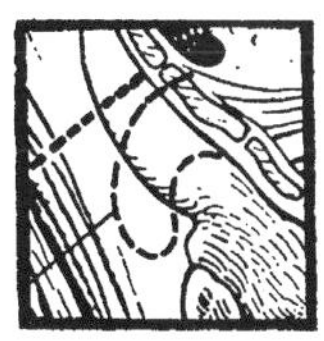

15)

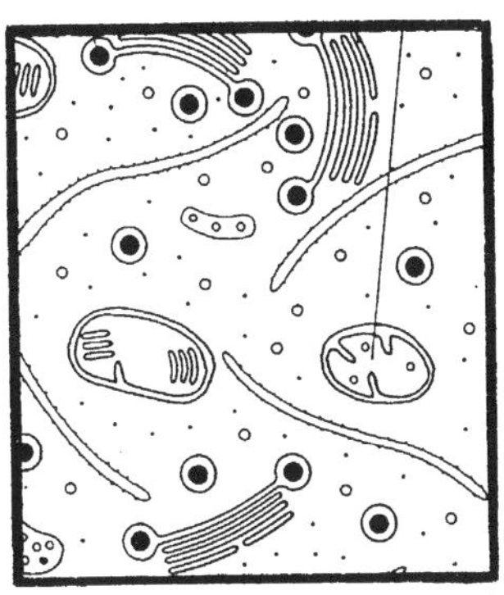

(A)

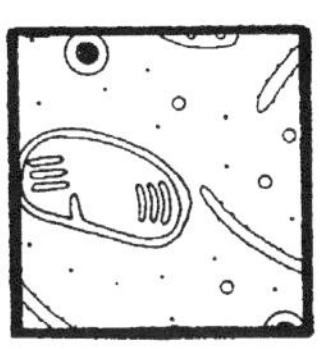

(B)

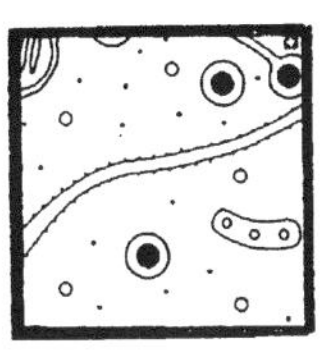

(C)

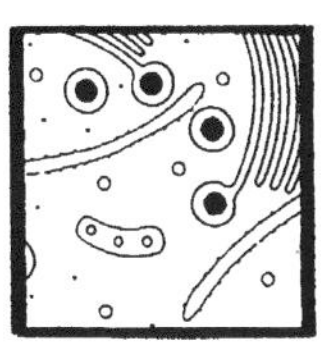

(D)

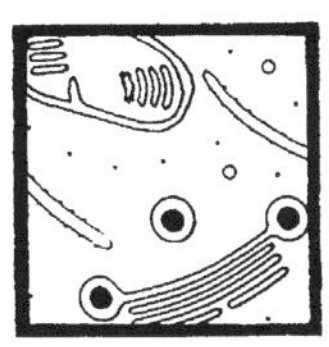

(E)

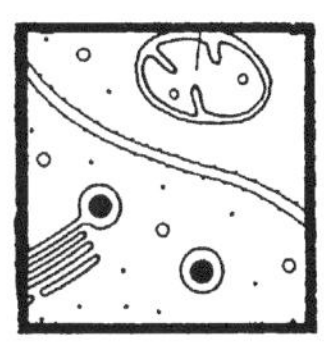

16)

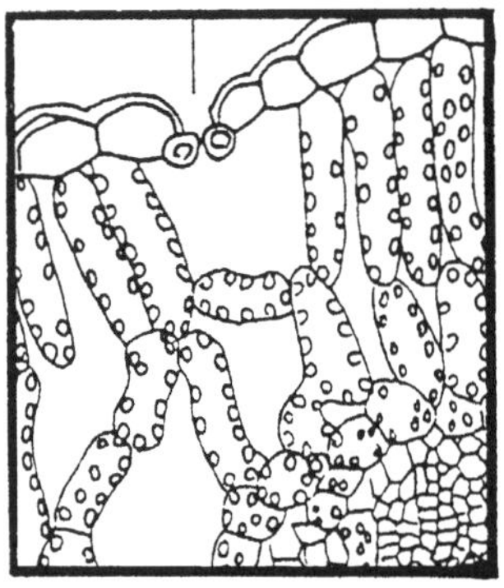

(A) 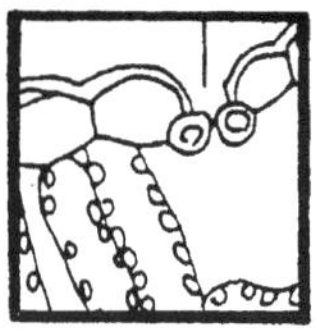
(B) 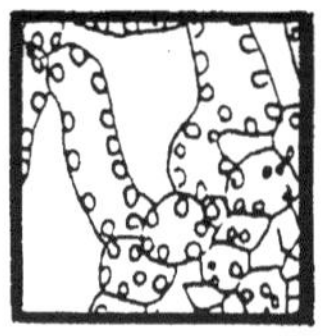
(C) 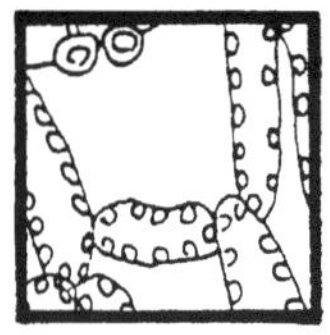
(D) 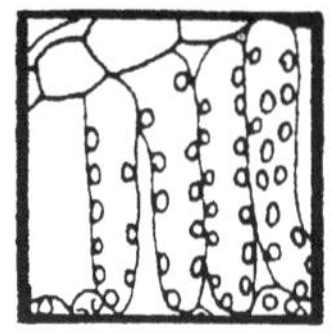
(E) 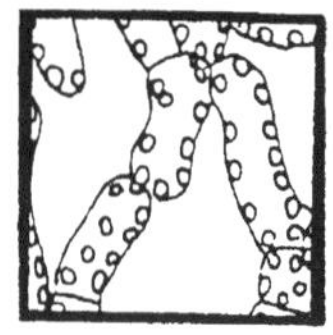

17)

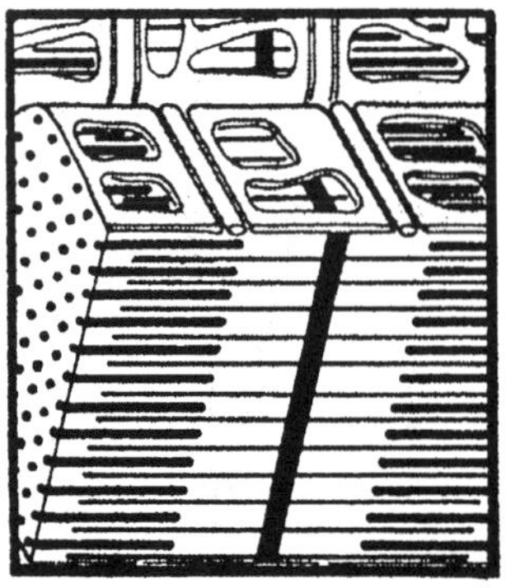

(A) 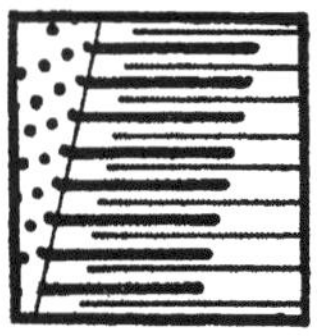
(B) 
(C) 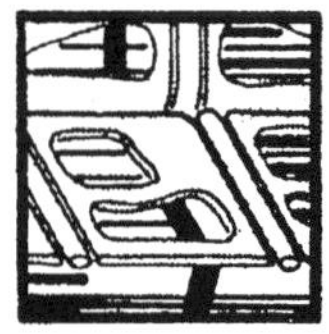
(D) 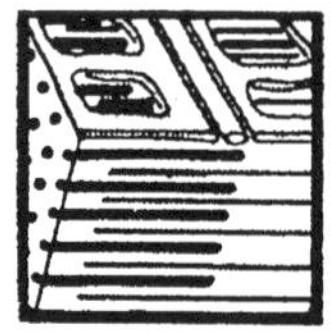
(E) 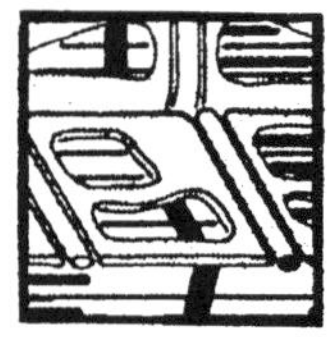

18)

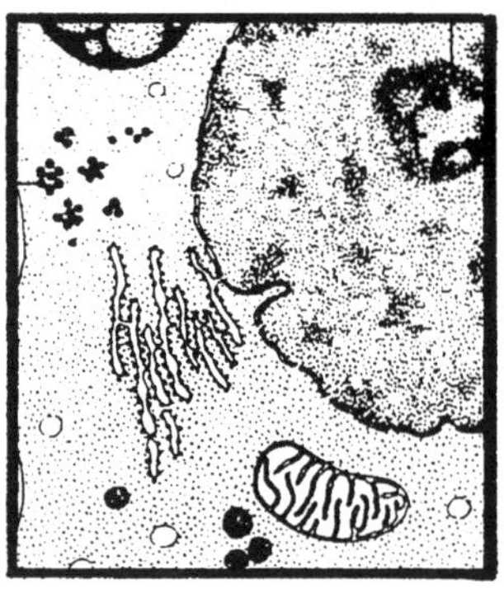

(A) 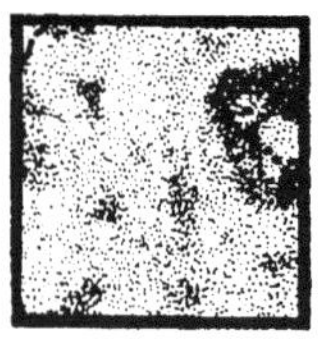
(B) 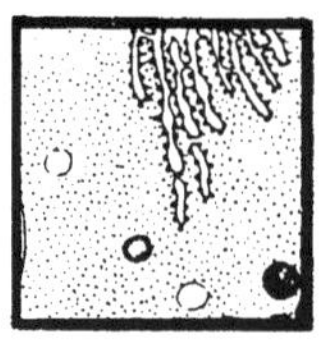
(C) 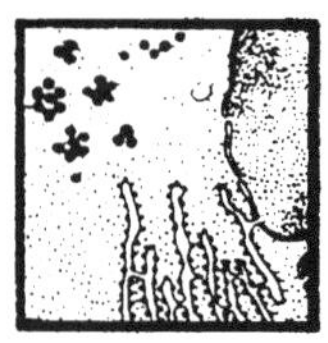
(D) 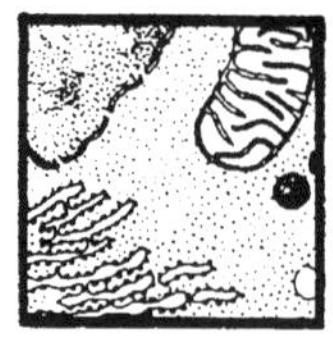
(E) 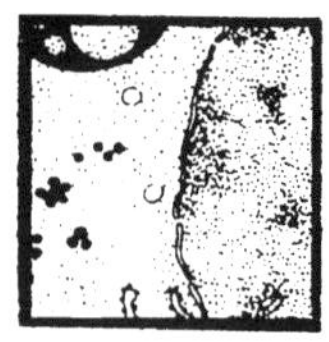

19)

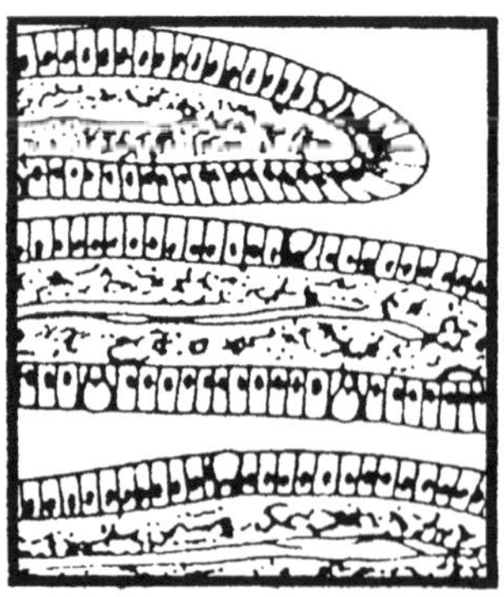

(A) 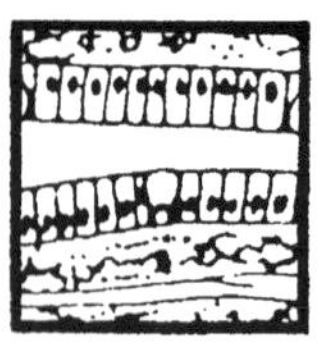
(B) 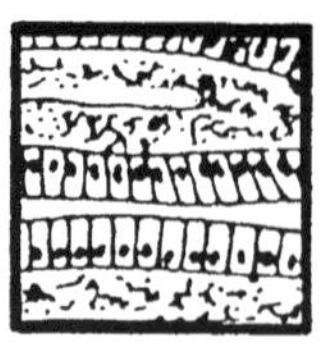
(C) 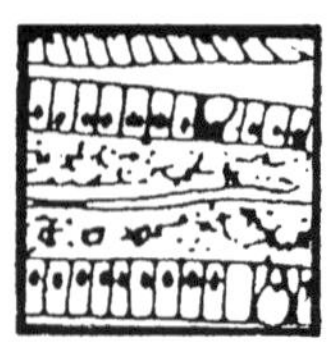
(D) 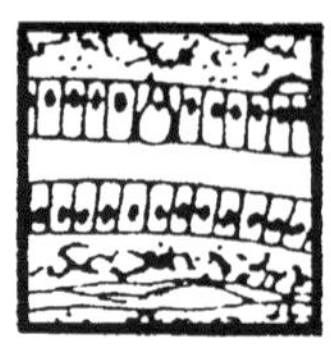
(E) 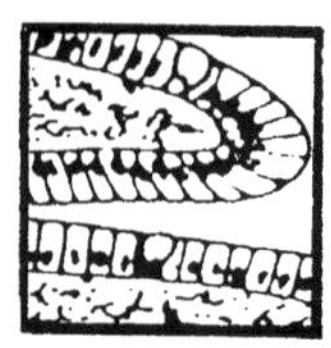

20)

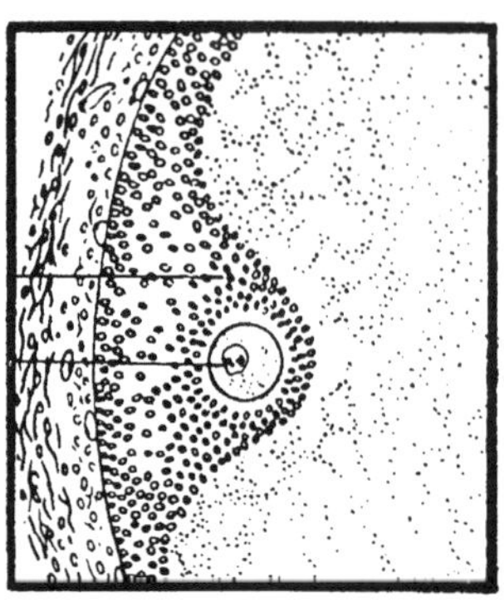

(A) 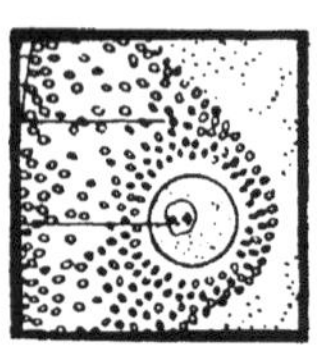
(B) 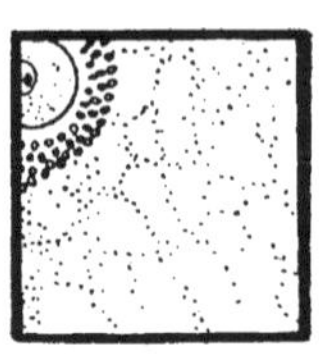
(C) 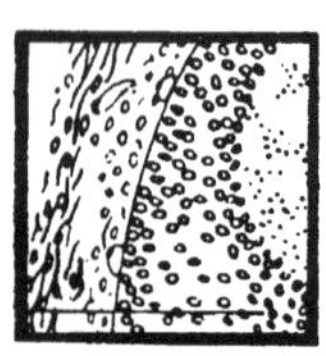
(D) 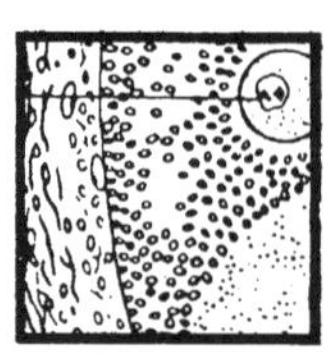
(E) 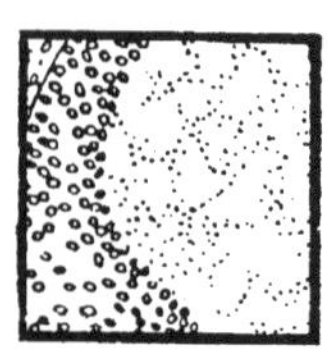

21)

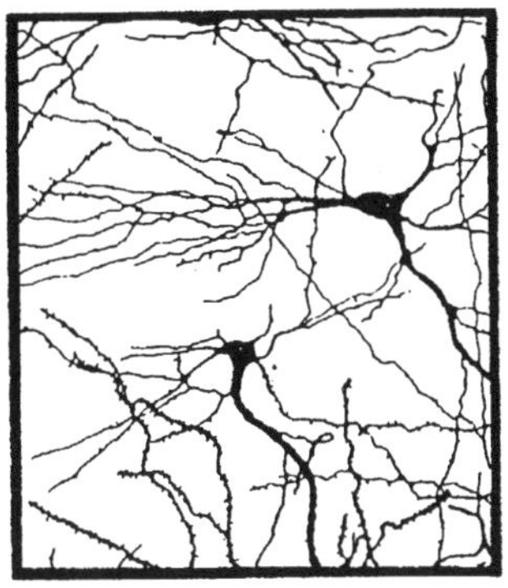

(A)

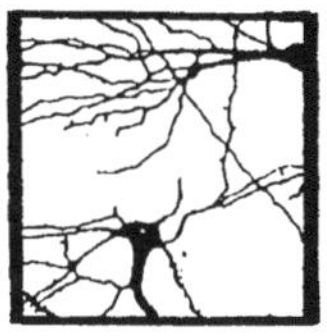

(B)

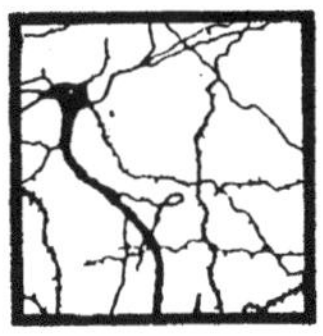

(C)

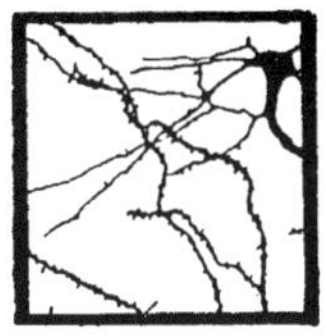

(D)

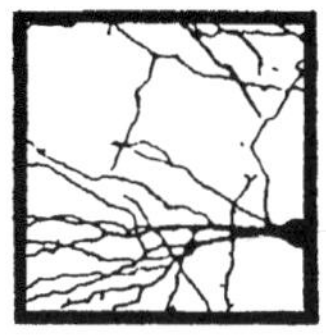

(E)

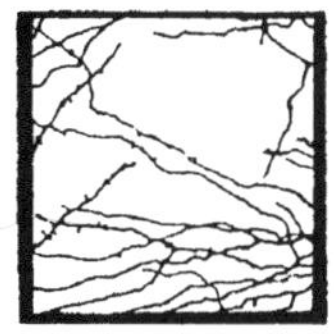

22)

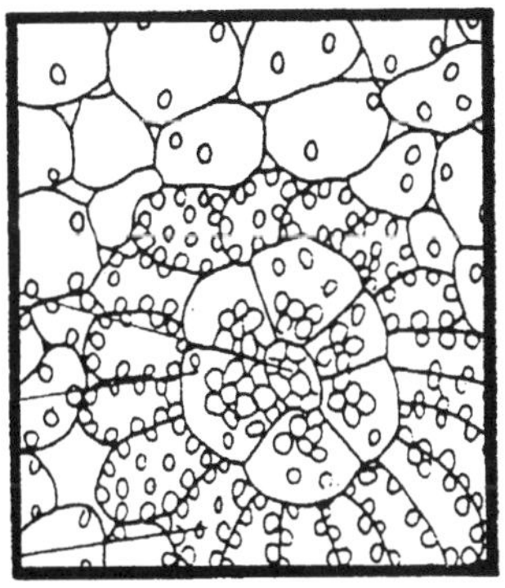

(A)

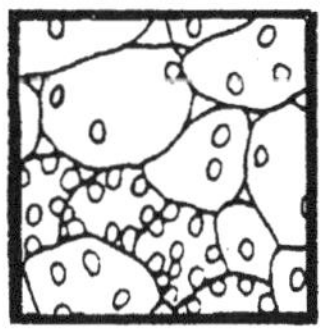

(B)

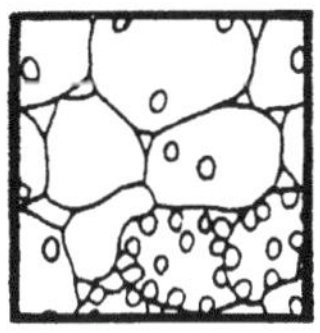

(C)

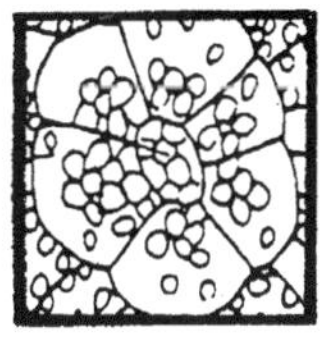

(D)

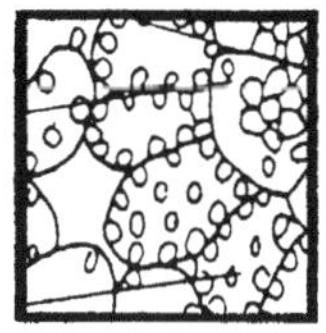

(E)

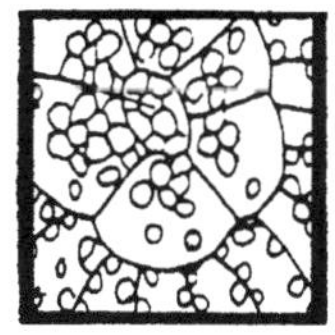

23)

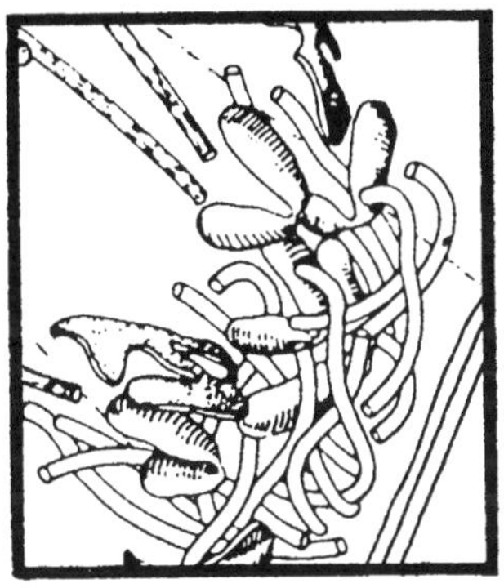

(A)

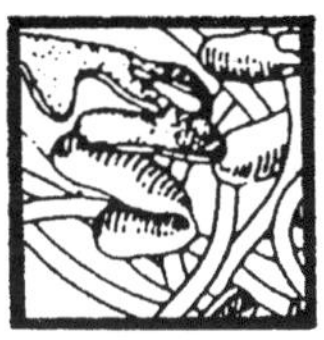

(B)

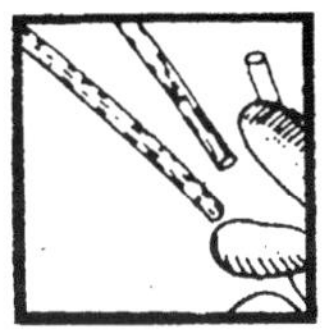

(C)

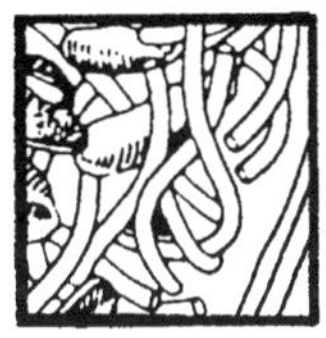

(D)

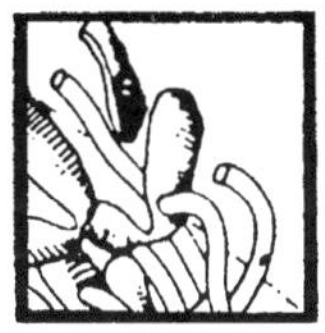

(E)

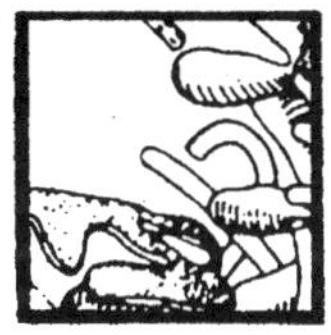

24)

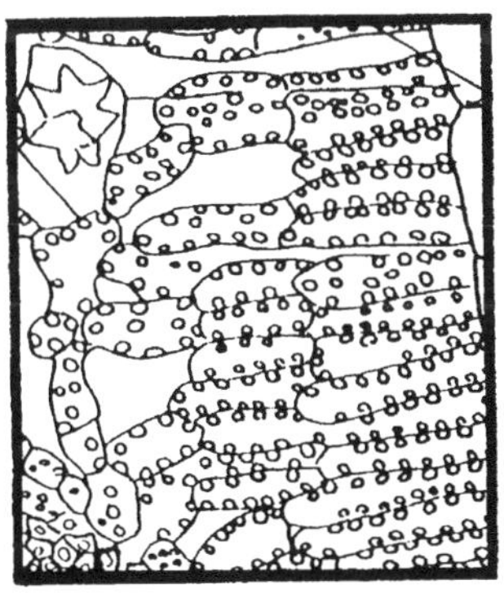

(A)

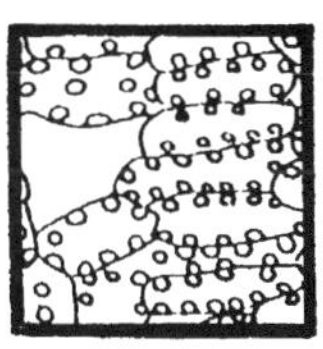

(B)

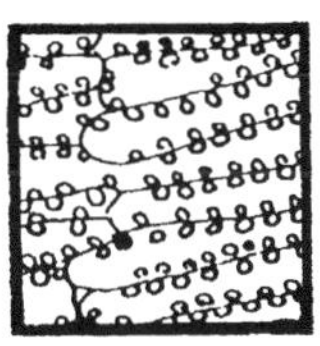

(C)

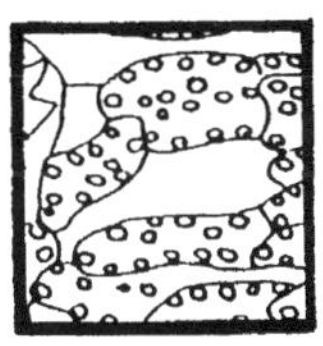

(D)

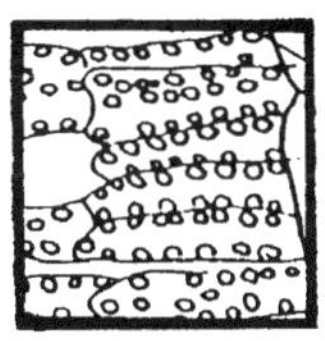

(E)

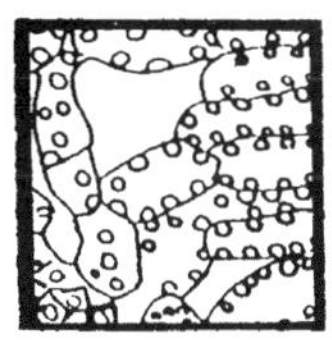

STOP

6) Lösungen der Übungsaufgaben

Lösungen von Test A

1)
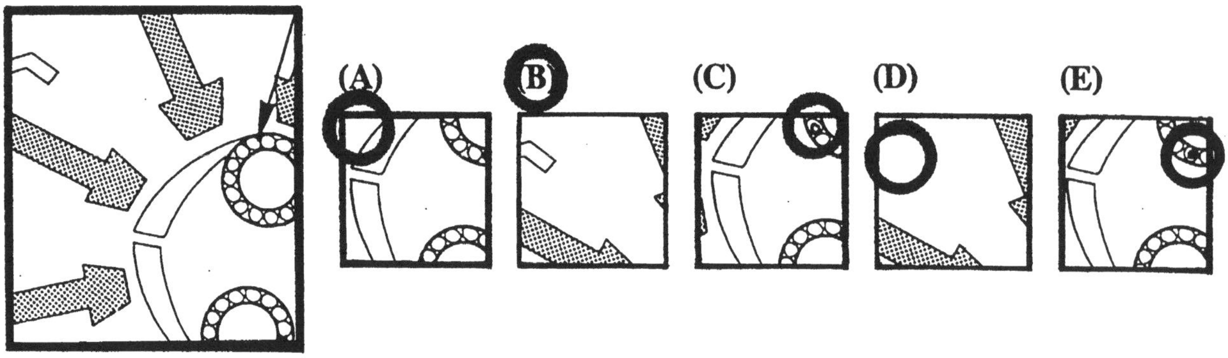

2)
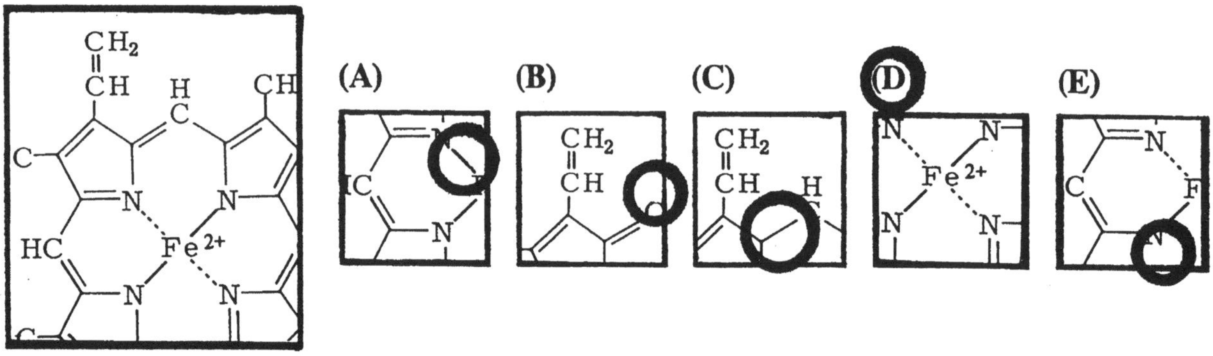

3)
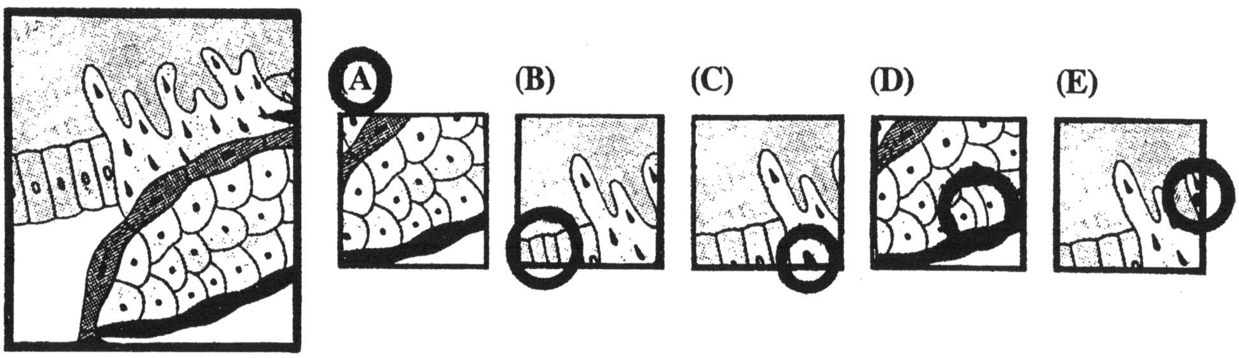

4)
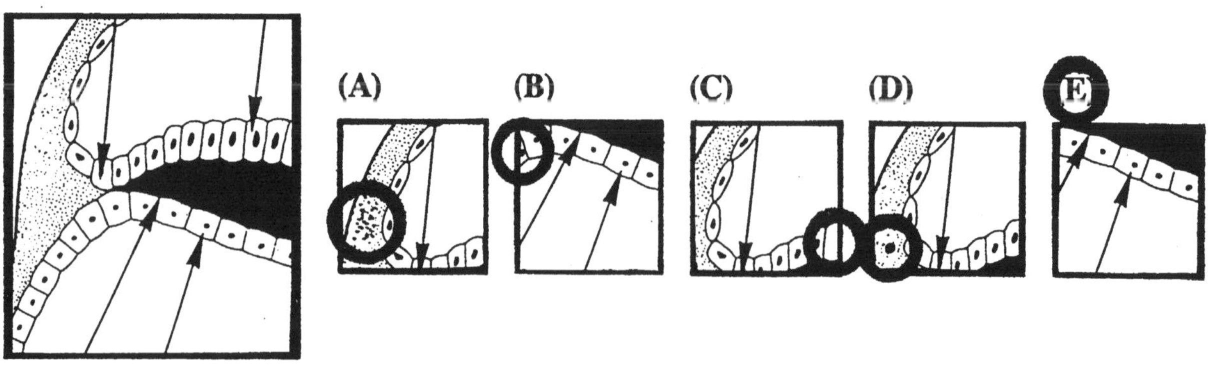

5)
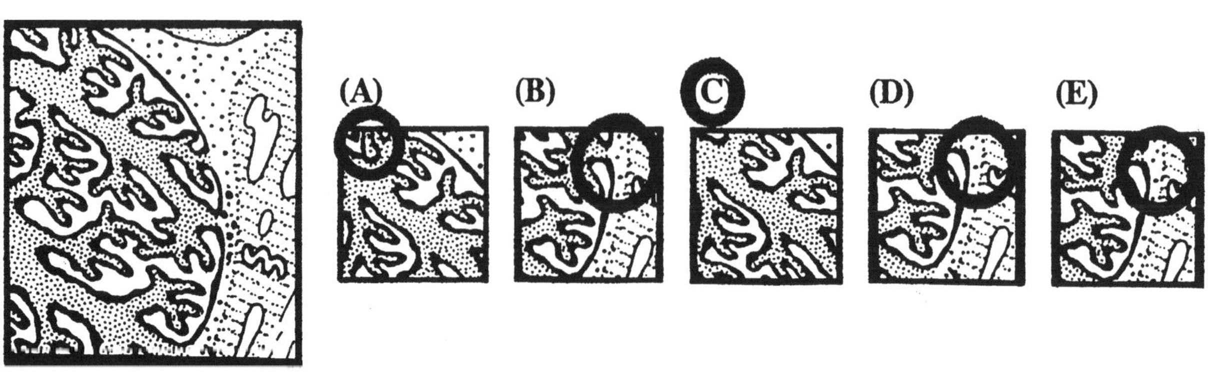

6)

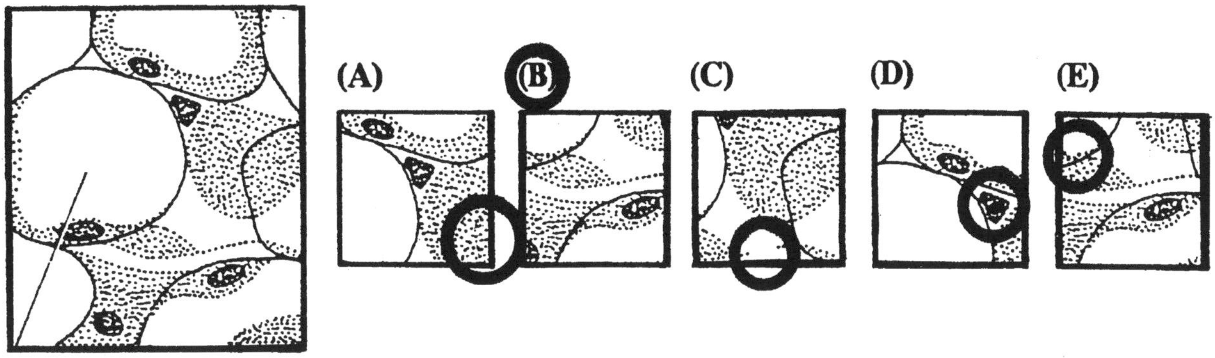

7)

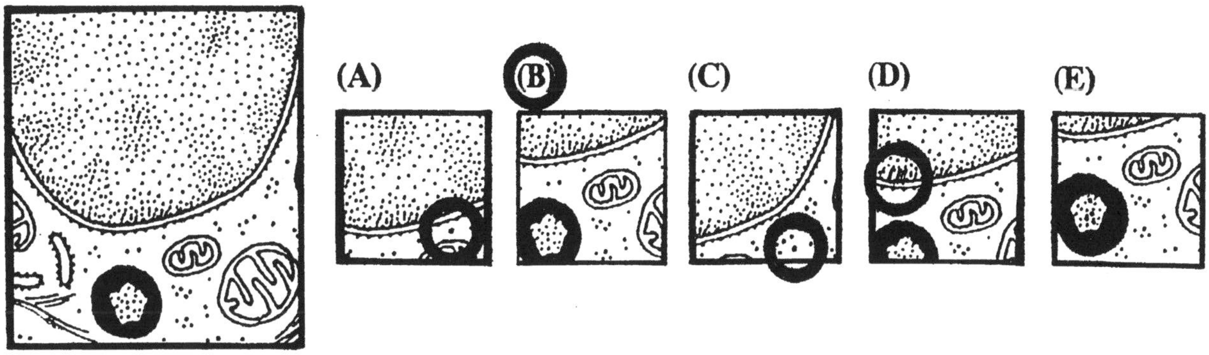

8)

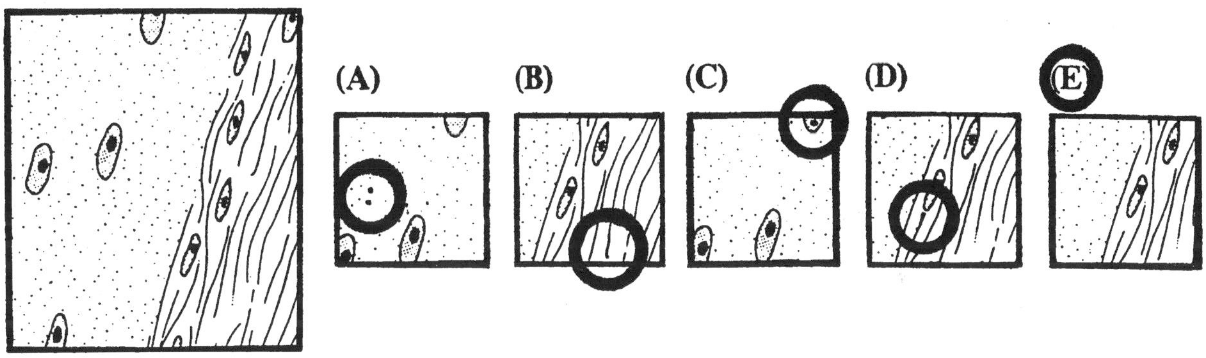

9)

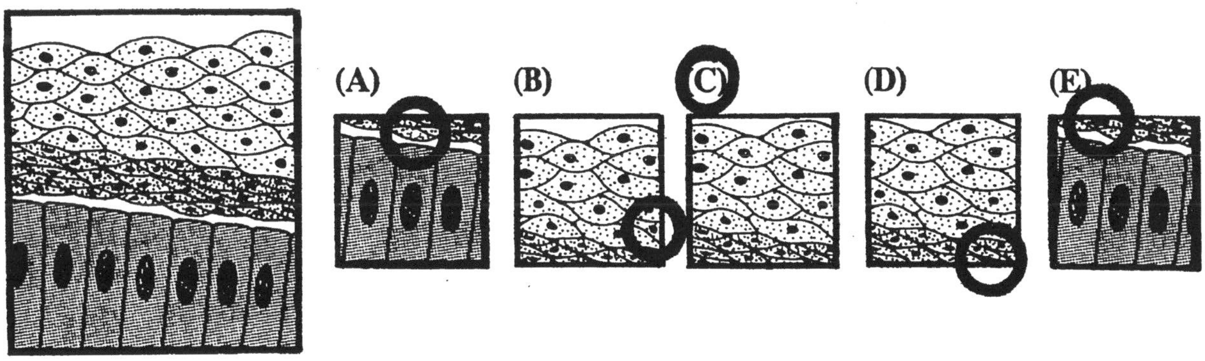

10)

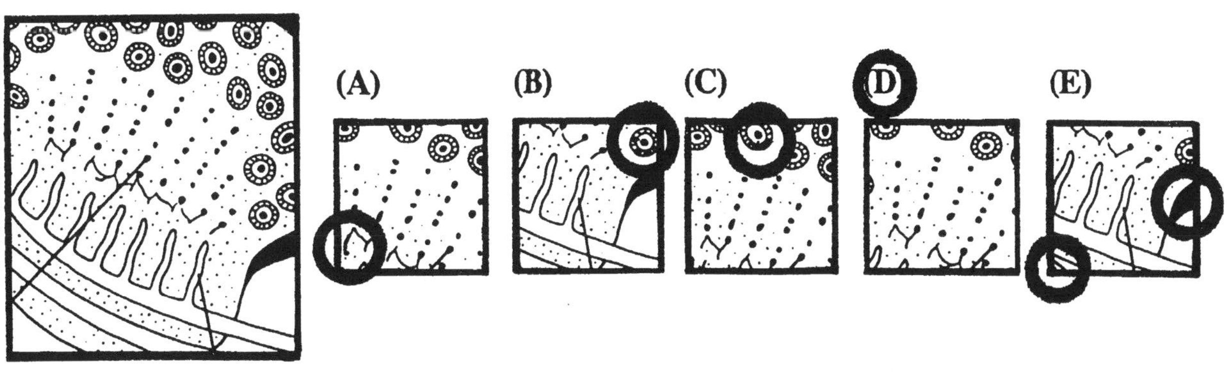

11) 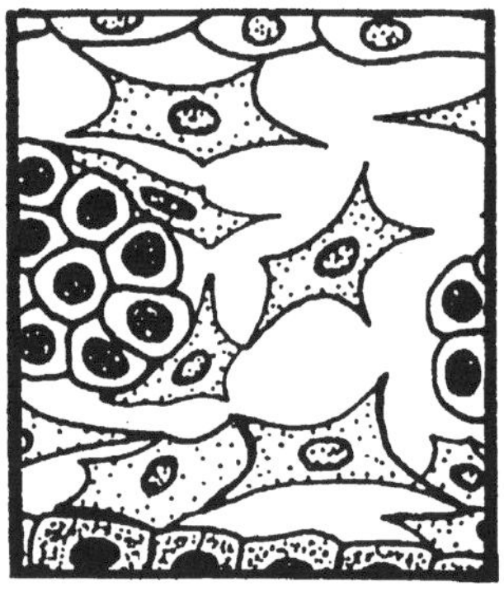

(A) (B) (C) (D) (E)

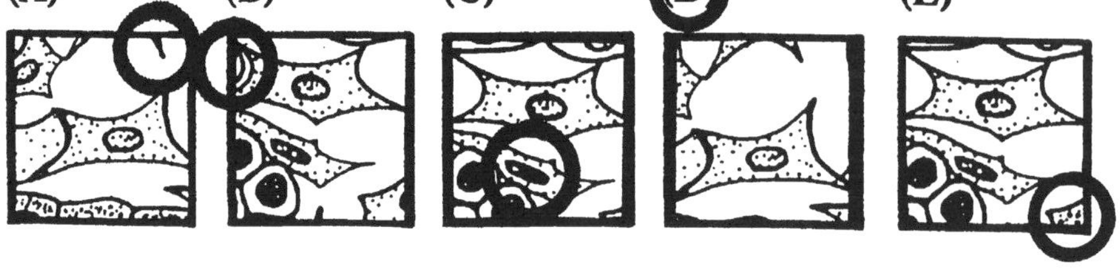

12) 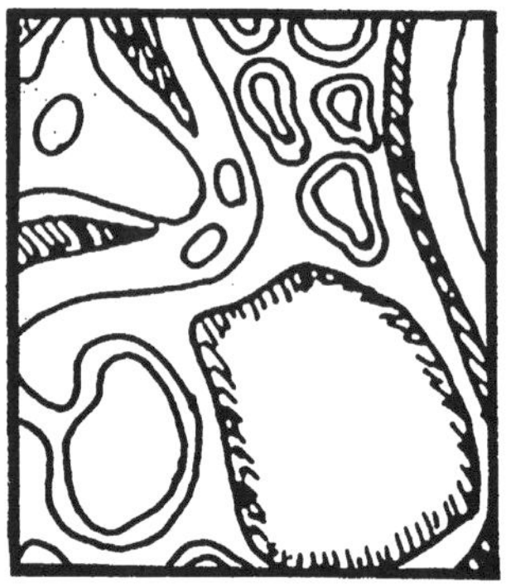

(A) (B) (C) (D) (E)

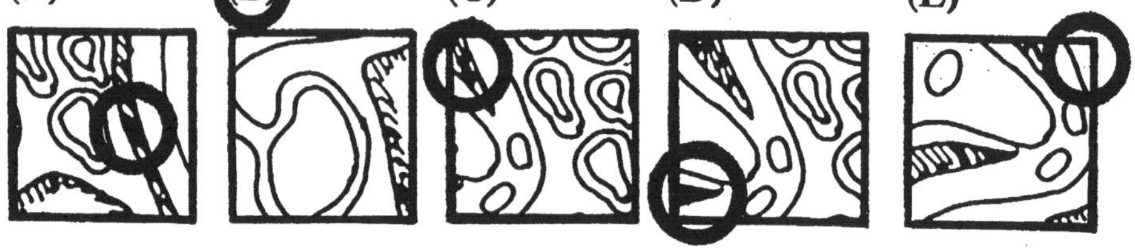

13) 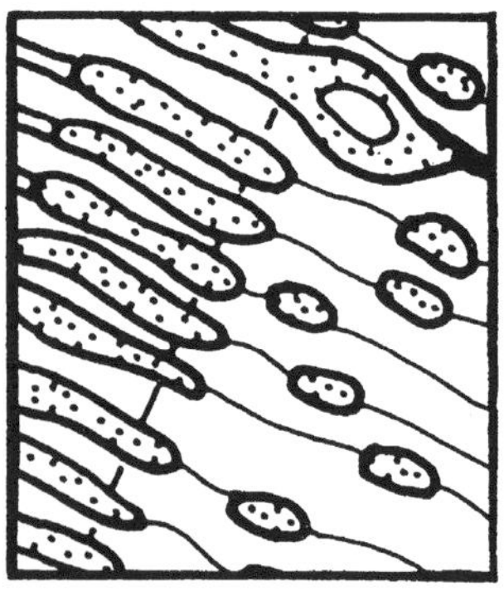

(A) (B) (C) (D) (E)

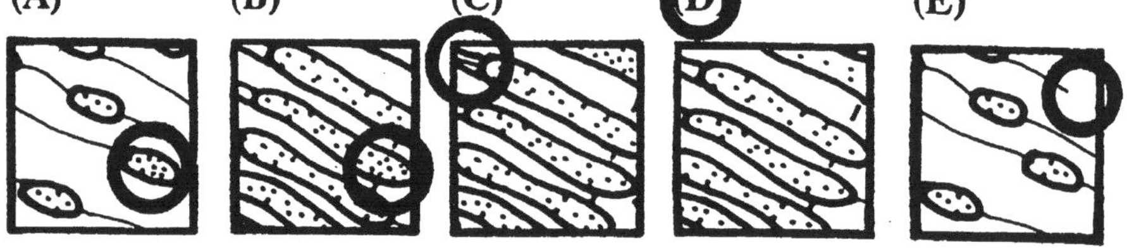

14) 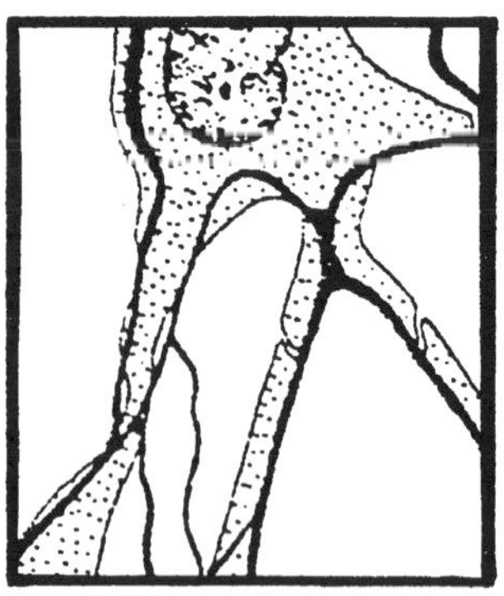

(A) (B) (C) (D) (E)

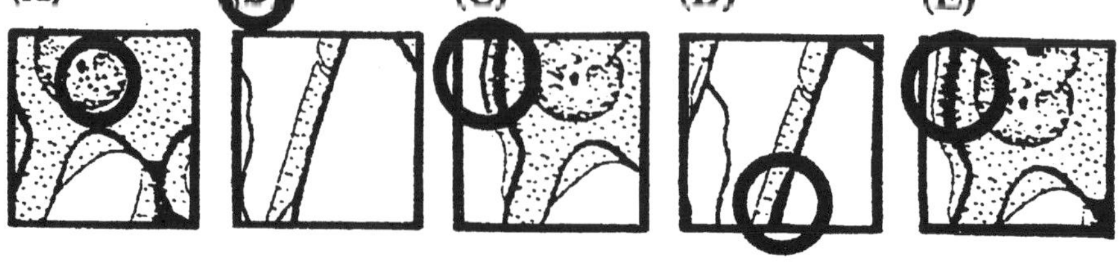

15) 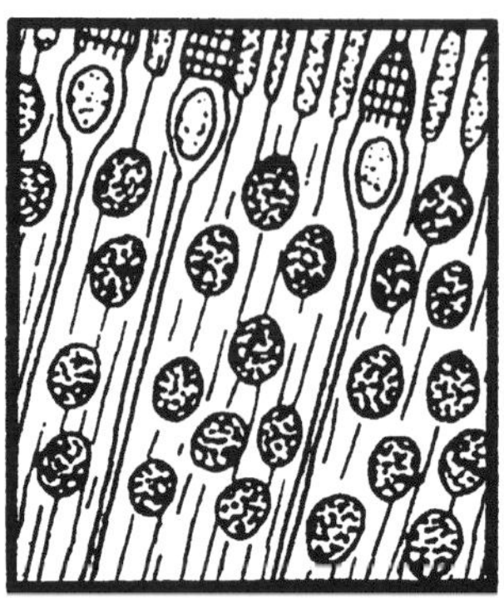

(A) (B) (C) (D) (E)

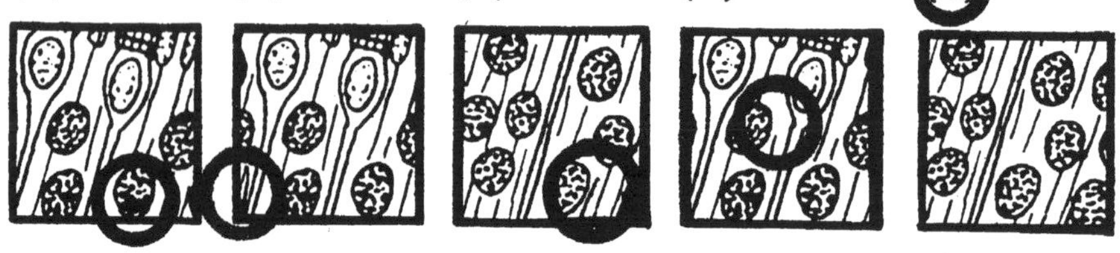

16)

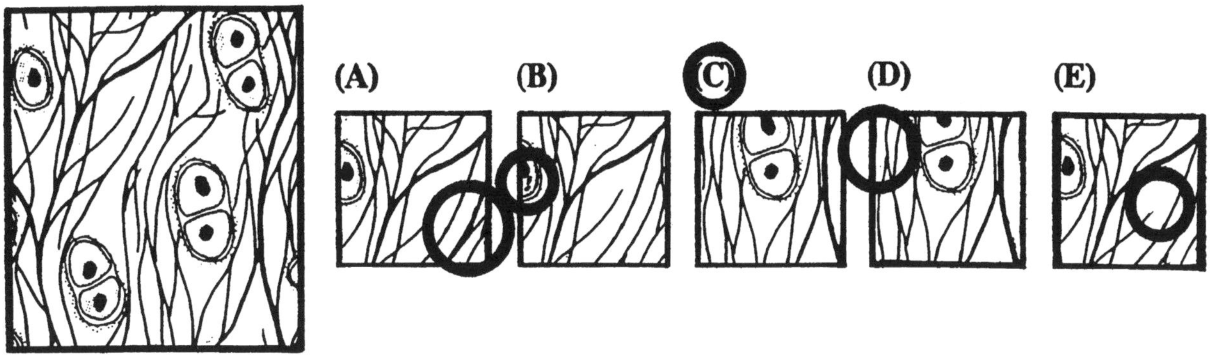

17)

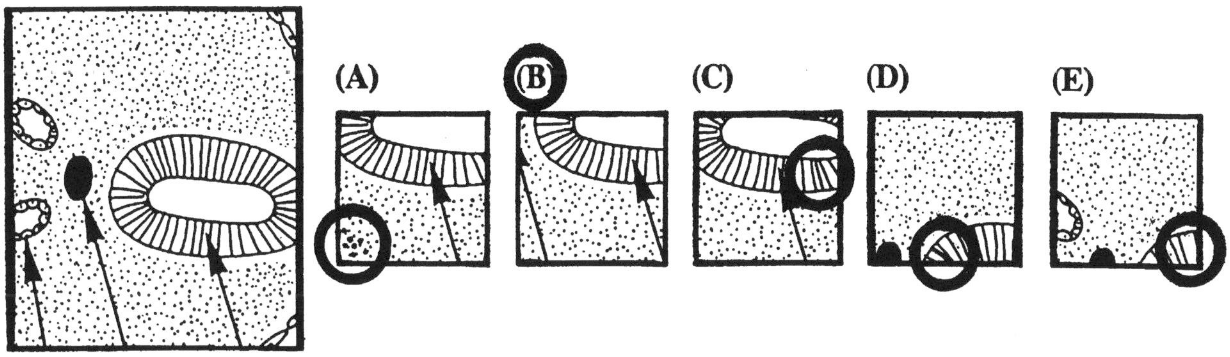

18)

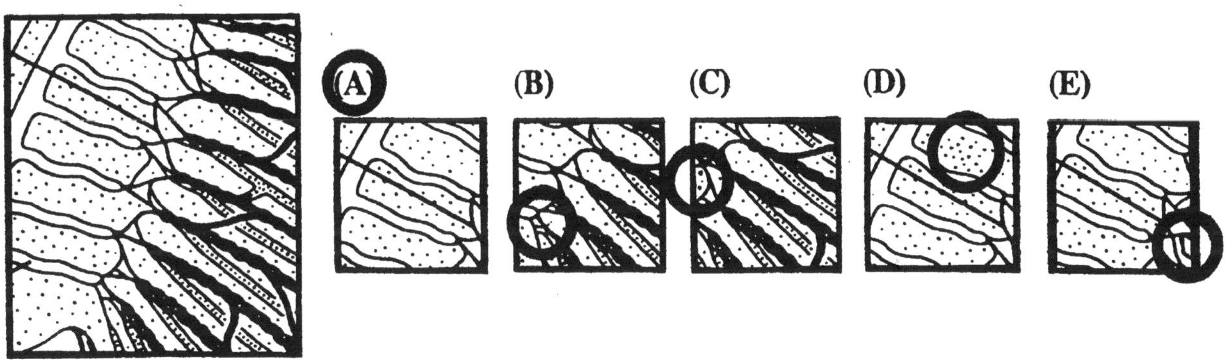

19)

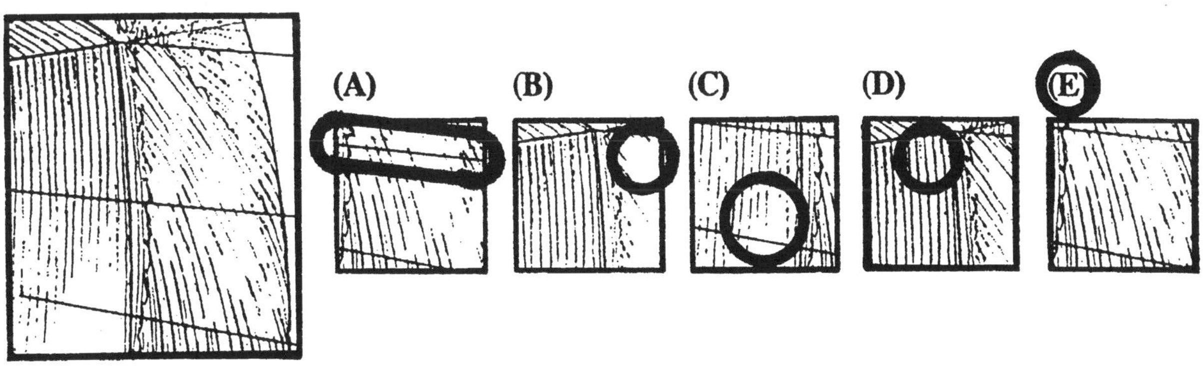

20)

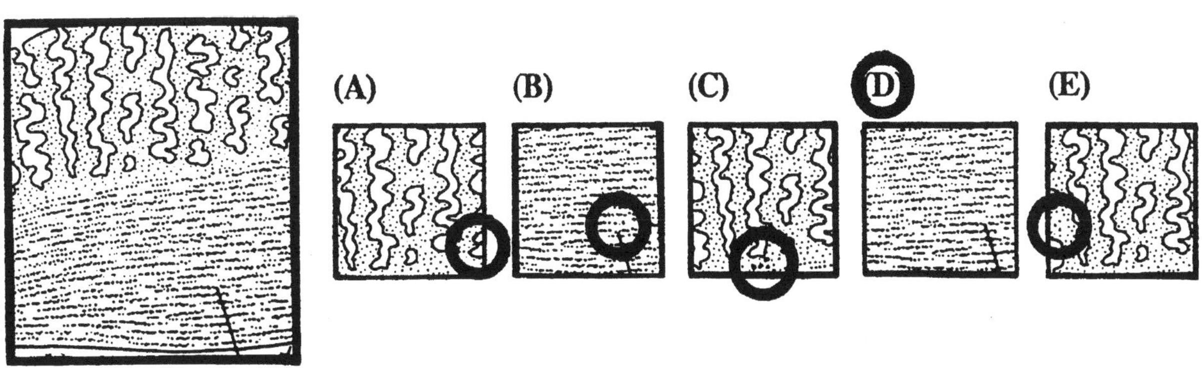

21)
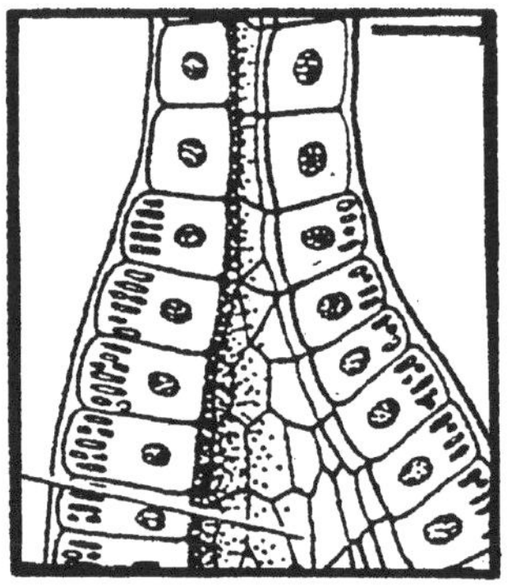
(A)
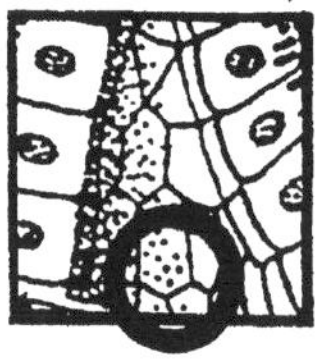
(B)
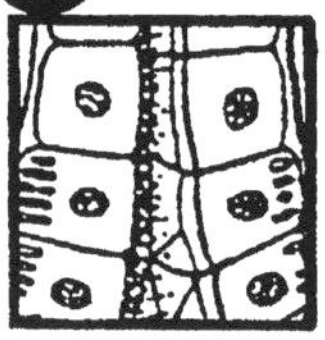
(C)
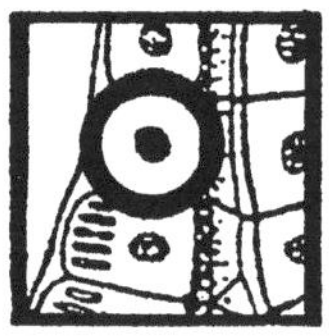
(D)
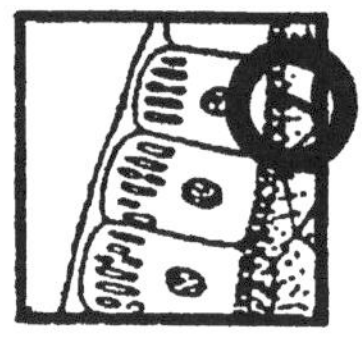
(E)
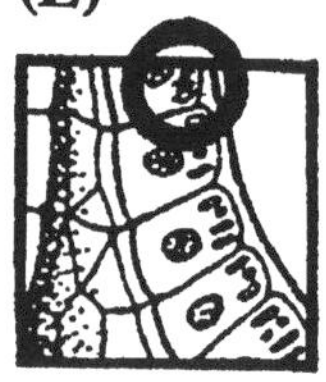

22)
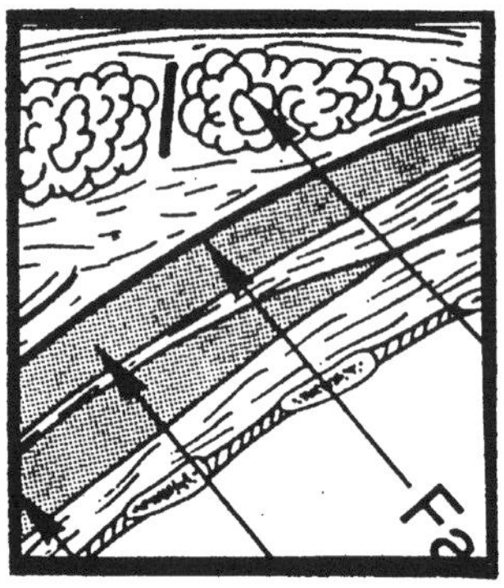
(A)
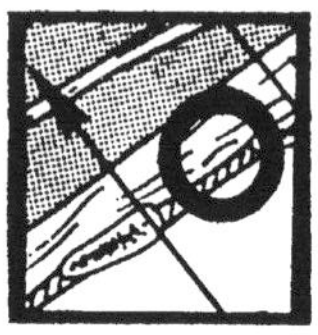
(B)

(C)
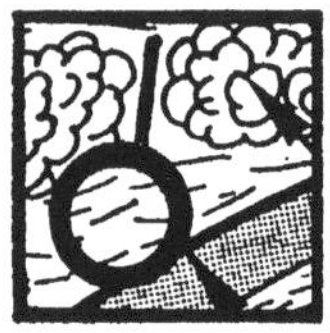
(D)
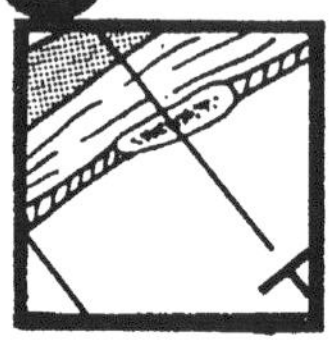
(E)
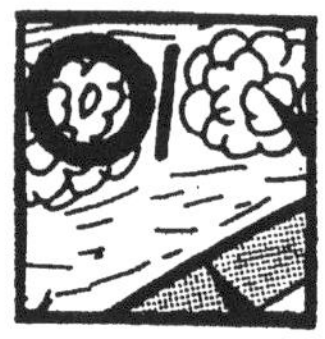

23)
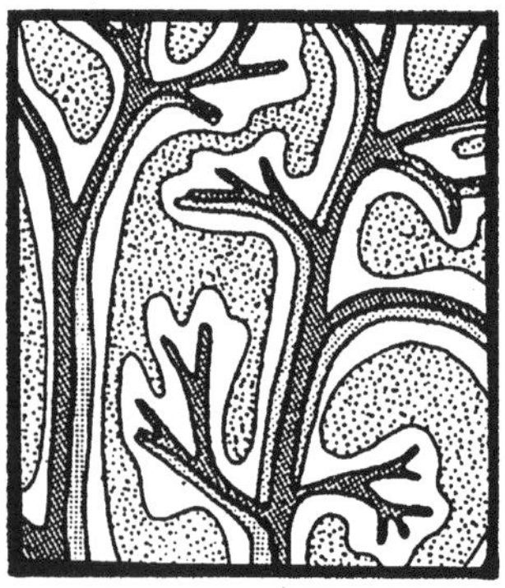
(A)
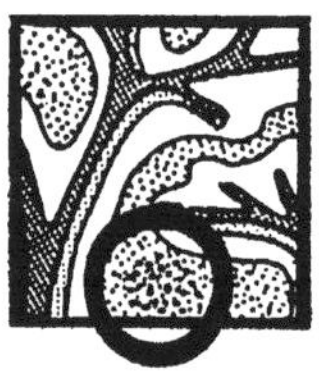
(B)
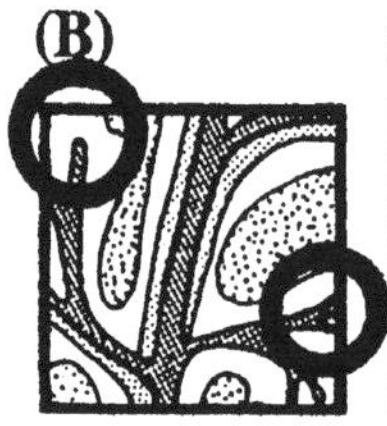
(C)
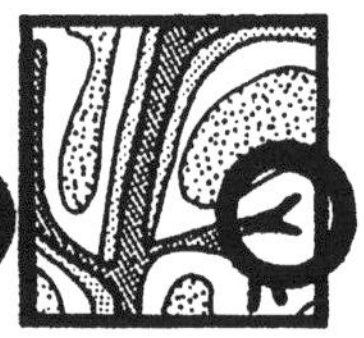
(D)
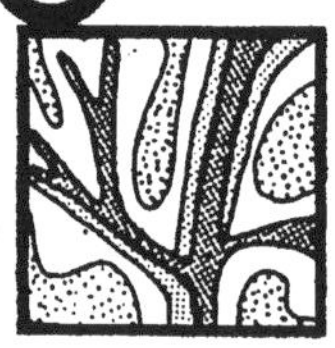
(E)
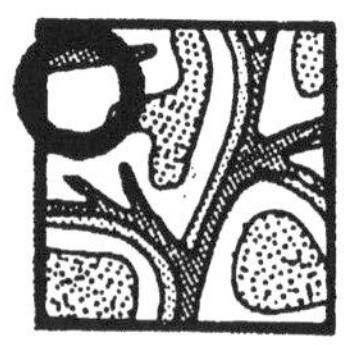

24)
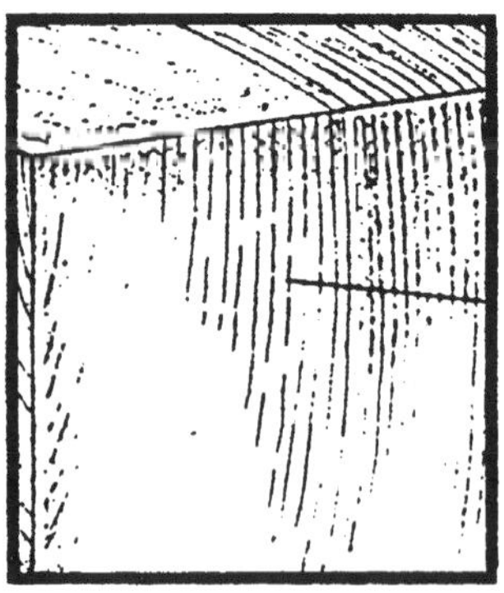
(A)
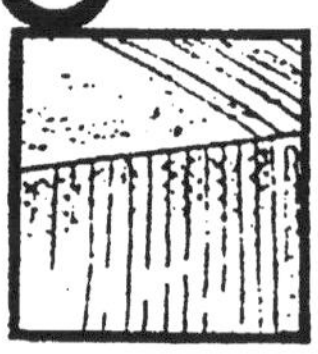
(B)
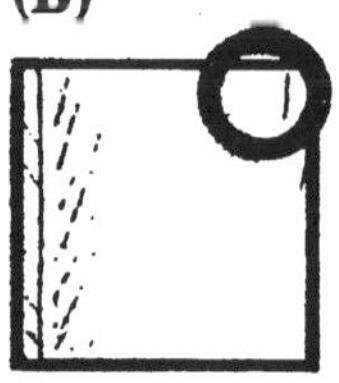
(C)

(D)
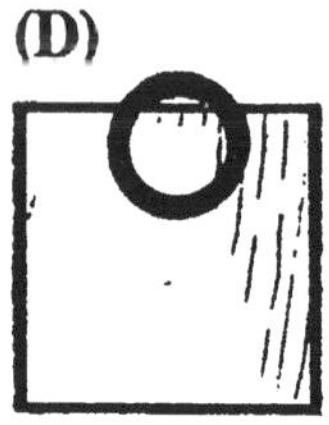
(E)
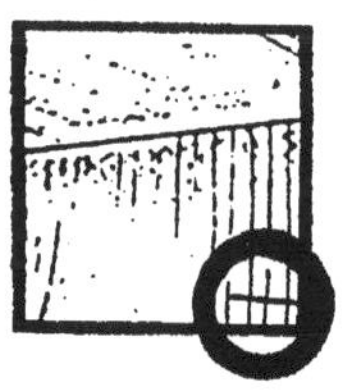

STOP

Lösungen von Test B

1)

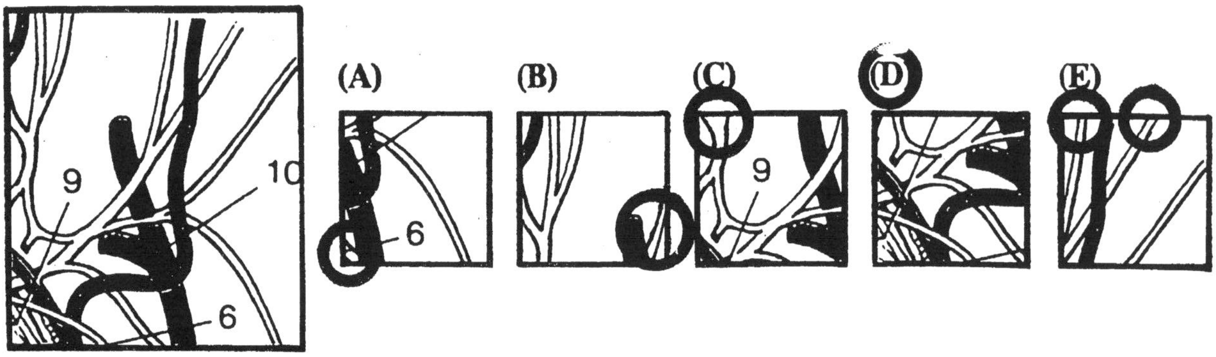

2)

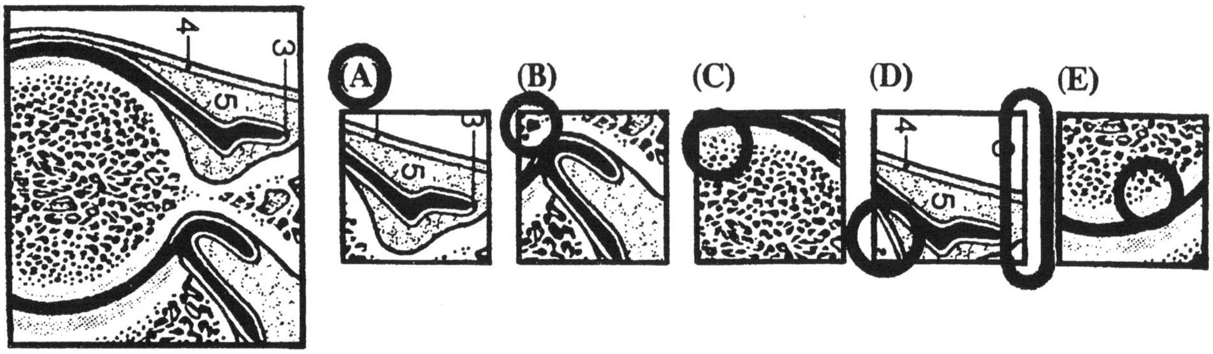

3)

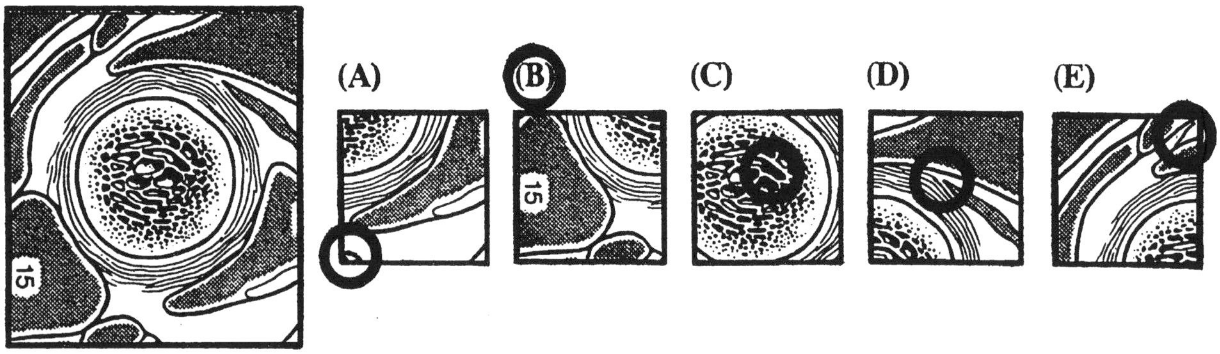

4)

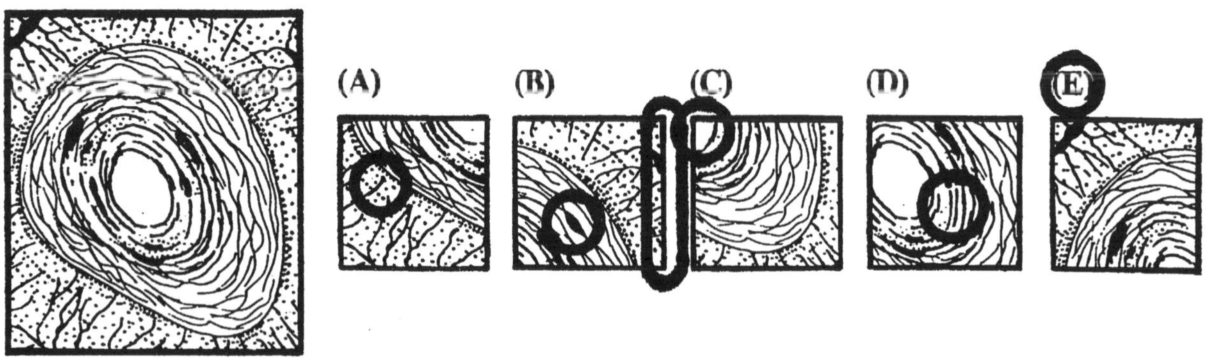

5)

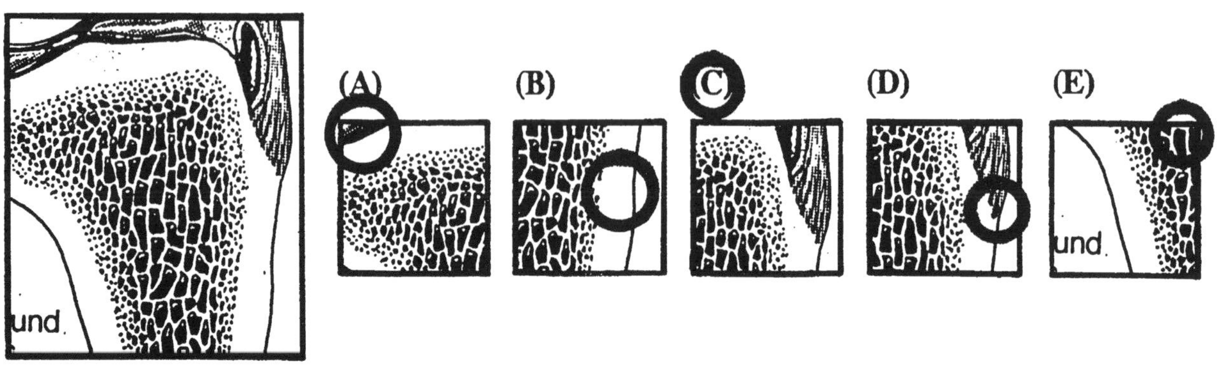

6)

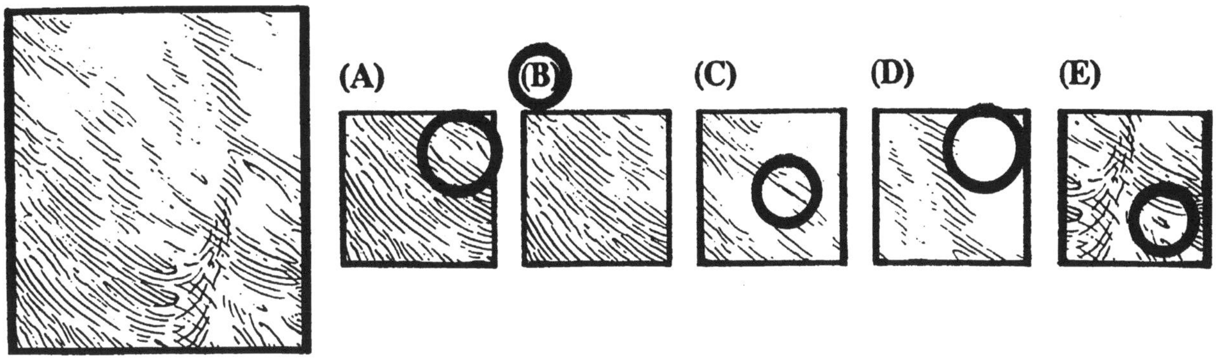

7)

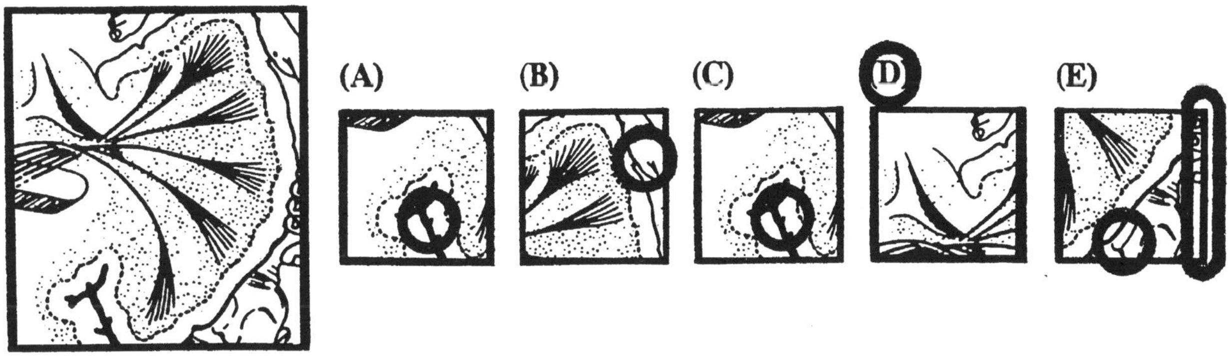

8)

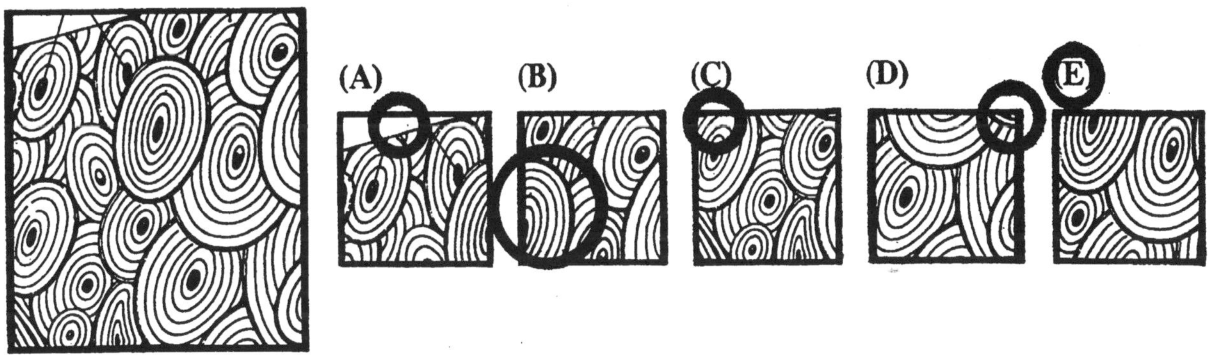

9)

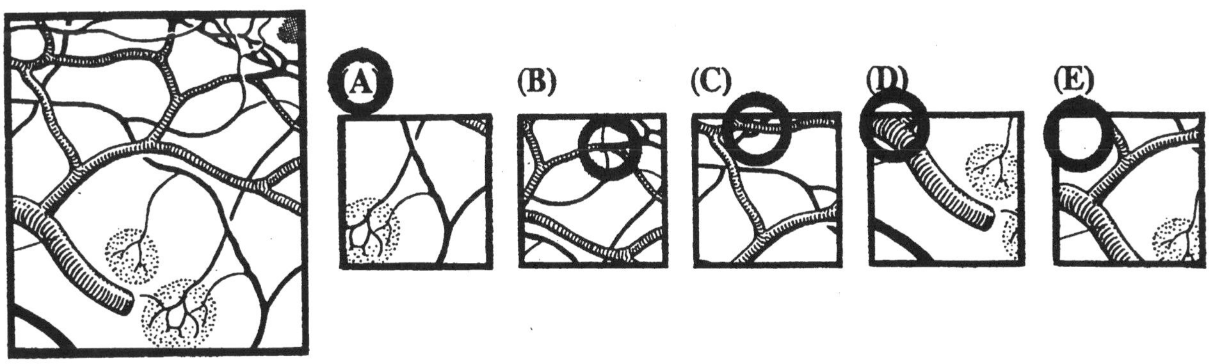

10)

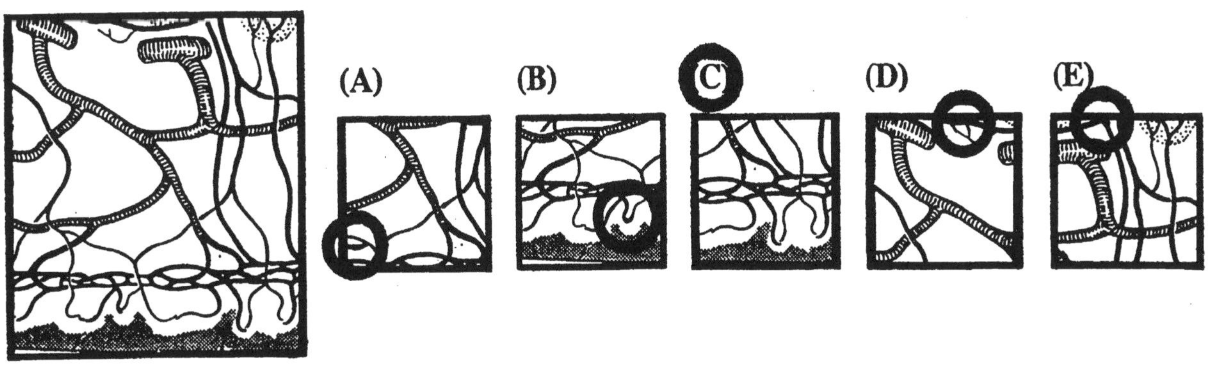

11)

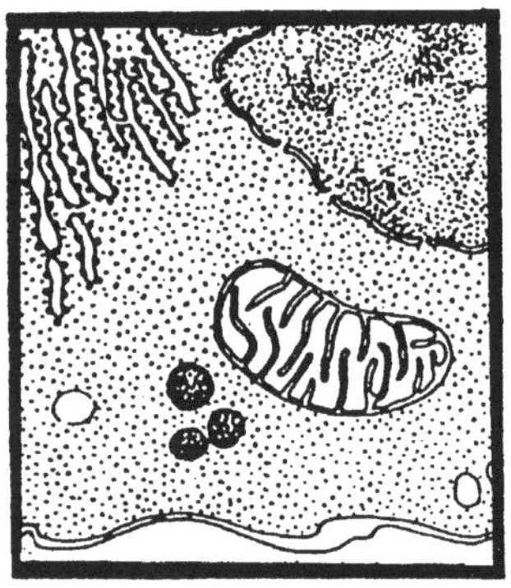

(A) (B) (C) (D) (E)

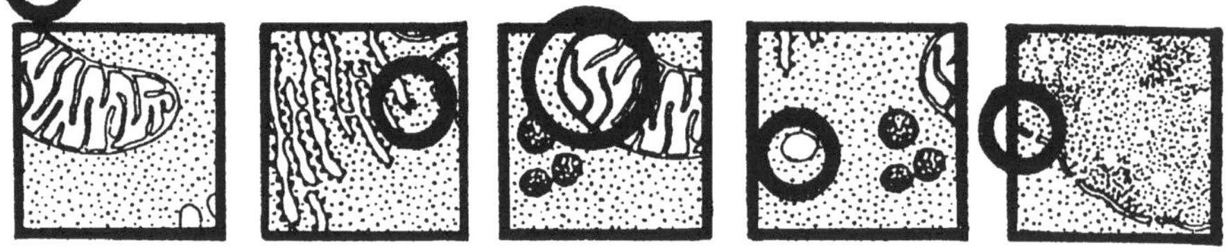

12)

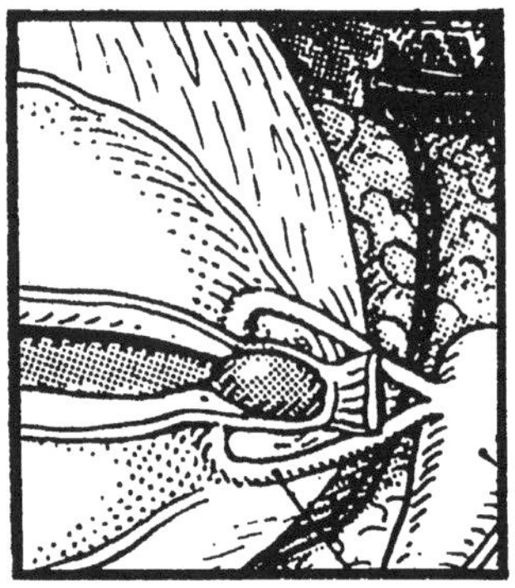

(A) (B) (C) (D) (E)

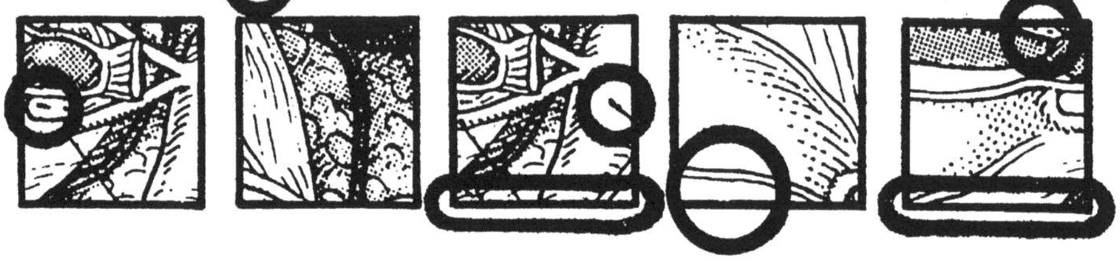

13)

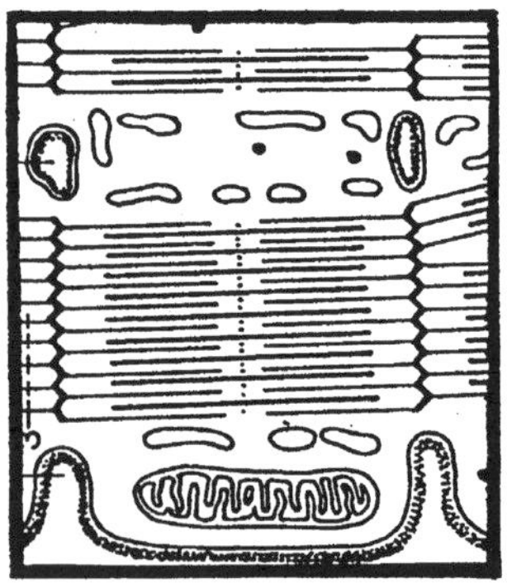

(A) (B) (C) (D) (E)

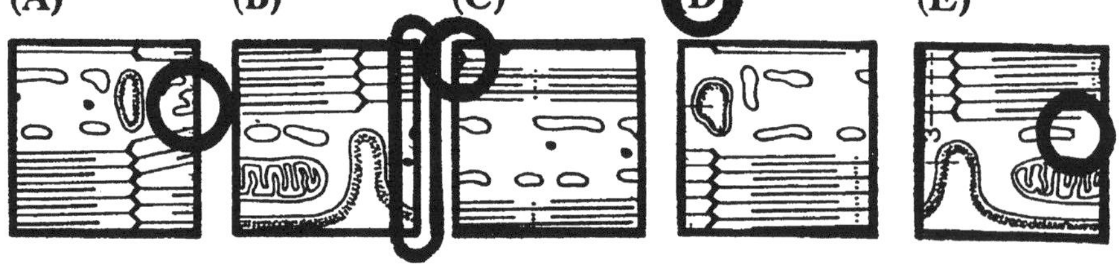

14)

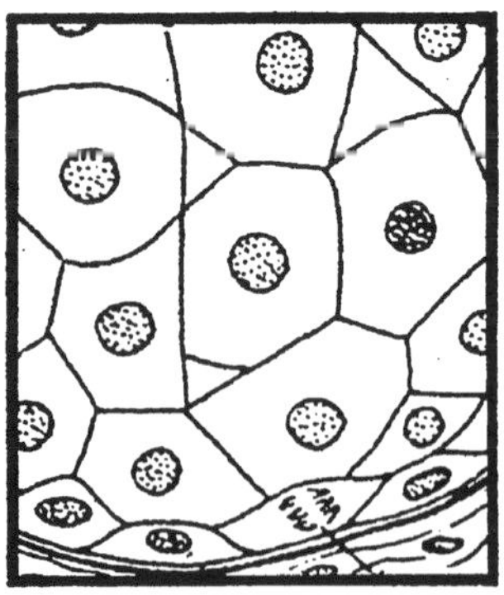

(A) (B) (C) (D) (E)

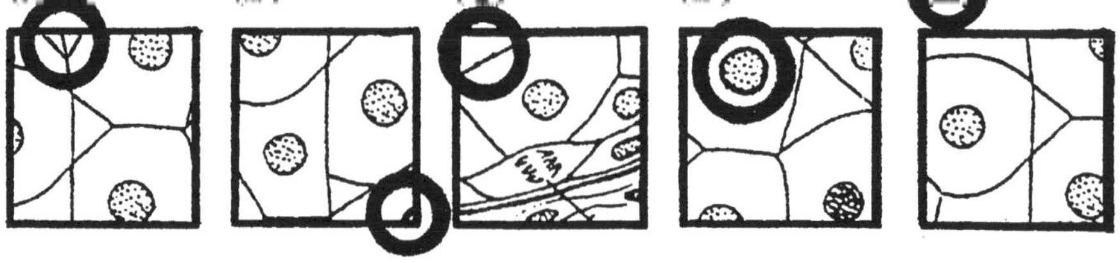

15)

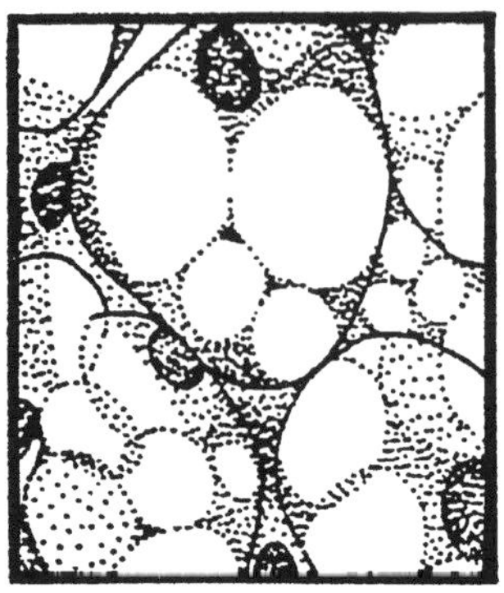

(A) (B) (C) (D) (E)

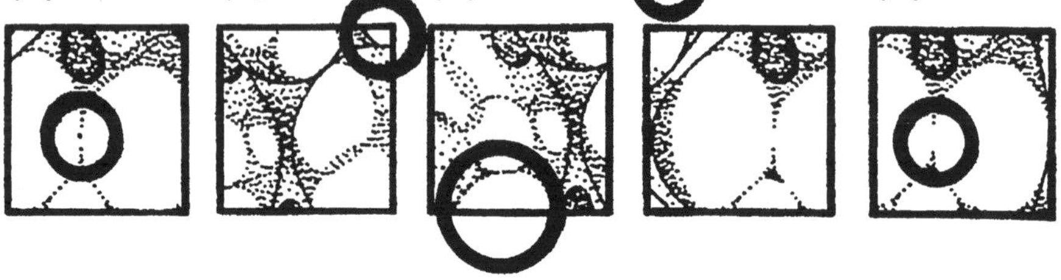

16)

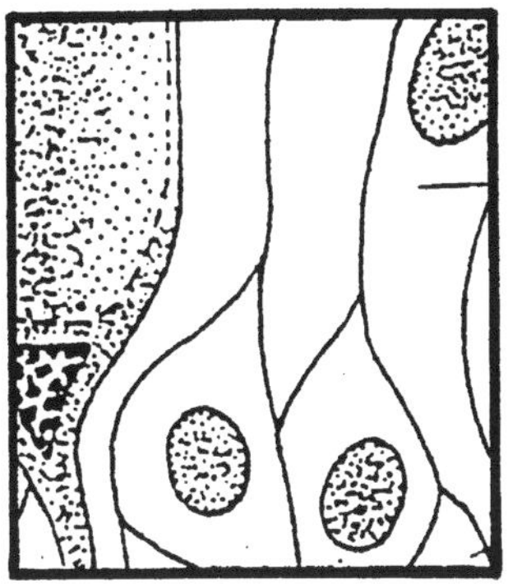

(A) (B) (C) (D) (E)

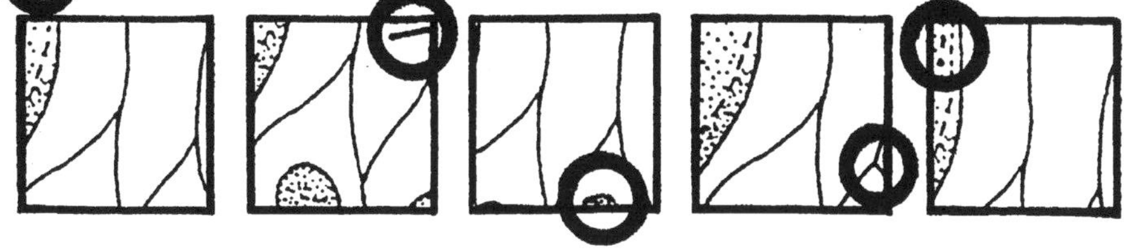

17)

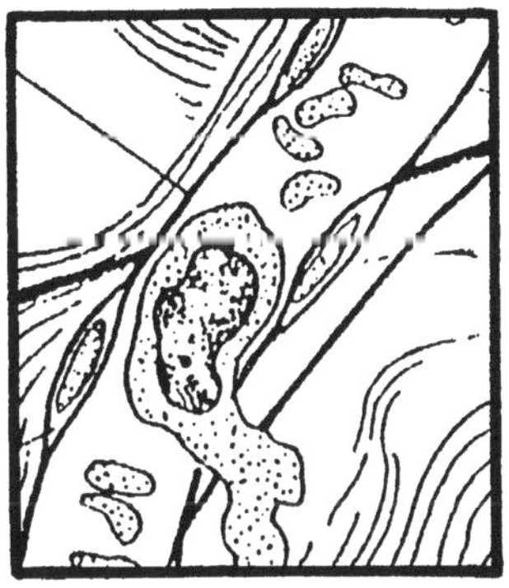

(A) (B) (C) (D) (E)

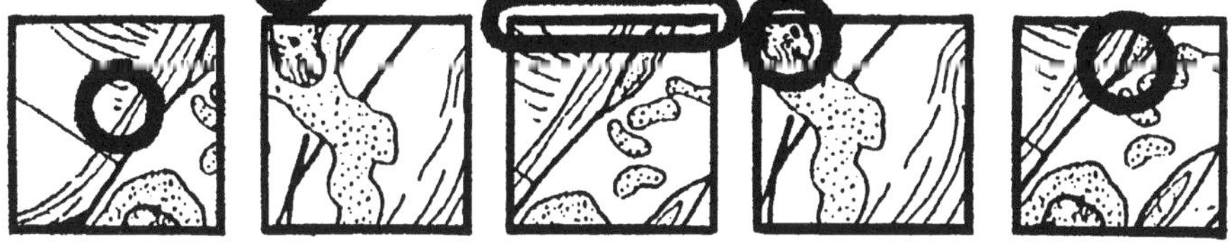

18)

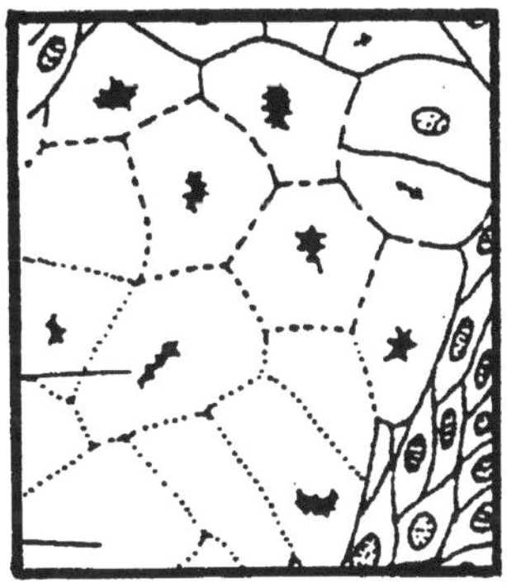

(A) (B) (C) (D) (E)

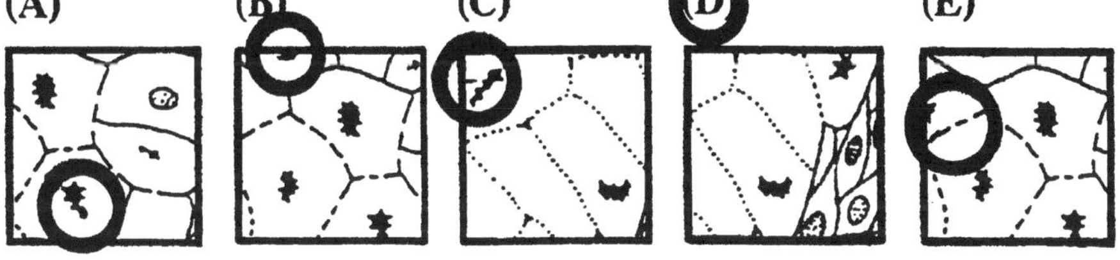

19)

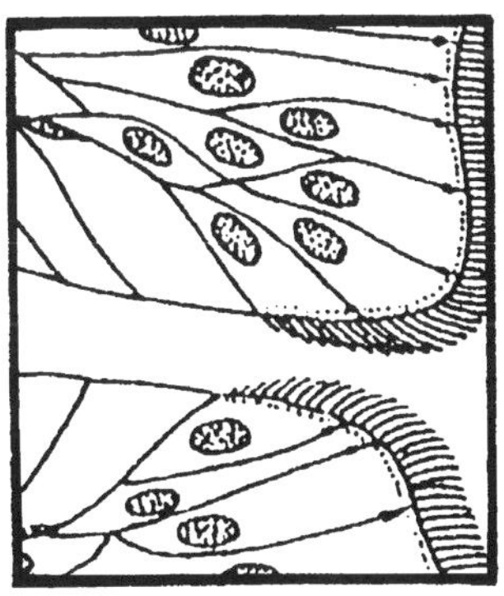

(A) (B) (C) (D) (E)

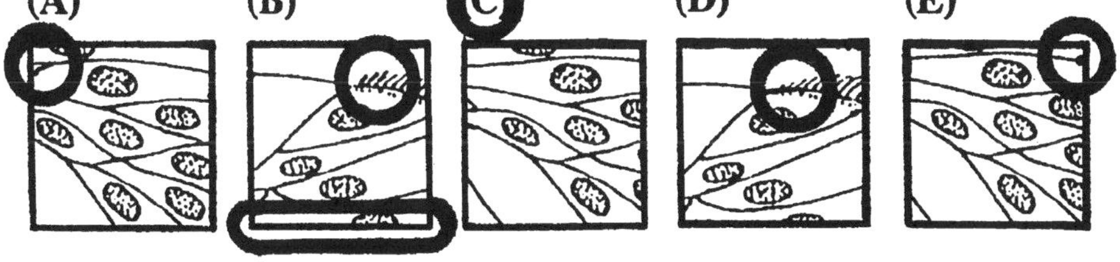

20)

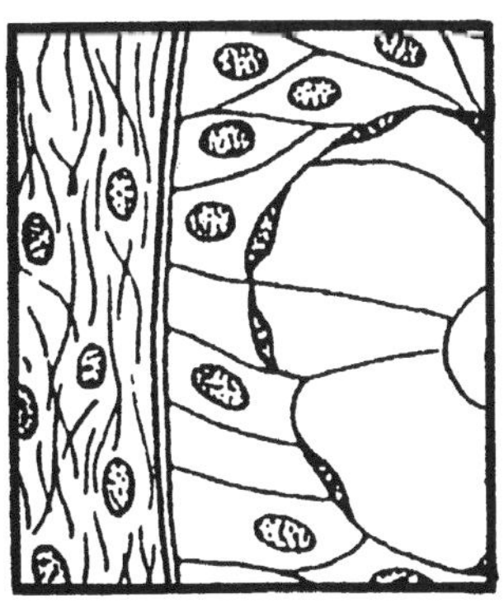

(A) (B) (C) (D) (E)

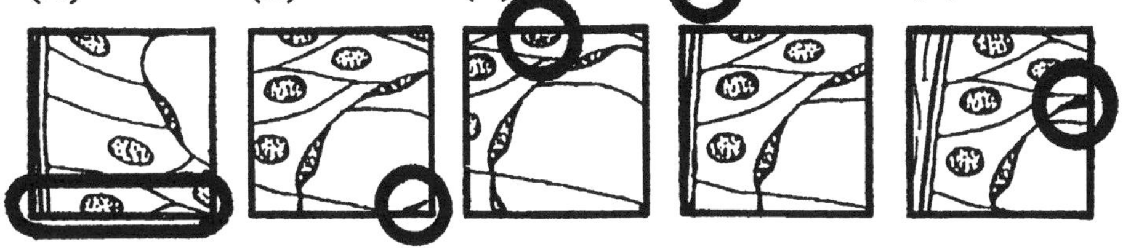

21)

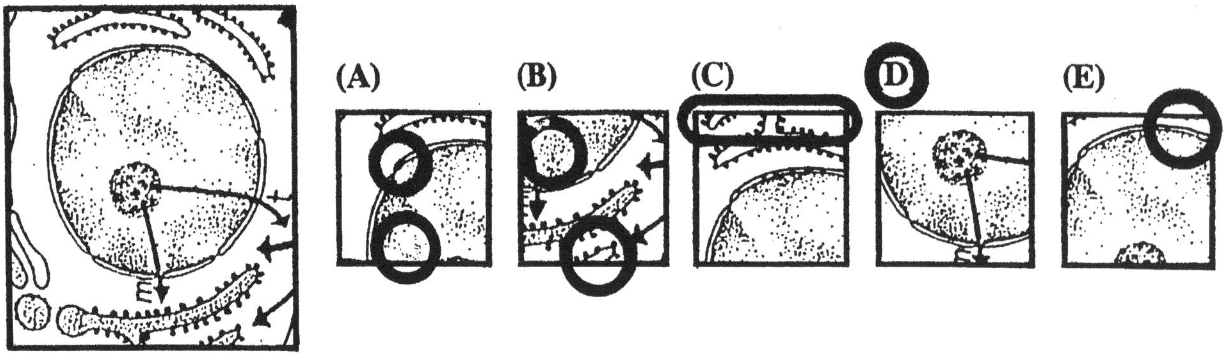

22)

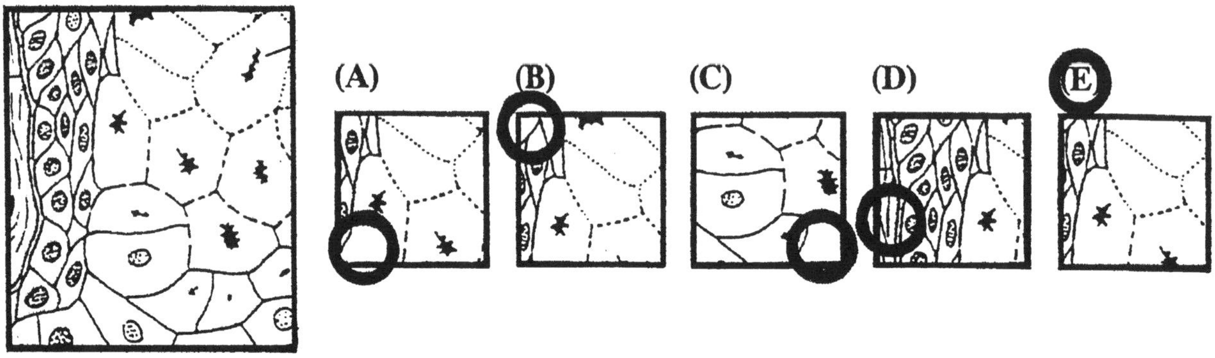

23)

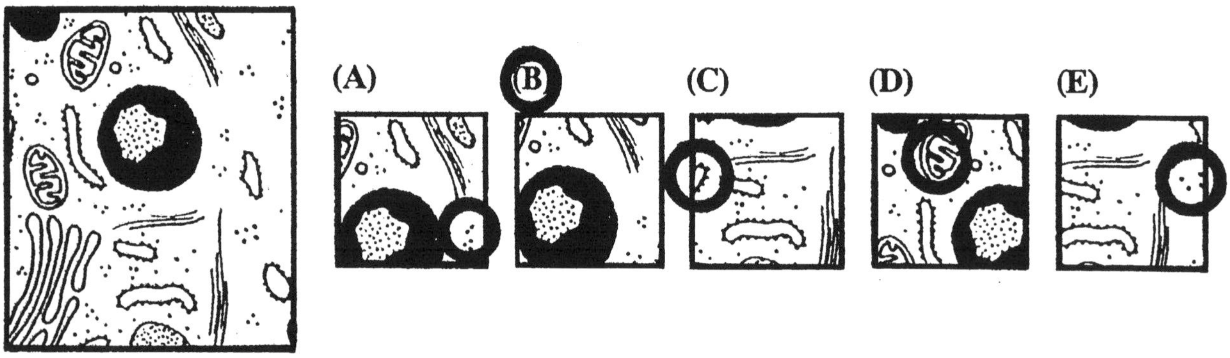

24)

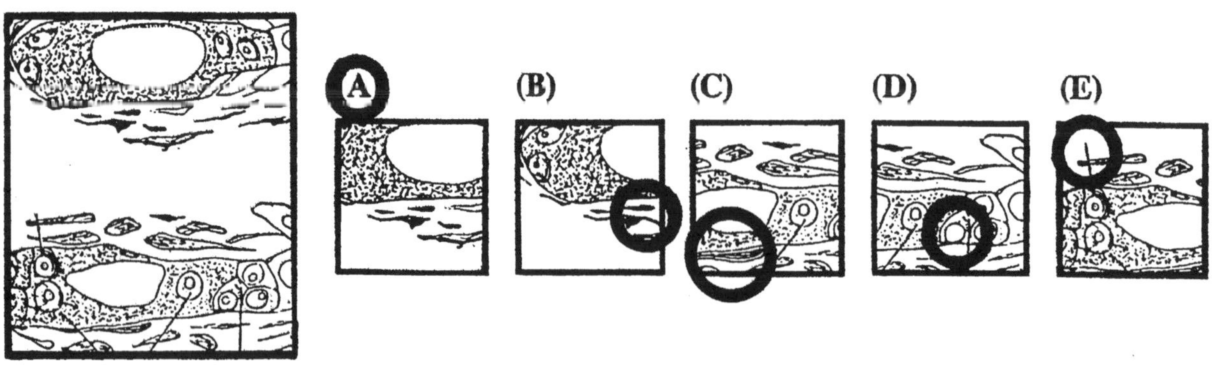

STOP

Lösungen von Test C

1)

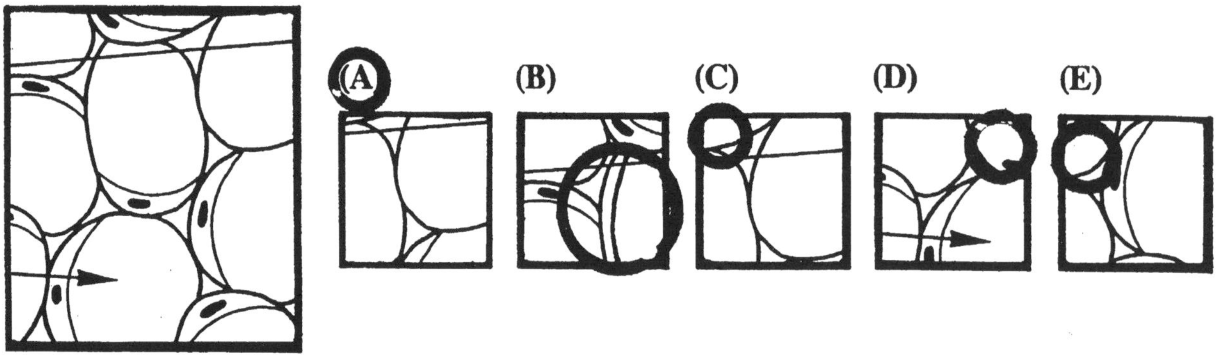

2)

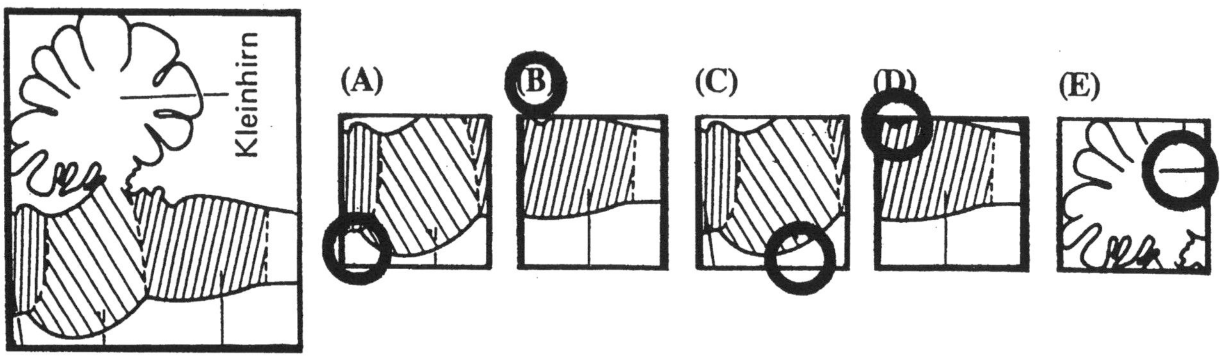

3)

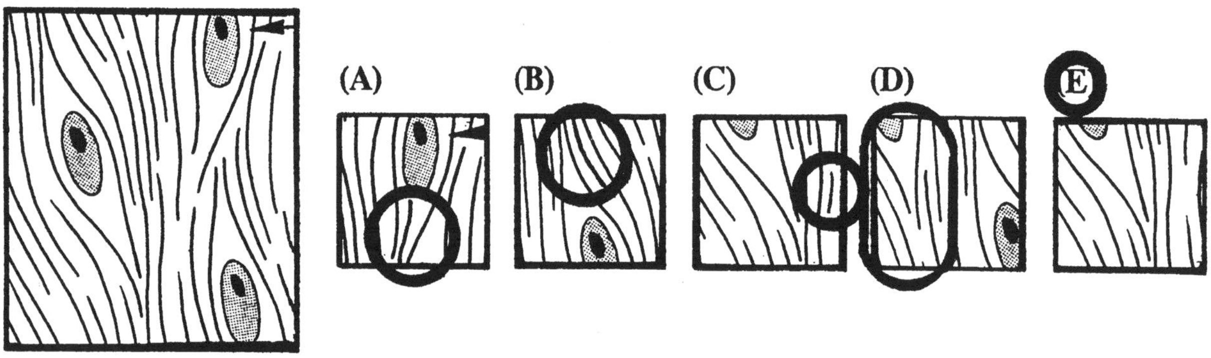

4)

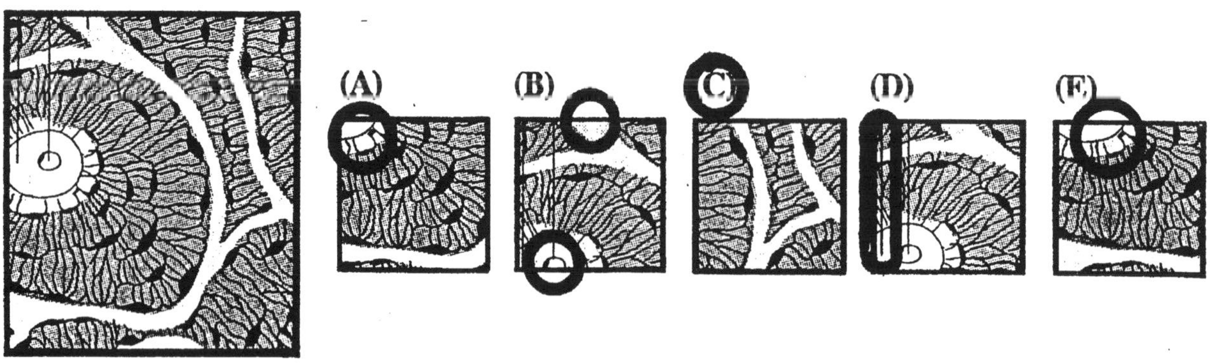

5)

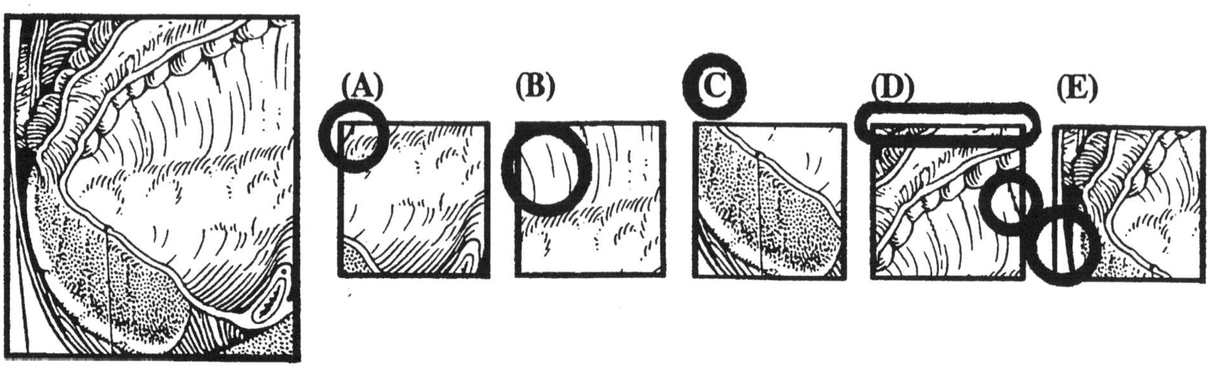

6)

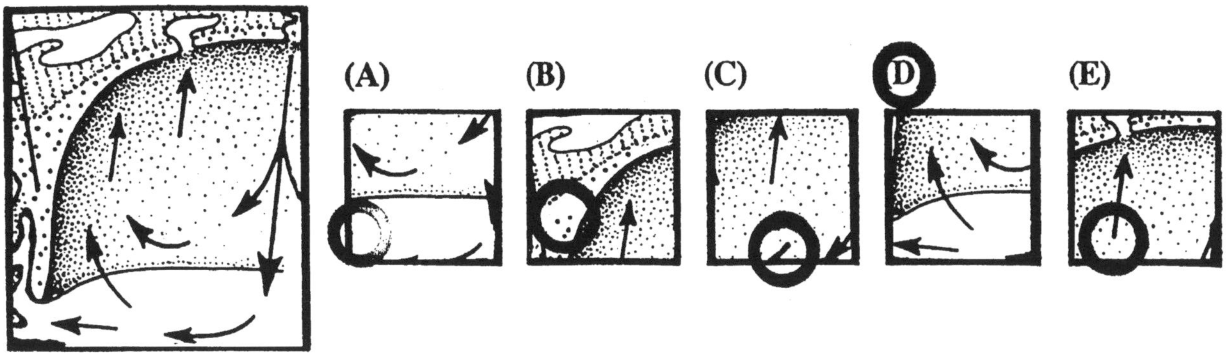

7)

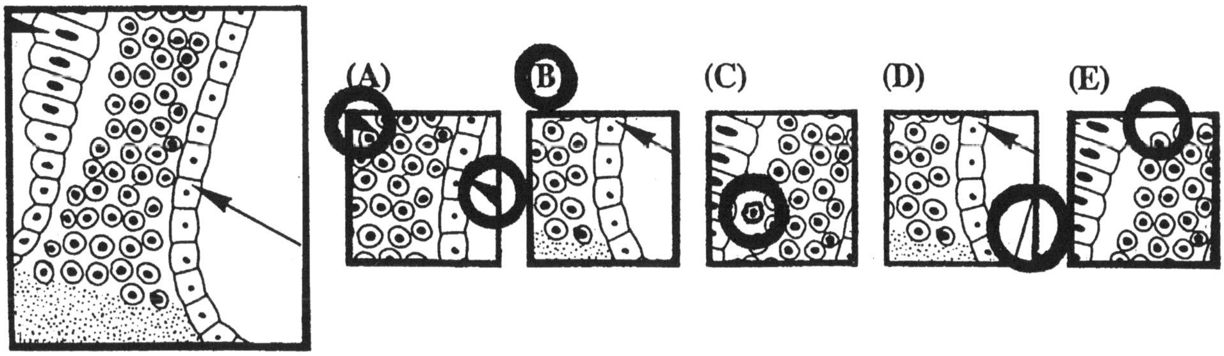

8)

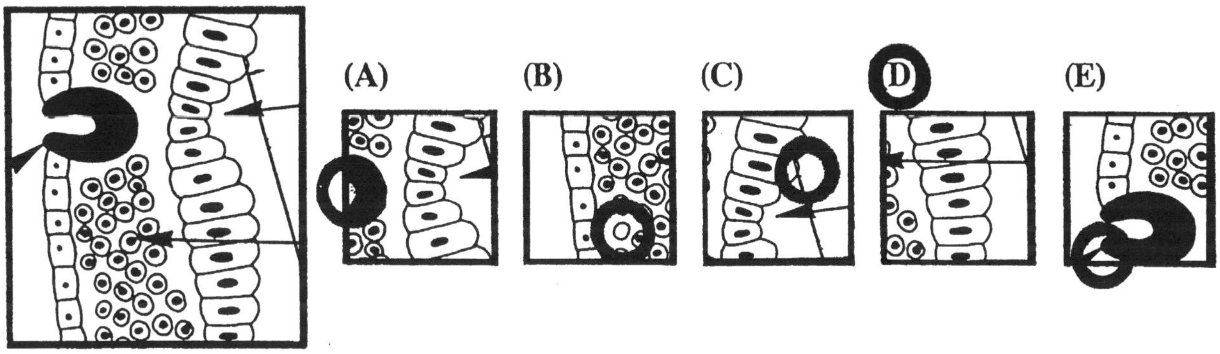

9)

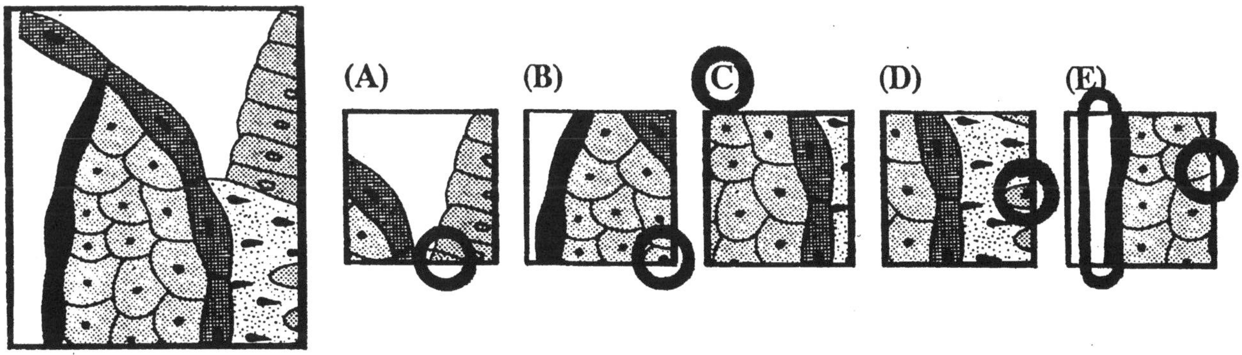

10)

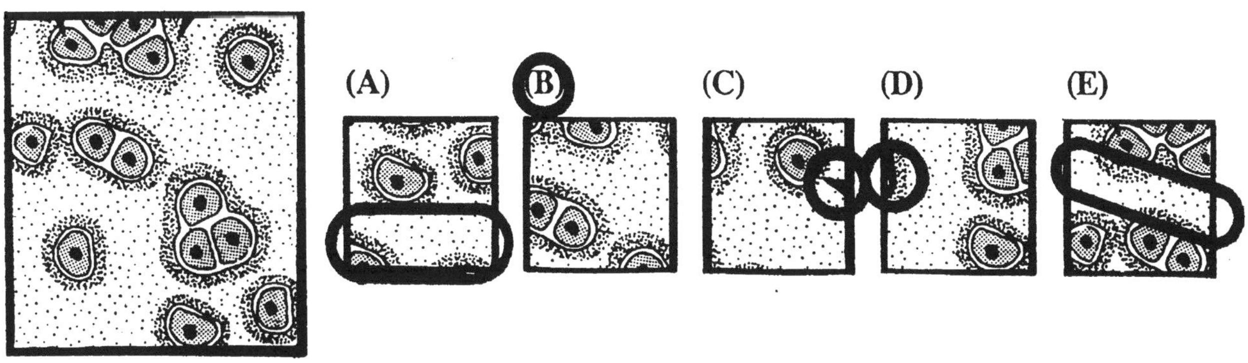

11)

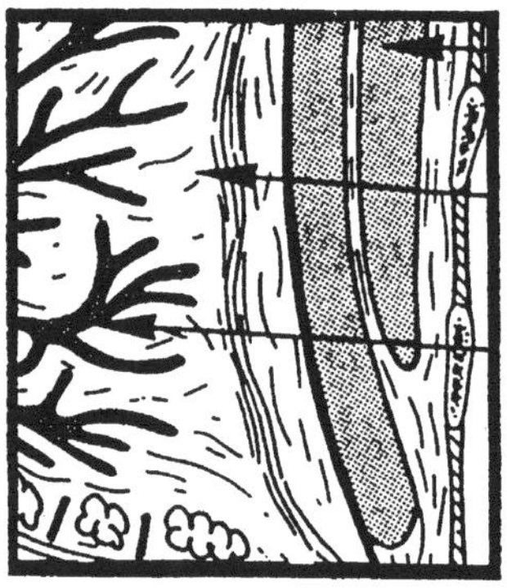

(A) (B) (C) (D) E

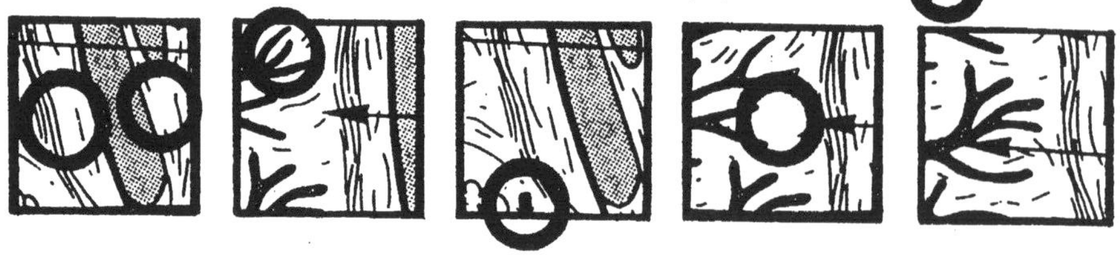

12)

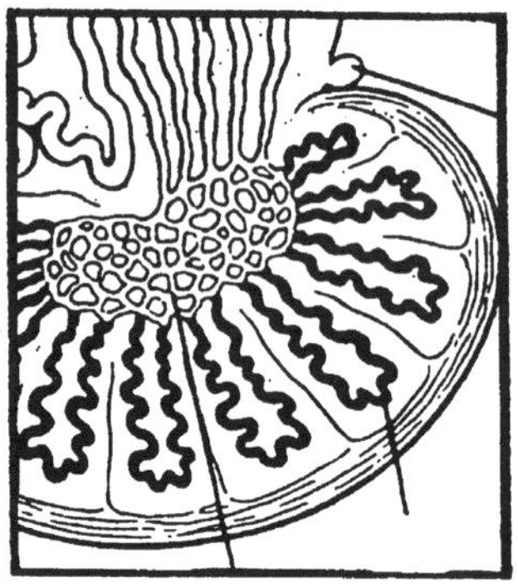

(A) (B) C (D) (E)

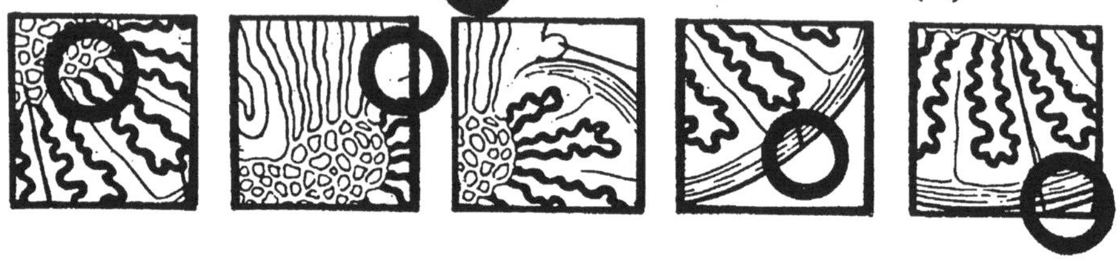

13)

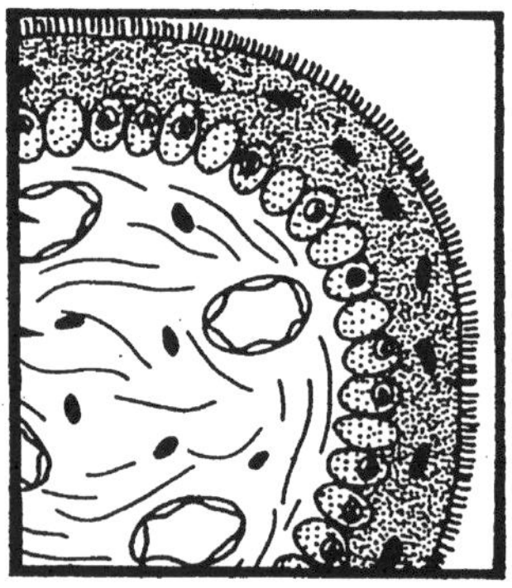

A (B) (C) (D) (E)

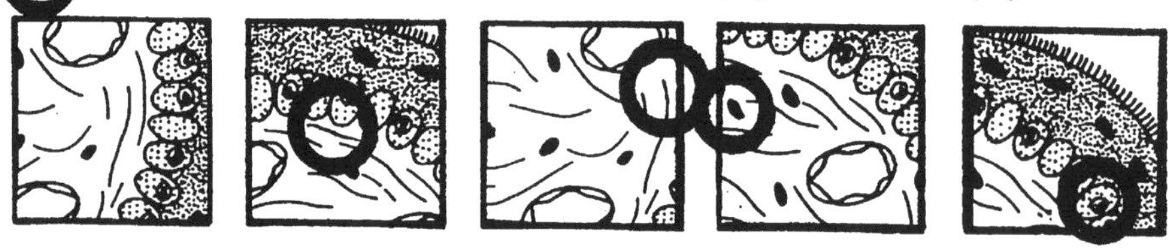

14)

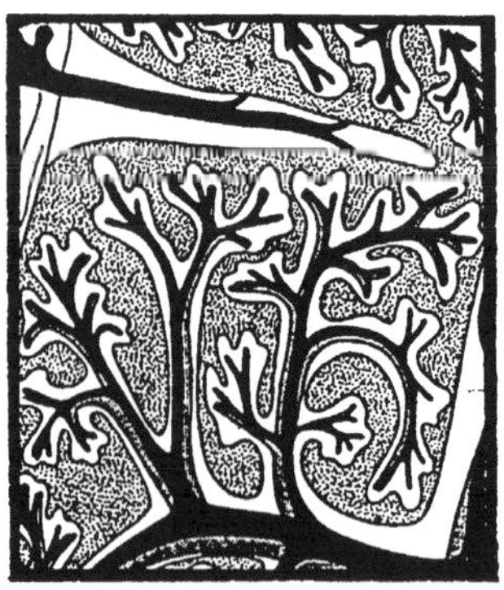

(A) (B) (C) D (E)

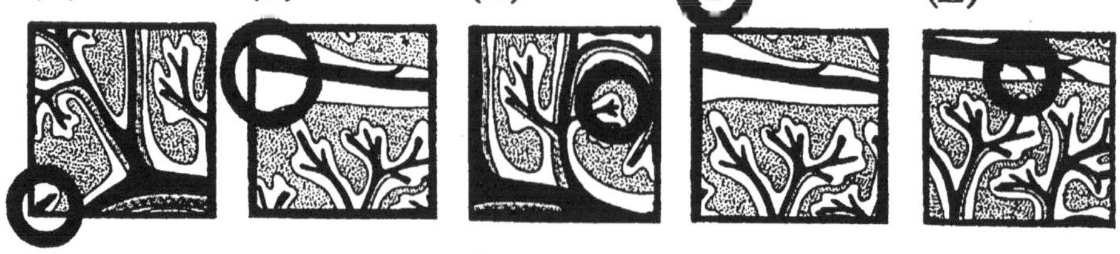

15)

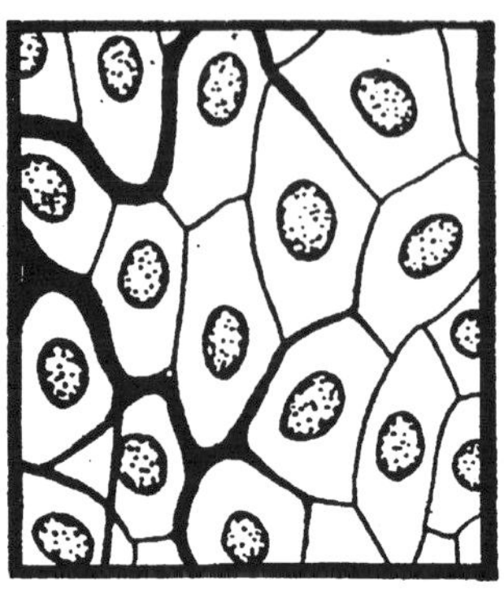

A (B) (C) (D) (E)

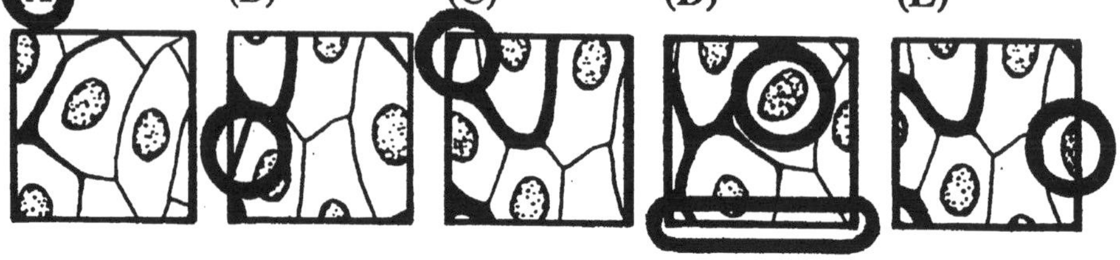

16)

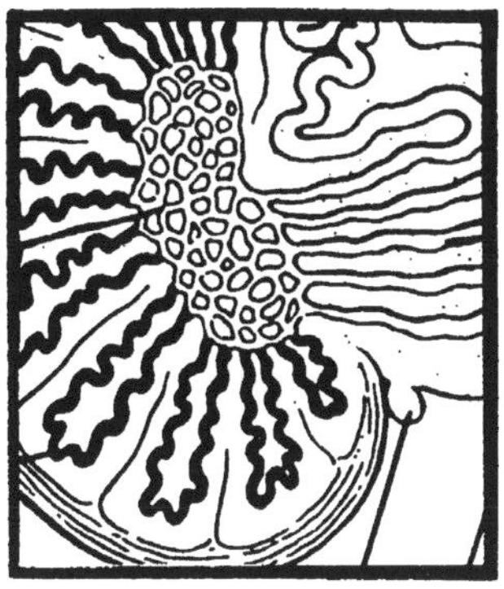

(A)

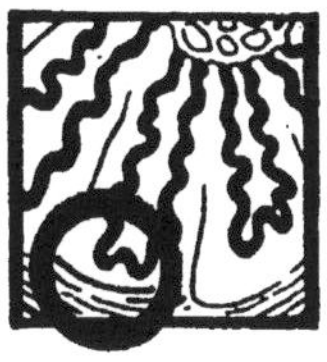

(B)

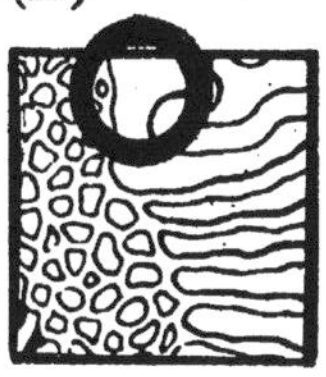

(C)

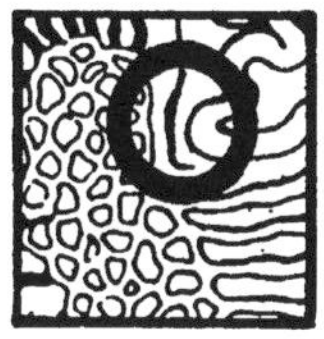

(D)

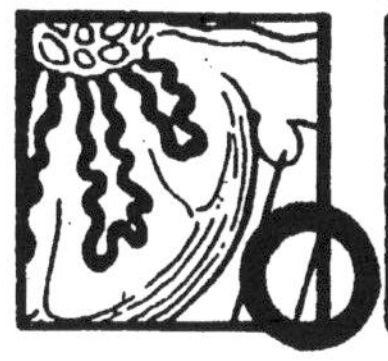

(E)

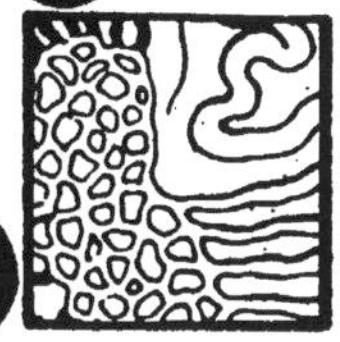

17)

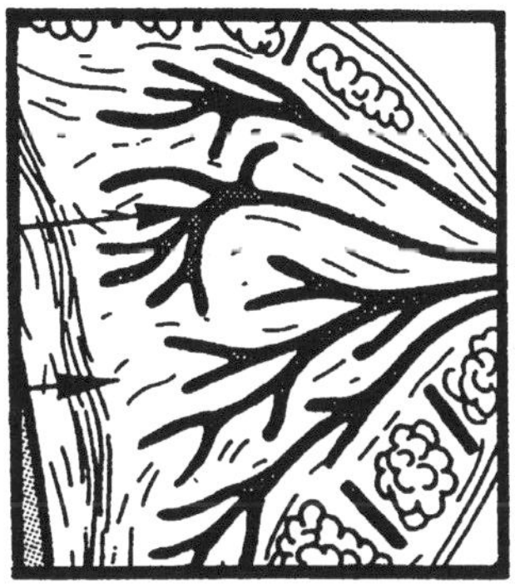

(A)

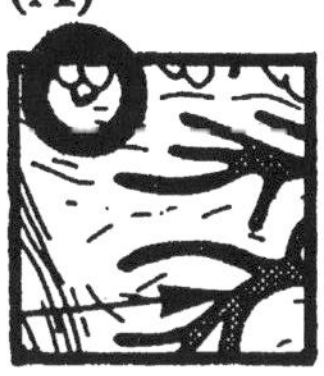

(B)

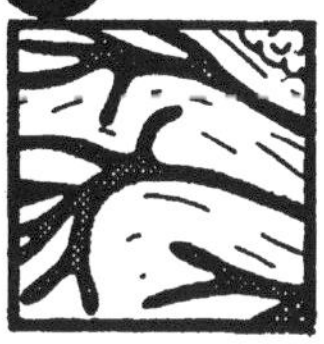

(C)

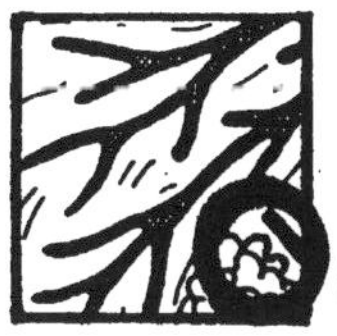

(D)

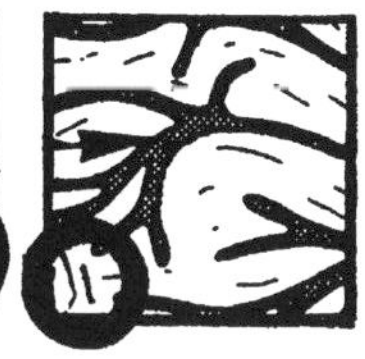

(E)

18)

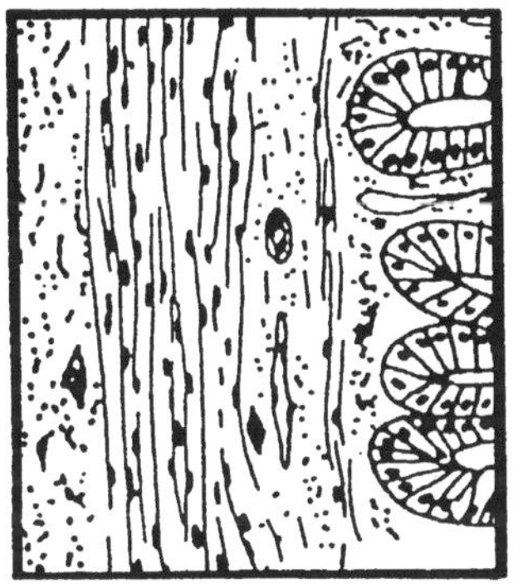

(A)

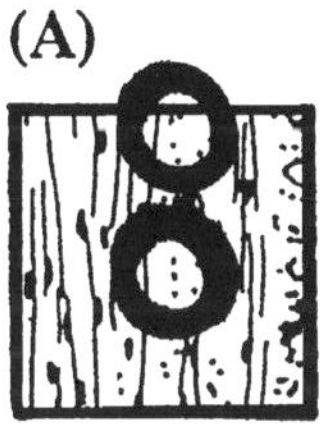

(B)

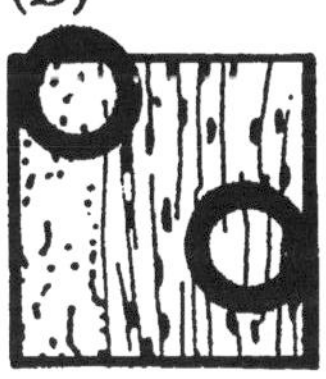

(C)

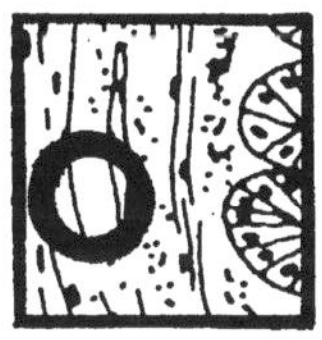

(D)

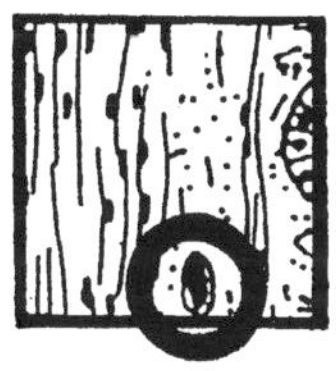

(E)

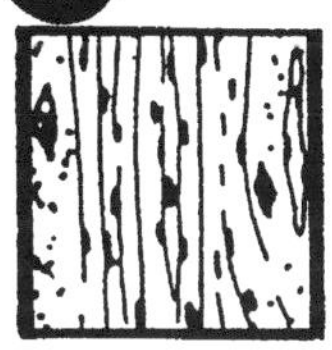

19)

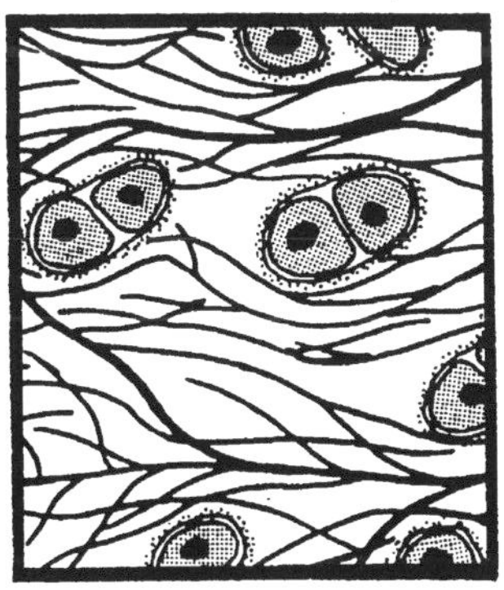

(A)

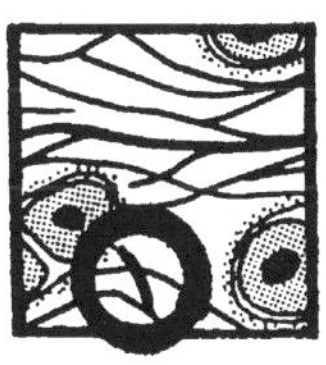

(B)

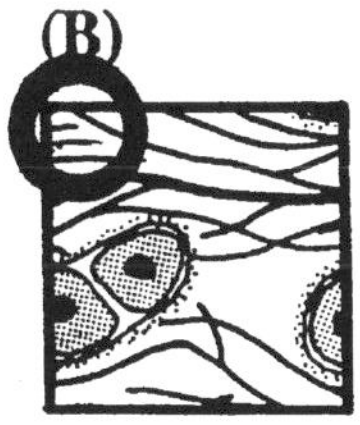

(C)

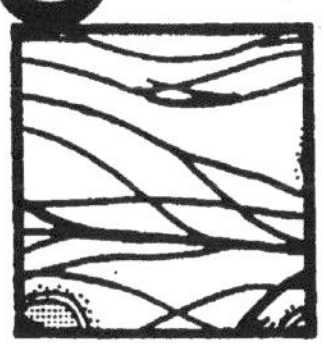

(D)

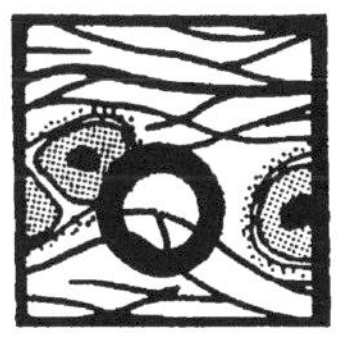

(E)

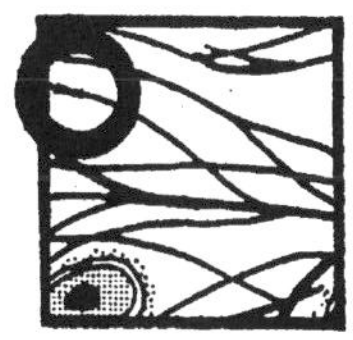

20)

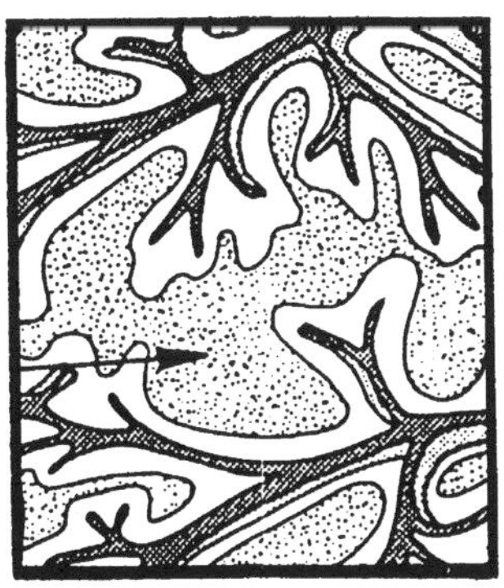

(A)

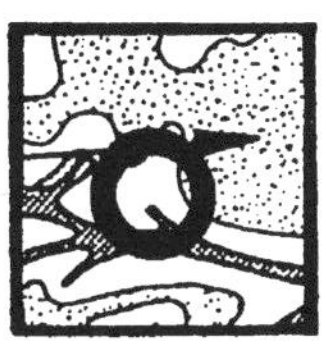

(B)

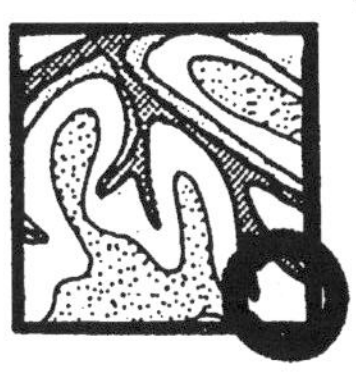

(C)

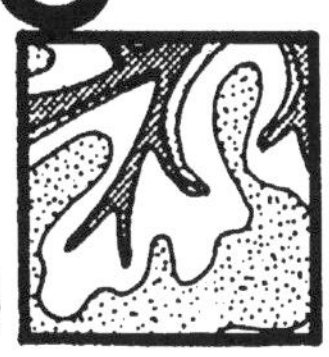

(D)

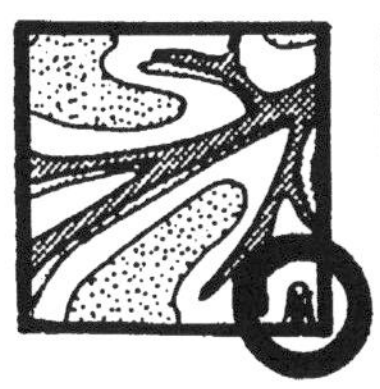

(E)

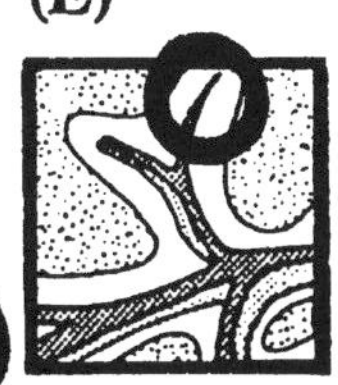

21)

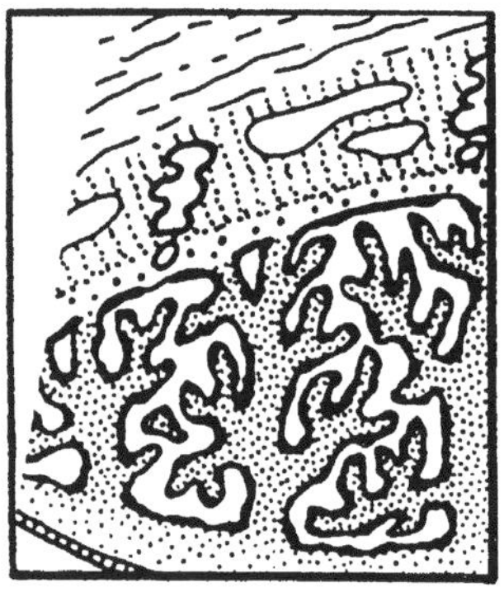

(A) (B) (C) (D) (E)

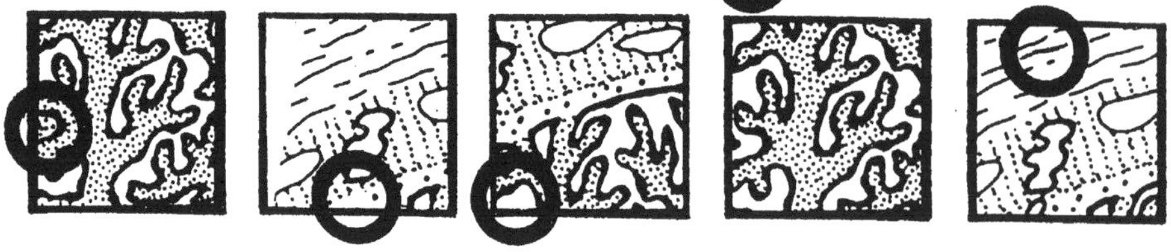

22)

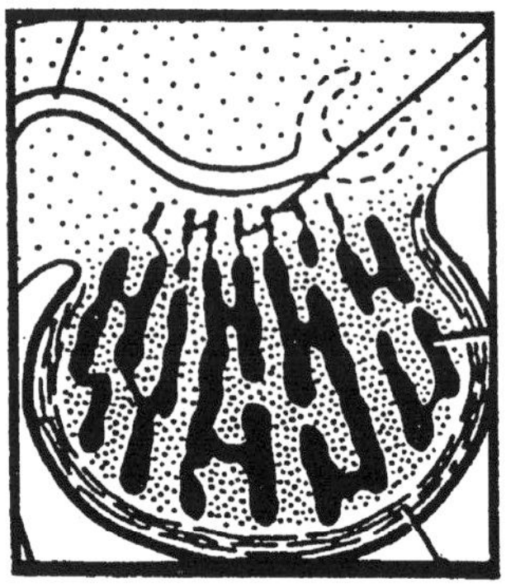

(A) (B) (C) (D) (E)

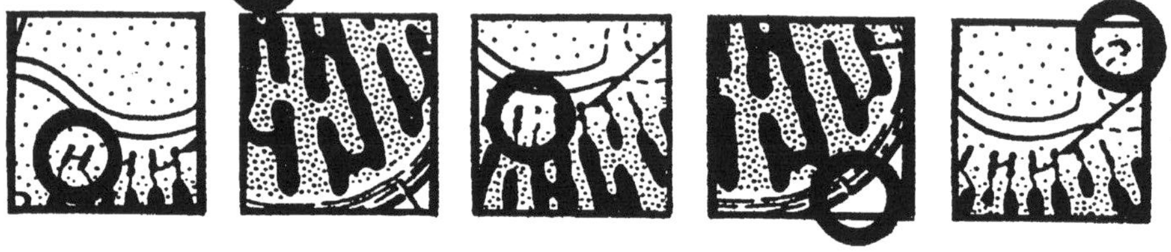

23)

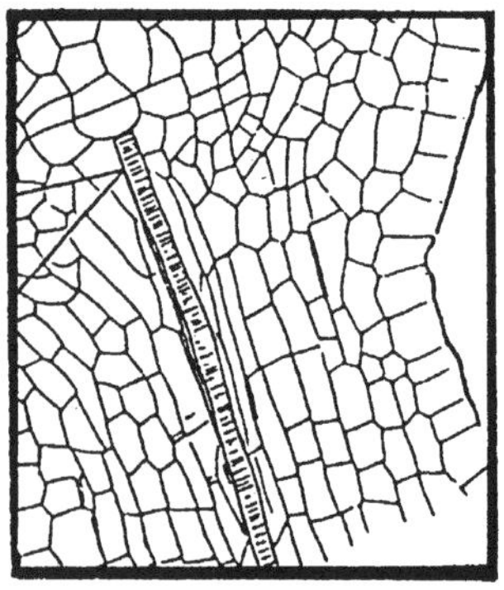

(A) (B) (C) (D) (E)

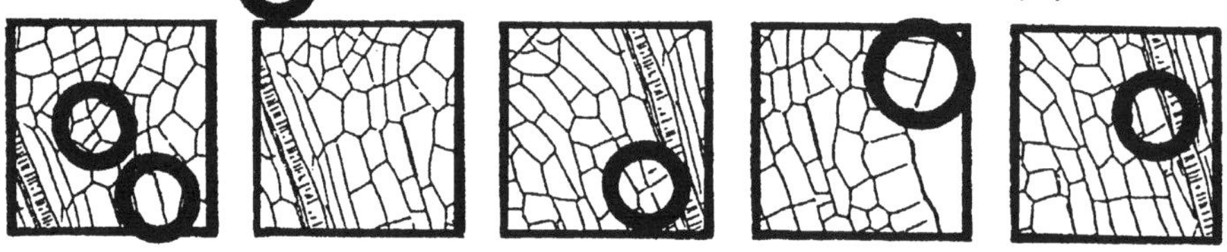

24)

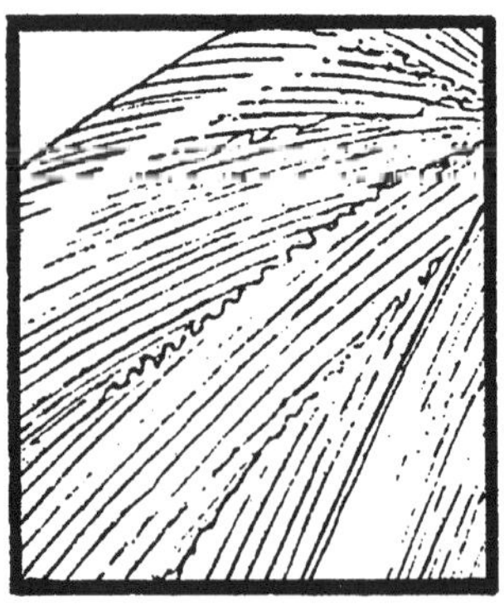

(A) (B) (C) (D) (E)

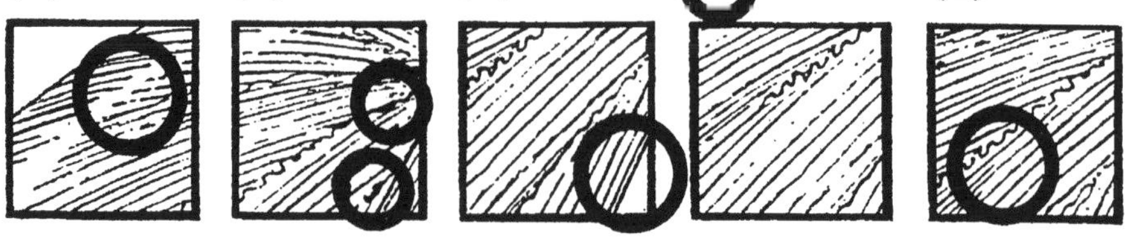

STOP

Lösungen von Test D

1)

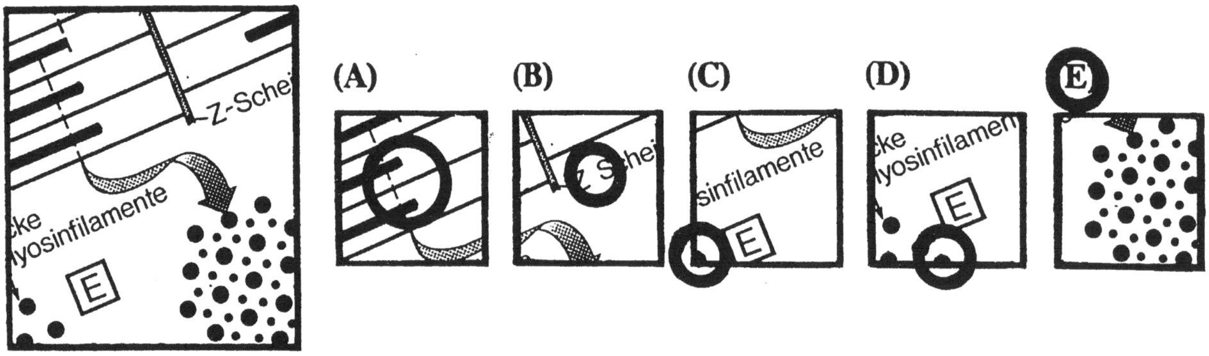
Z-Schei
cke
yosinfilamente
E
(A)
(B)
Z-Schei
(C)
sinfilamente
E
(D)
cke
yosinfilamen
E
E

2)

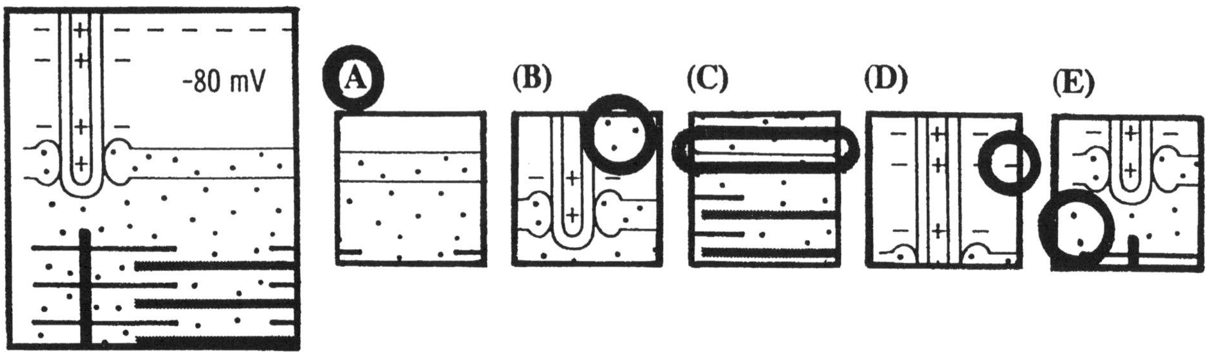
-80 mV
A
(B)
(C)
(D)
(E)

3)

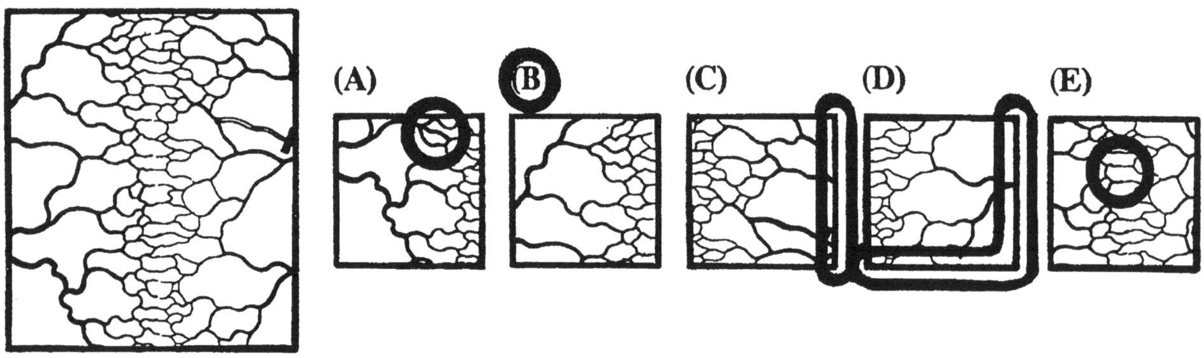
(A)
B
(C)
(D)
(E)

4)

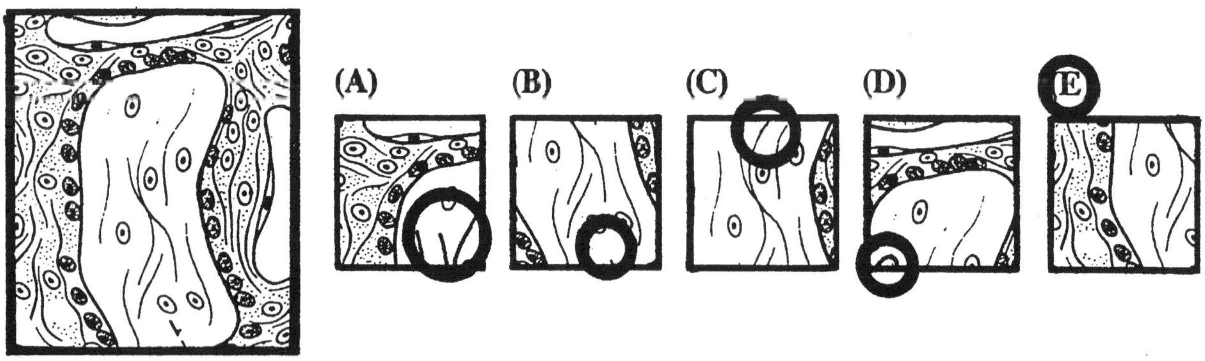
(A)
(B)
(C)
(D)
E

5)

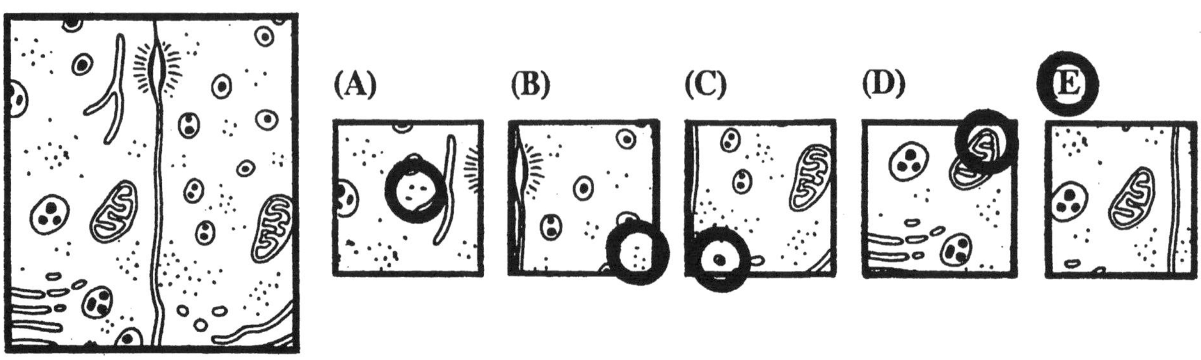
(A)
(B)
(C)
(D)
E

6)

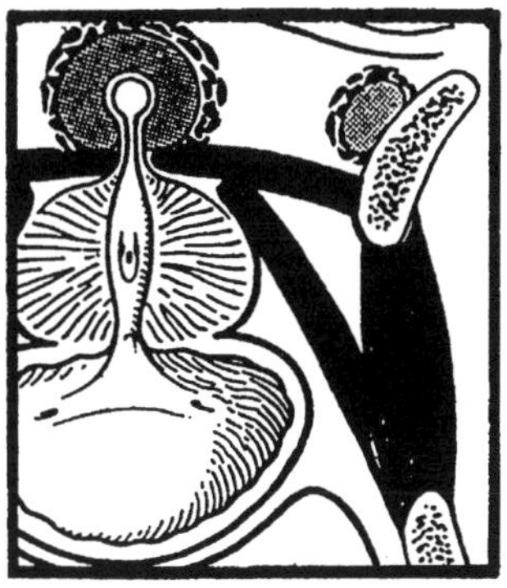

(A) (B) (C) (D) (E)

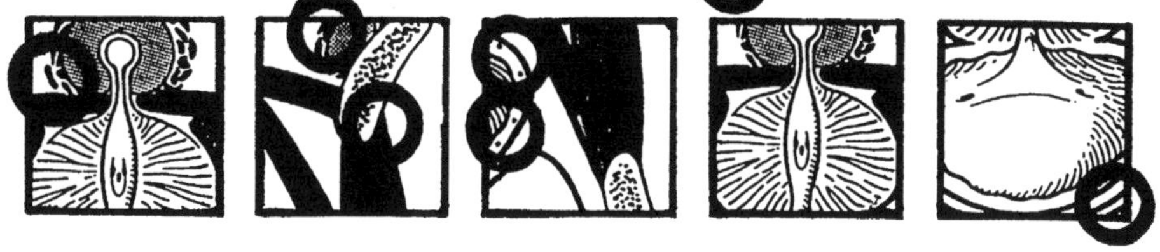

7)

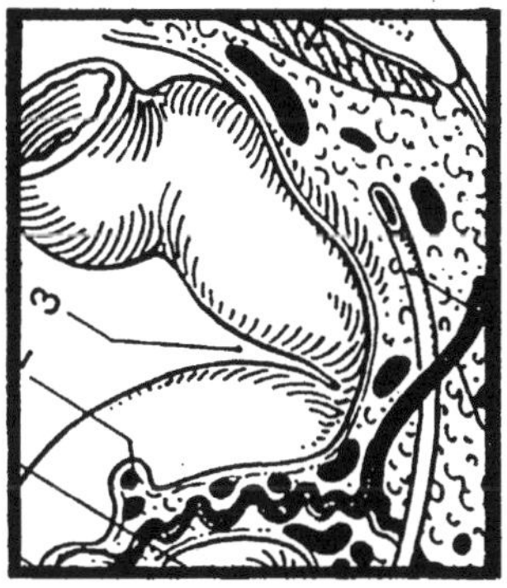

(A) (B) (C) (D) (E)

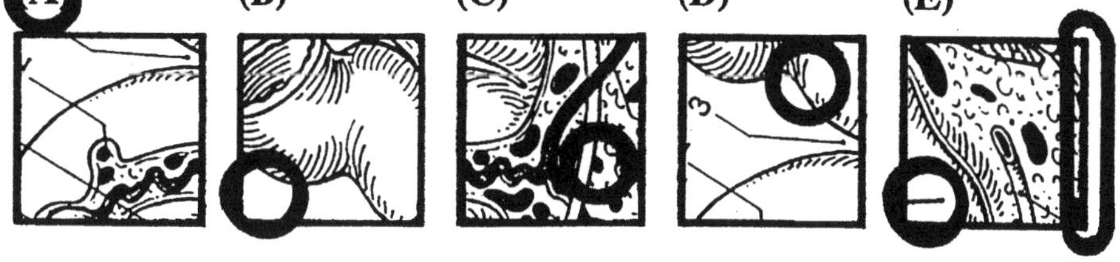

8)

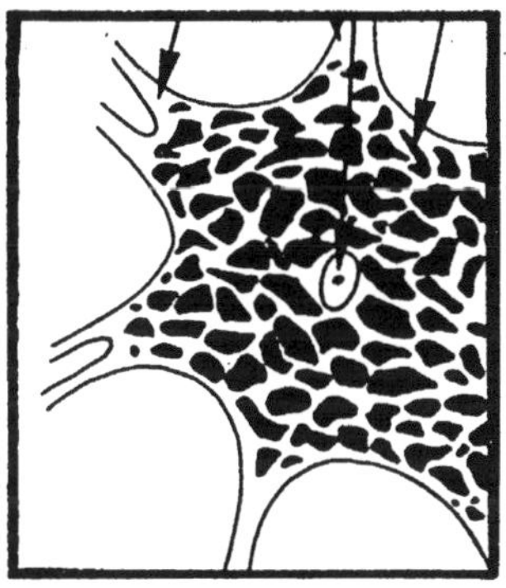

(A) (B) (C) (D) (E)

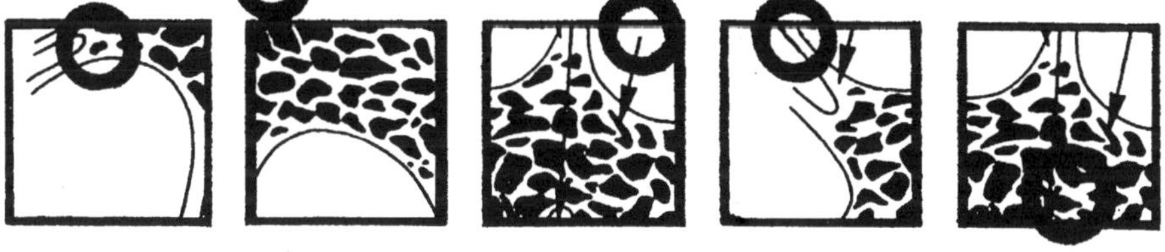

9)

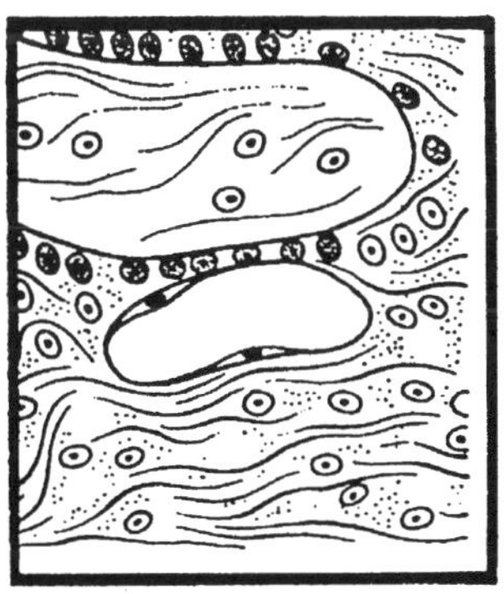

(A) (B) (C) (D) (E)

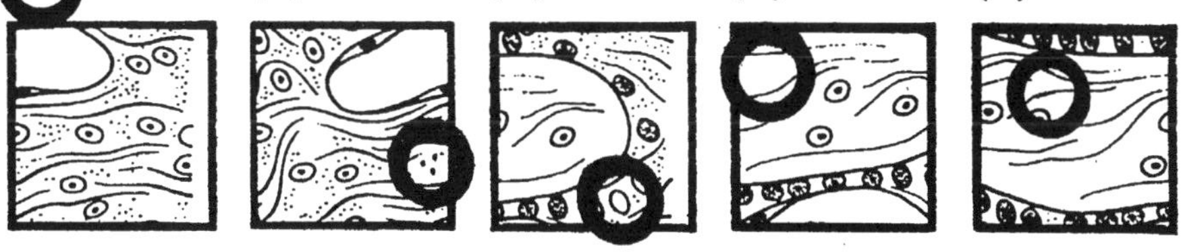

10)

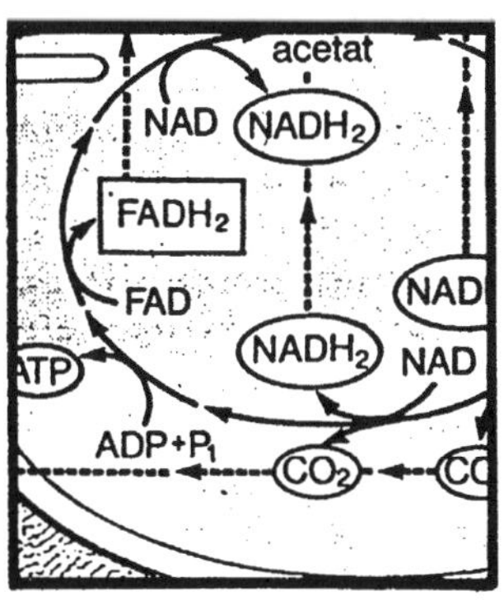

(A) (B) (C) (D) (E)

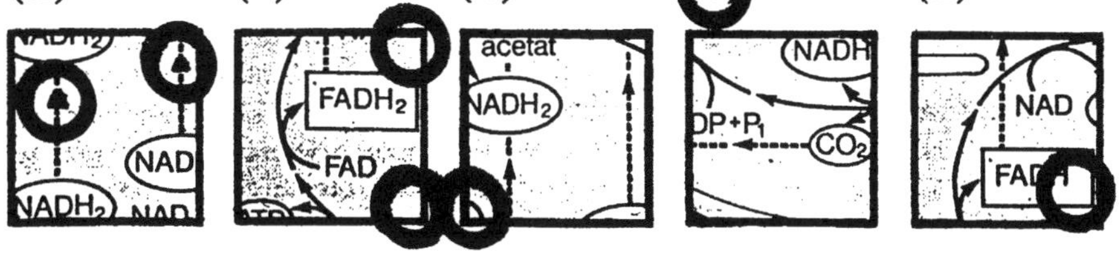

11)

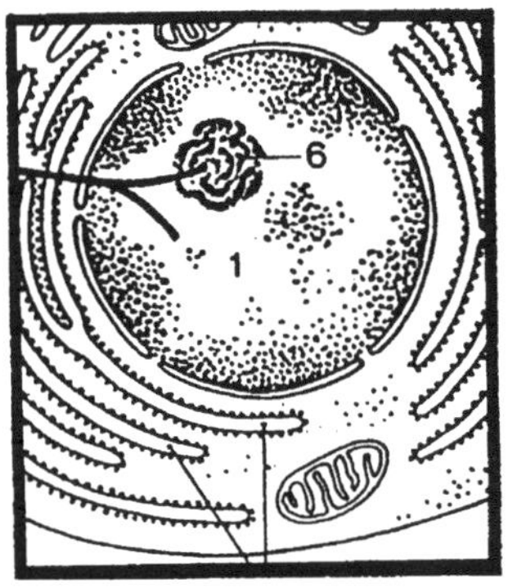

(A) (B) (C) (D) (E)

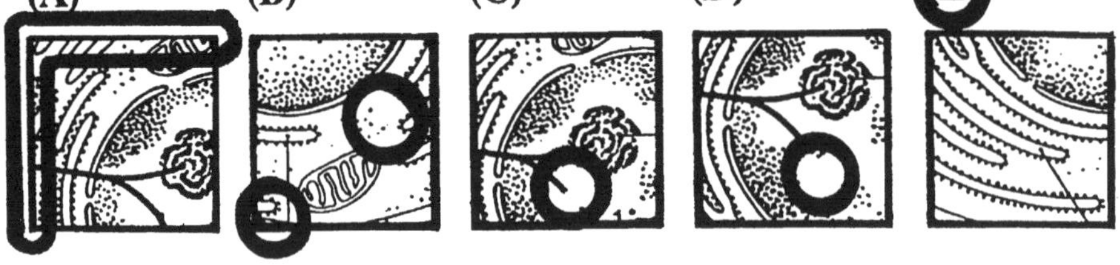

12)

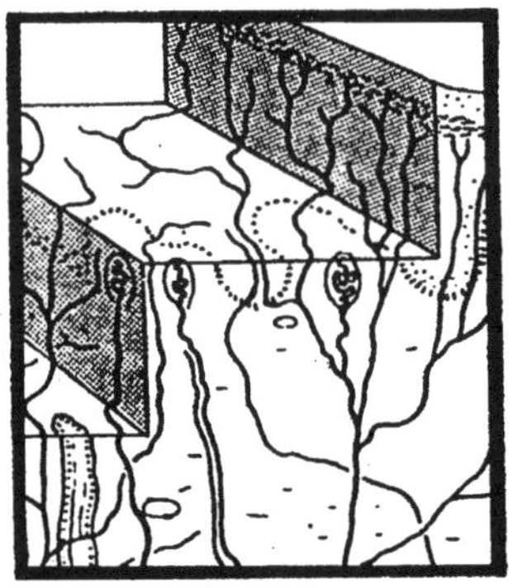

(A) (B) (C) (D) (E)

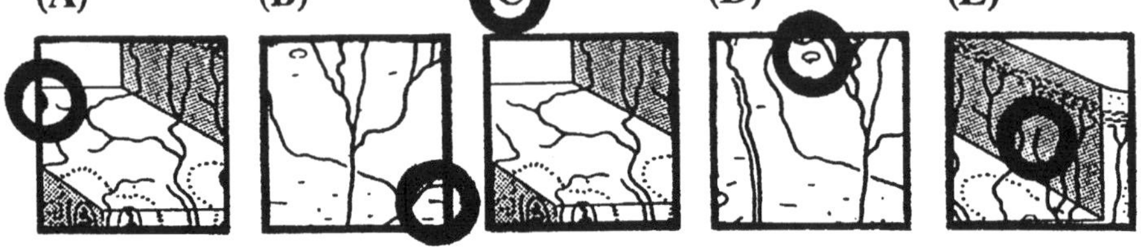

13)

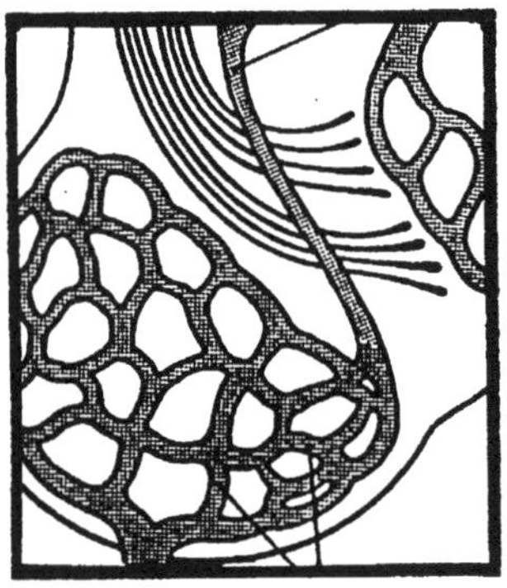

(A) (B) (C) (D) (E)

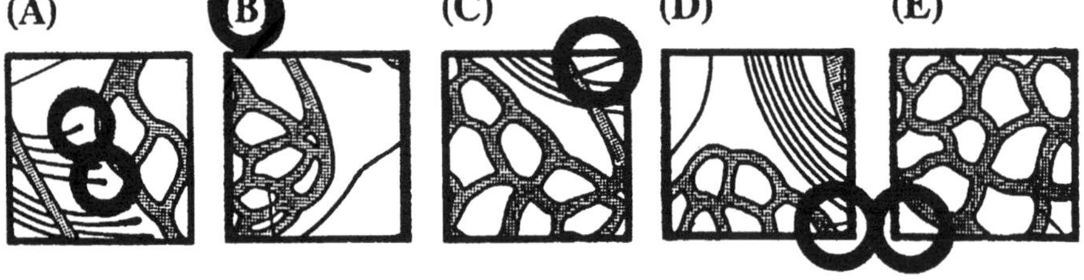

14)

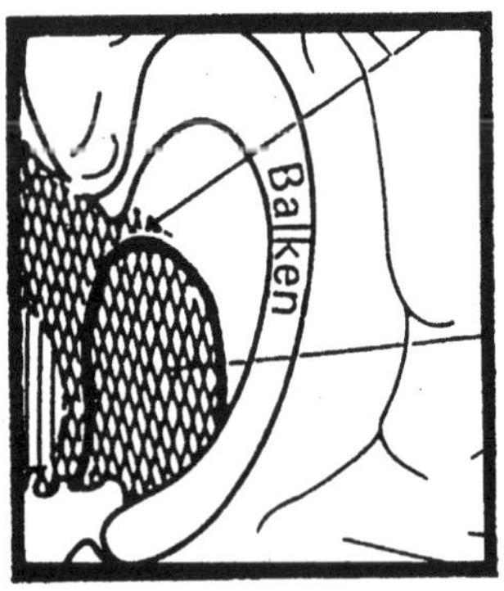

(A) (B) (C) (D) (E)

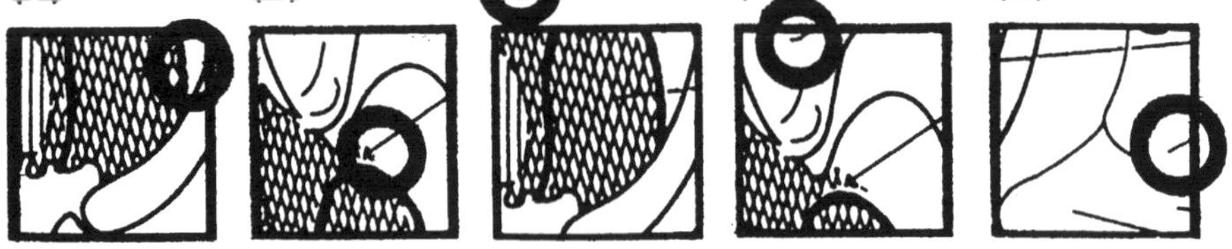

15)

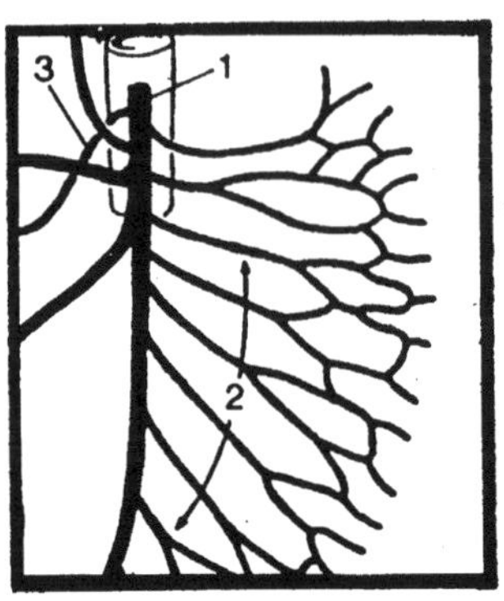

(A) (B) (C) (D) (E)

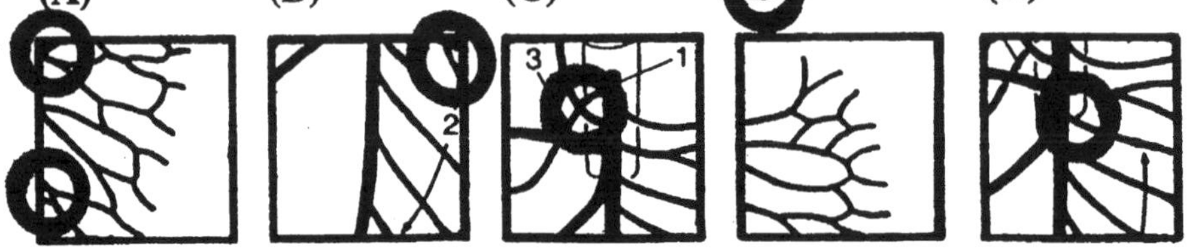

16)

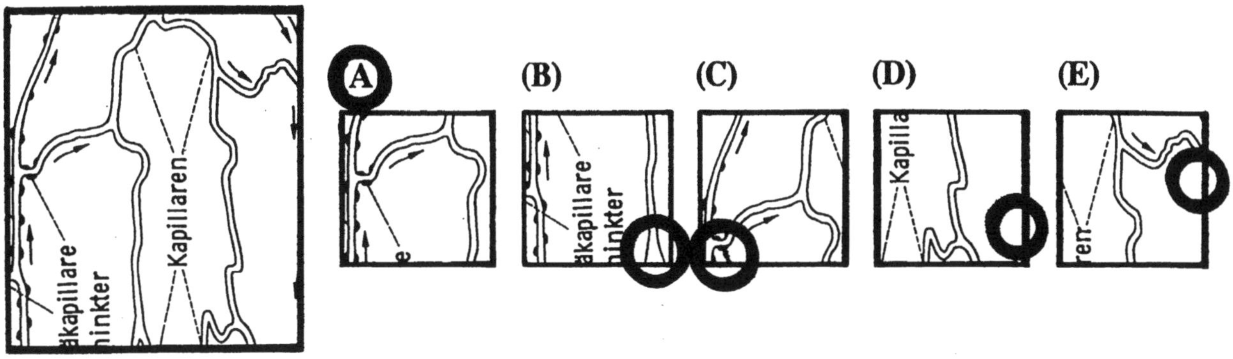
Kapillaren
äkapillare
hinkter
(A)
(B)
(C)
(D)
(E)
Kapilla
ren

17)

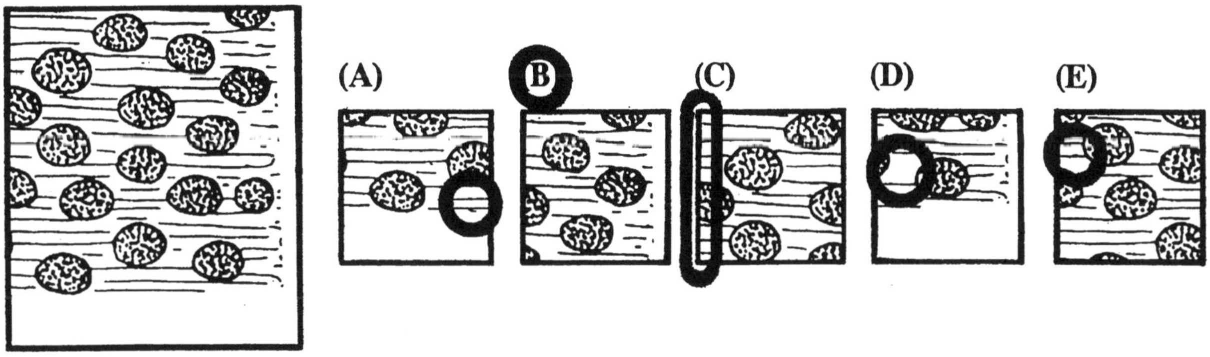
(A)
(B)
(C)
(D)
(E)

18)

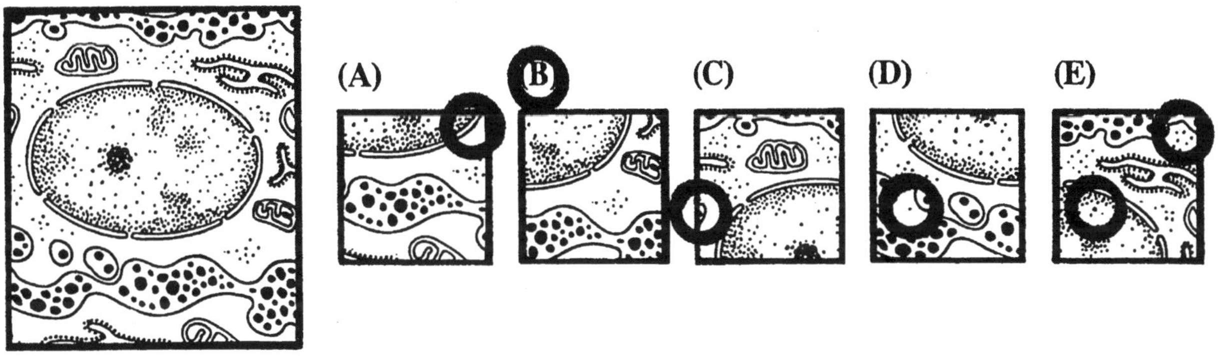
(A)
(B)
(C)
(D)
(E)

19)

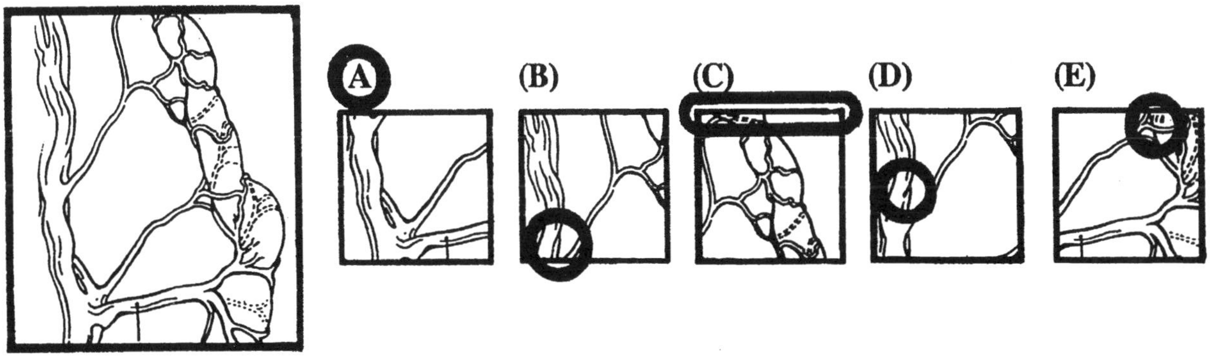
(A)
(B)
(C)
(D)
(E)

20)

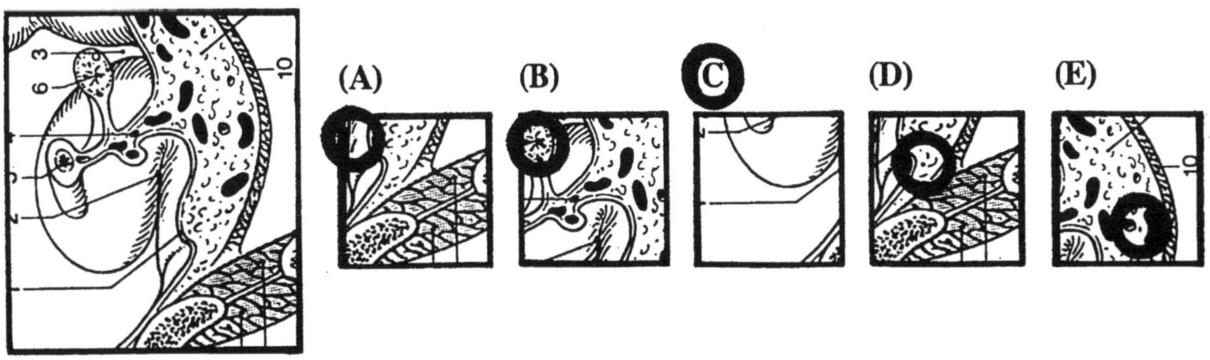
3
6
10
(A)
(B)
(C)
(D)
(E)

21)

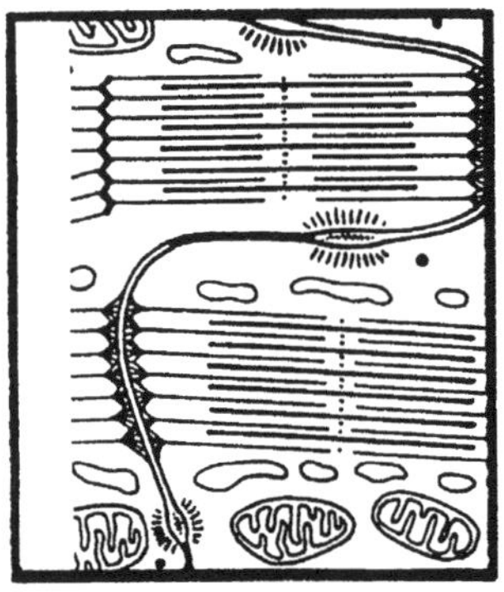

(A) (B) (C) (D) (E)

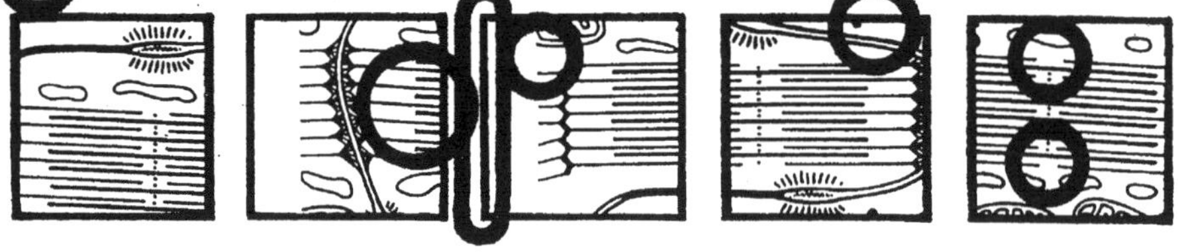

22)

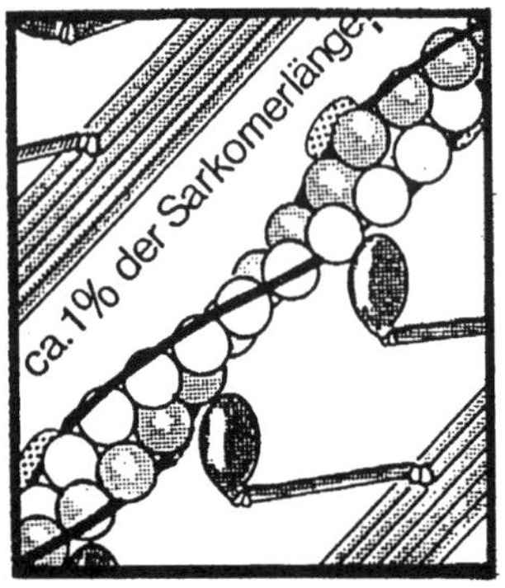

(A) (B) (C) (D) (E)

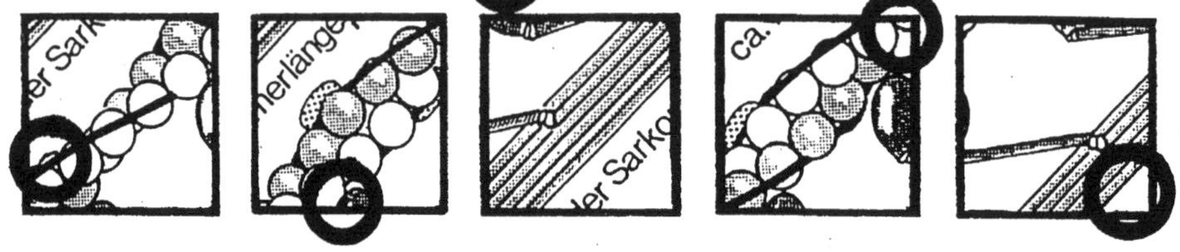

23)

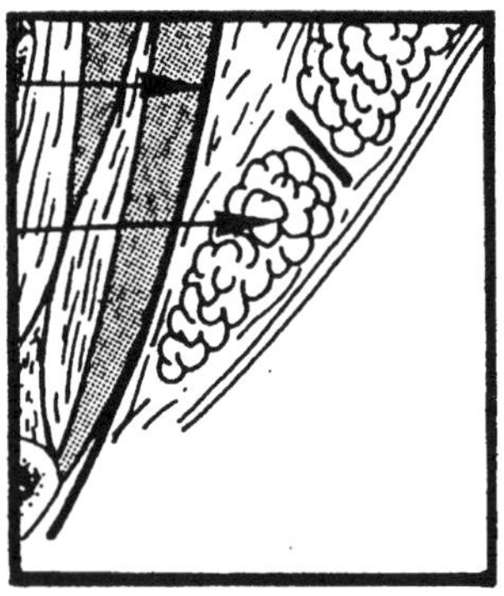

(A) (B) (C) (D) (E)

24)

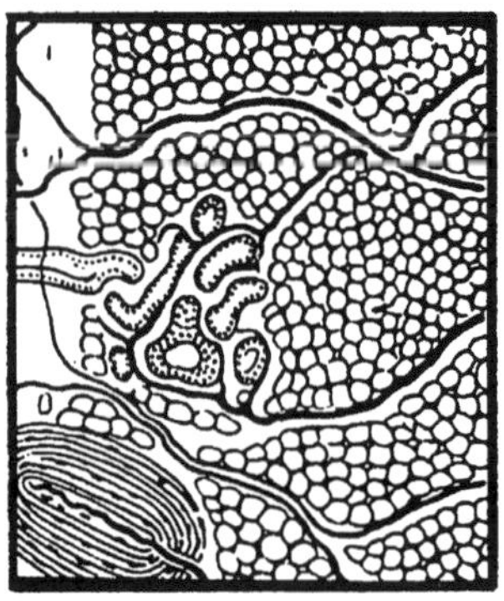

(A) (B) (C) (D) (E)

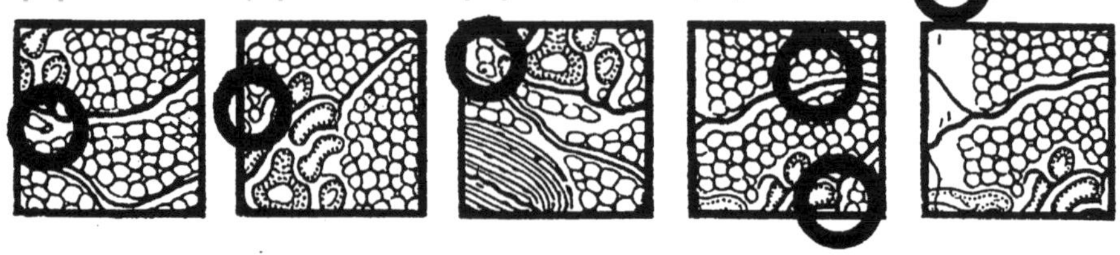

STOP

Lösungen von Test E

1)

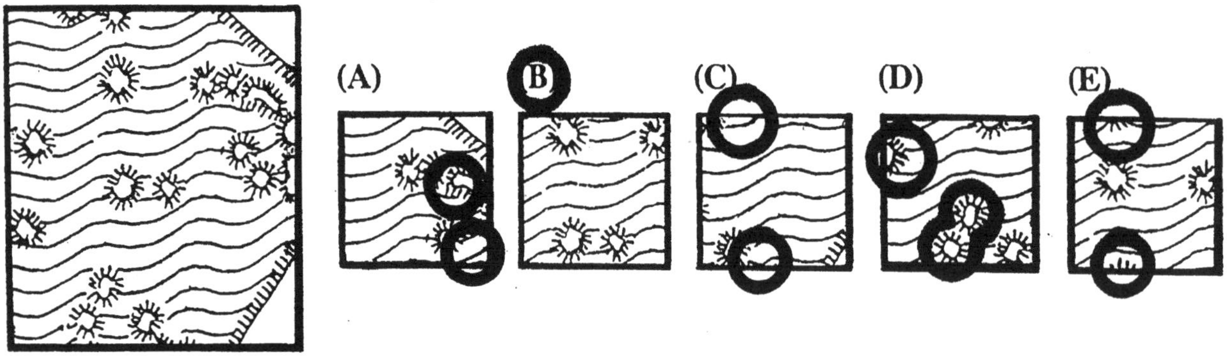

2)

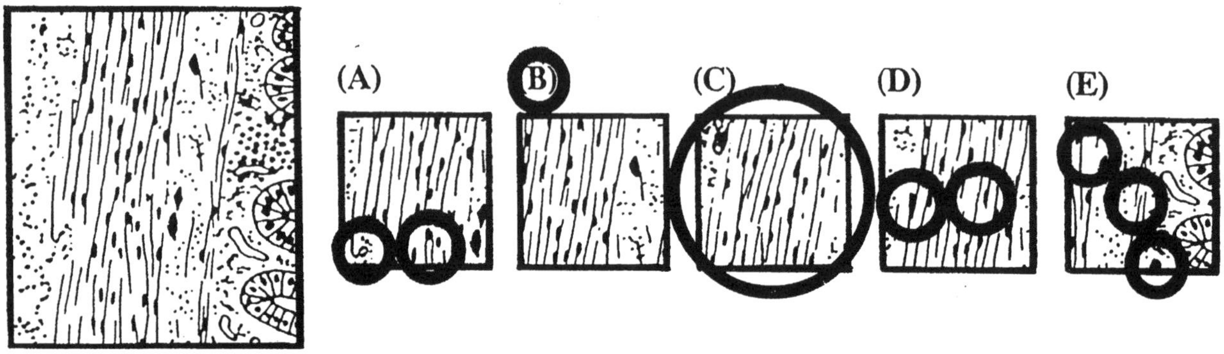

3)

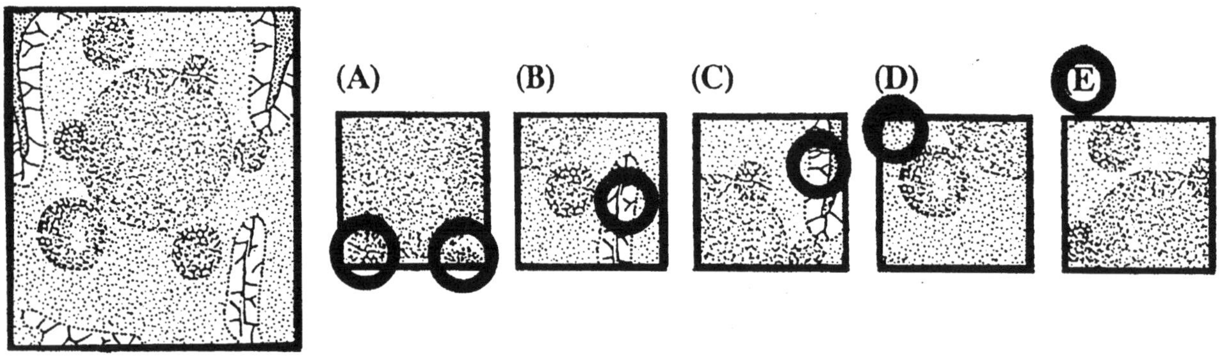

4)

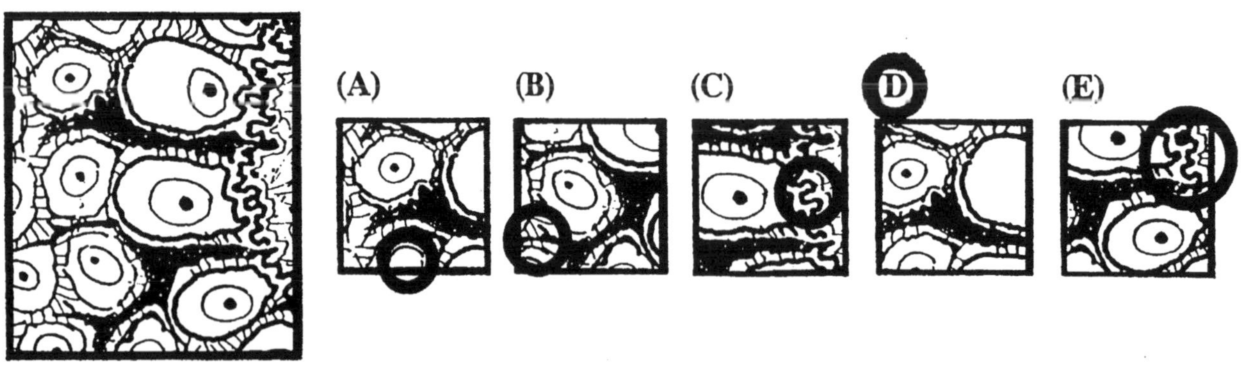

5)

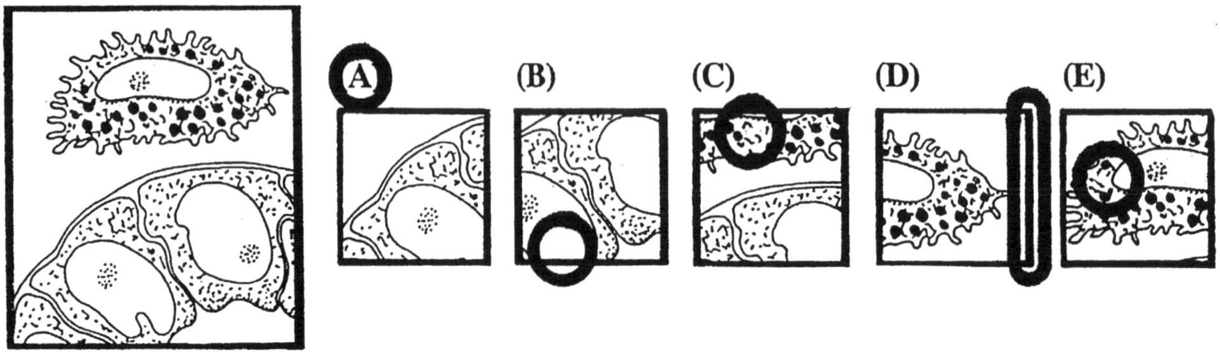

6)

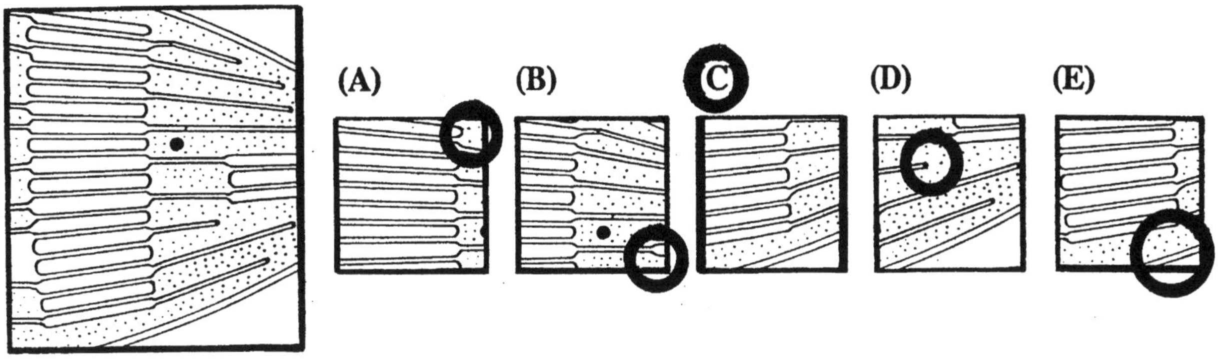

7)

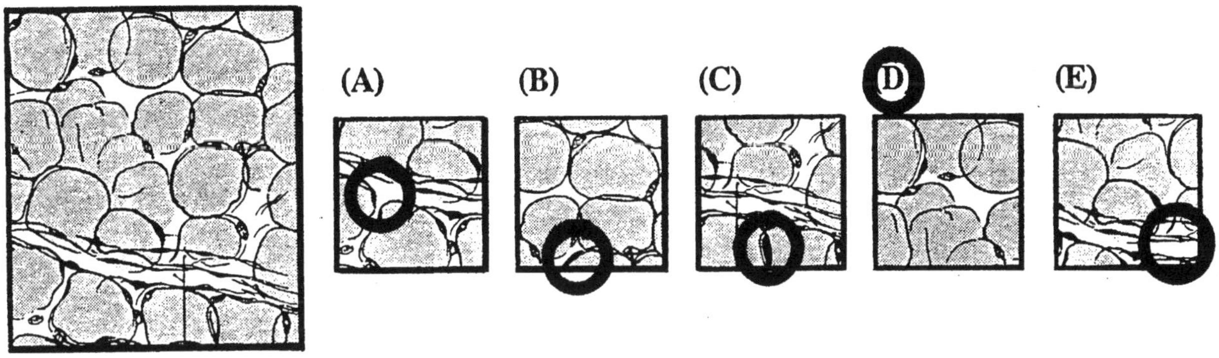

8)

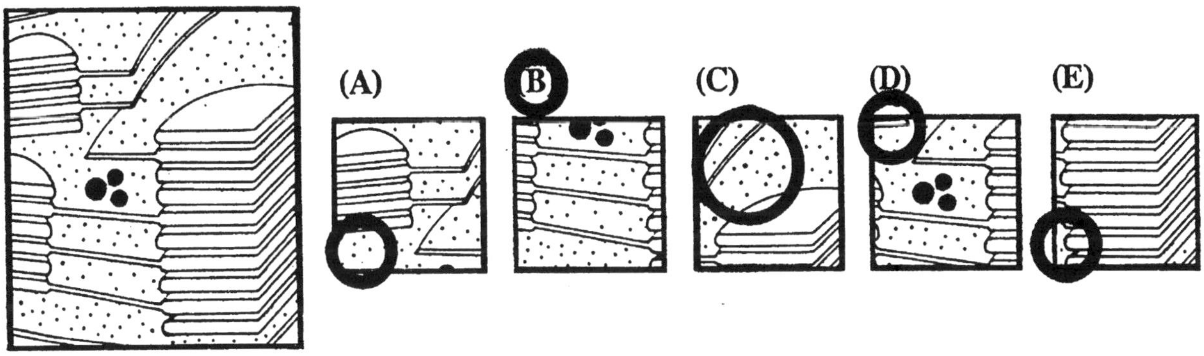

9)

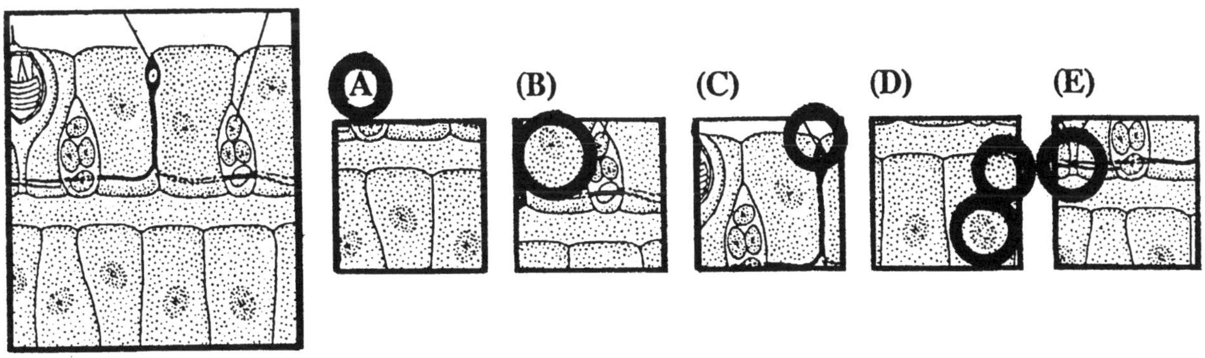

10)

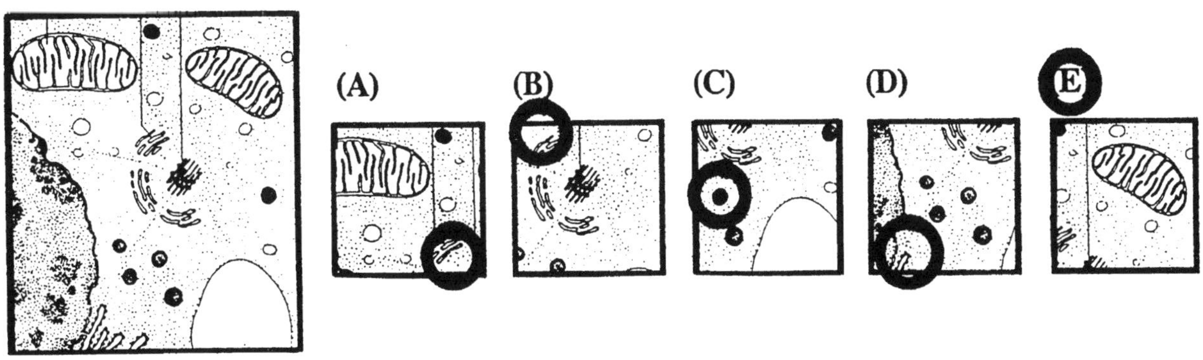

11)

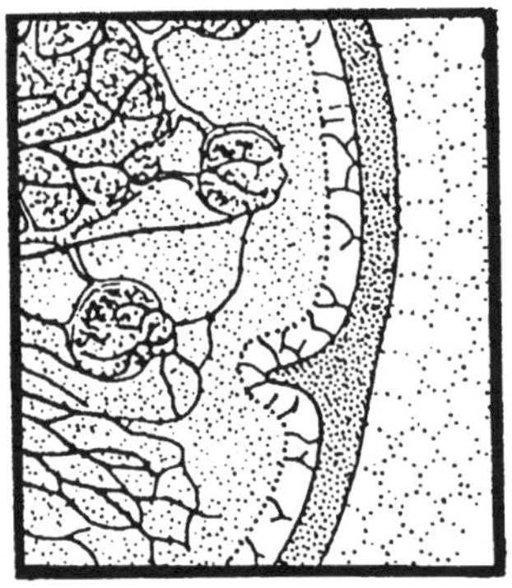

A

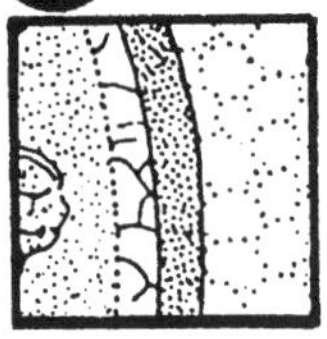

(B)

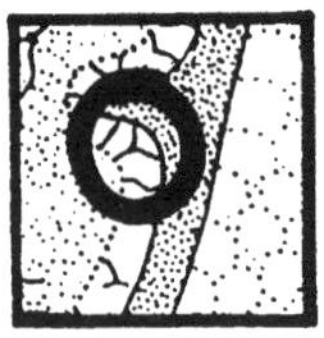

(C)

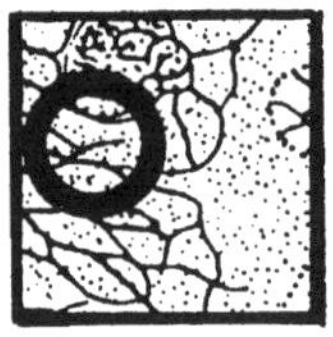

(D)

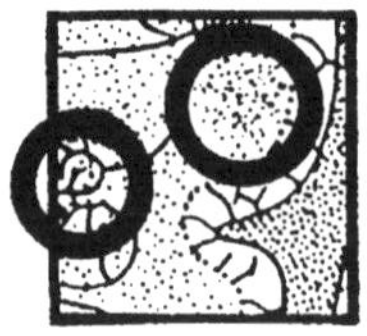

(E)

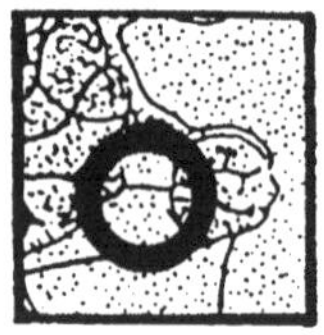

12)

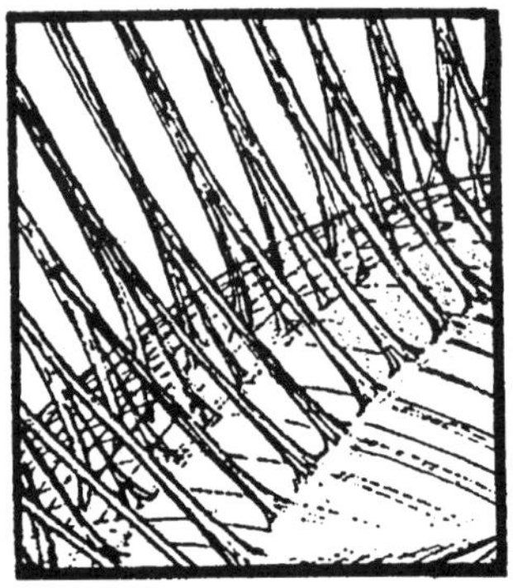

(A)

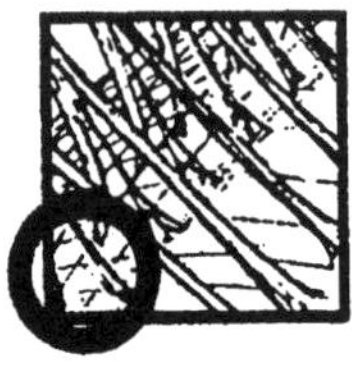

B

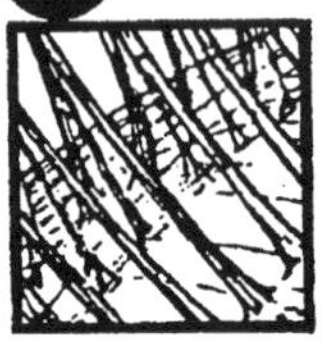

(C)

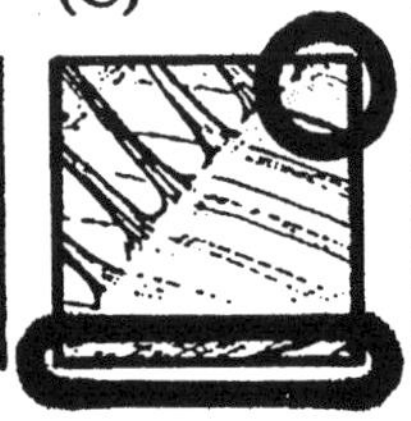

(D)

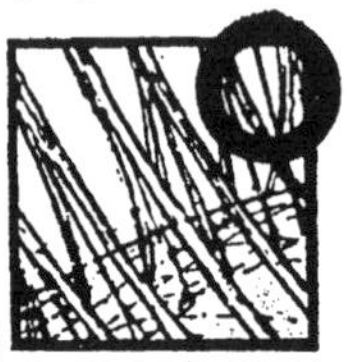

(E)

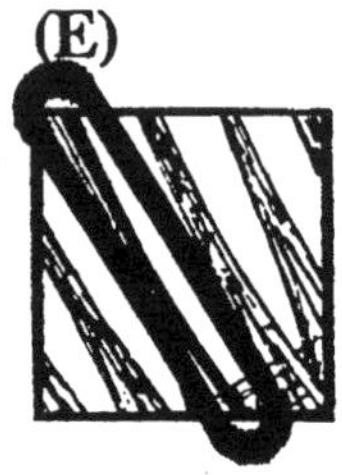

13)

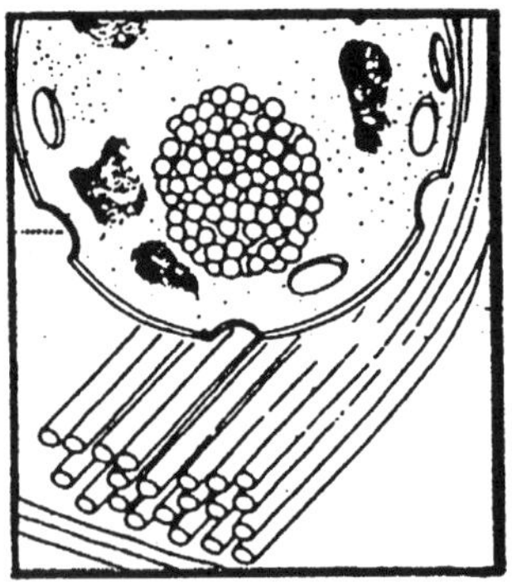

(A)

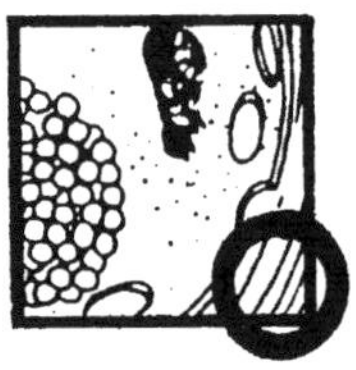

(B)

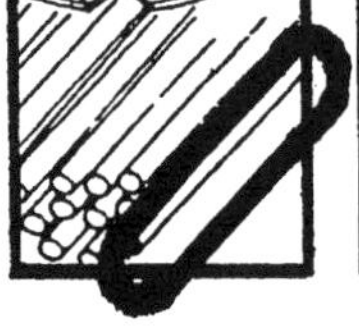

(C)

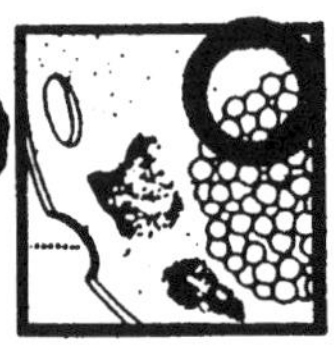

(D)

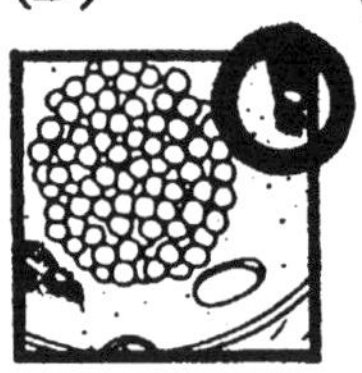

E

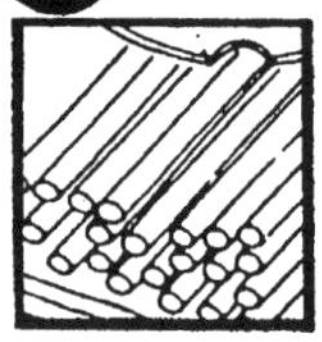

14)

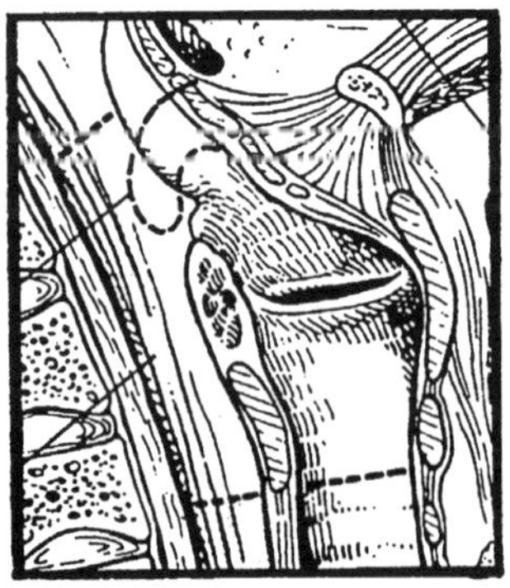

(A)

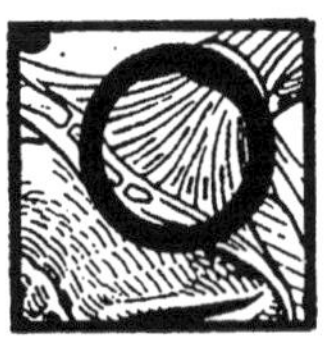

(B)

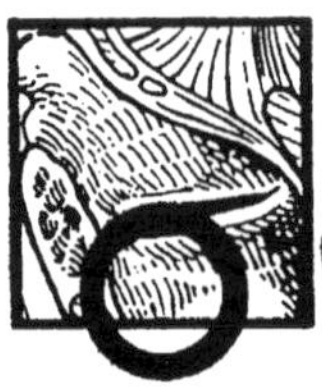

(C)

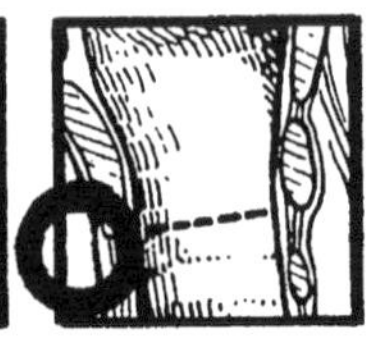

D

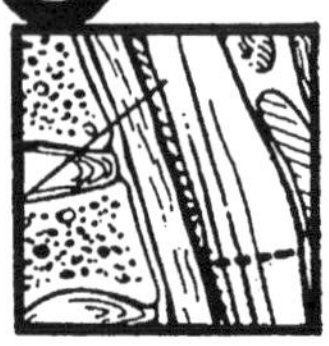

(E)

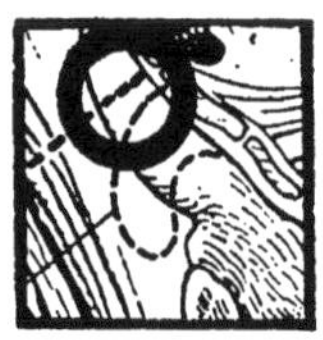

15)

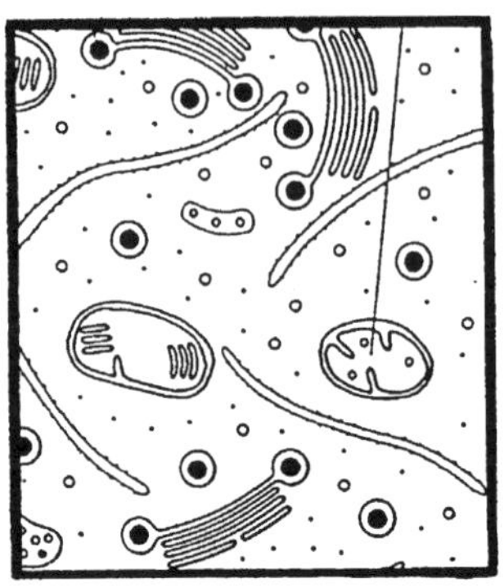

(A)

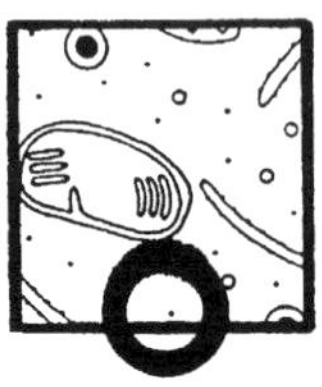

(B)

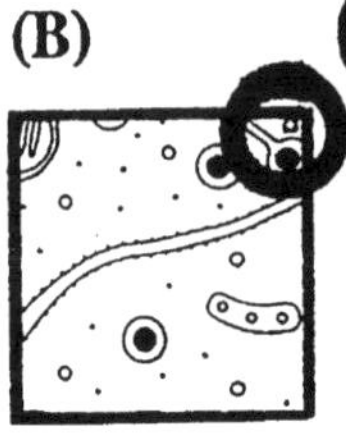

C

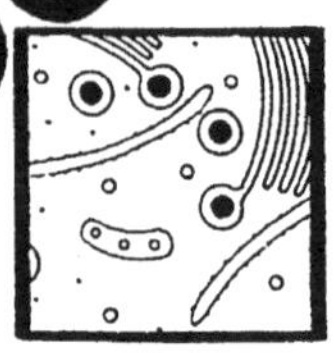

(D)

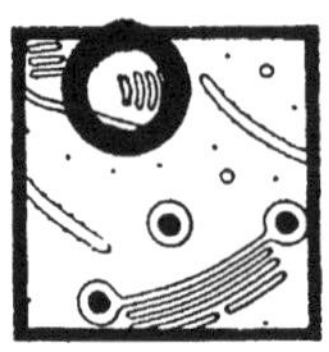

(E)

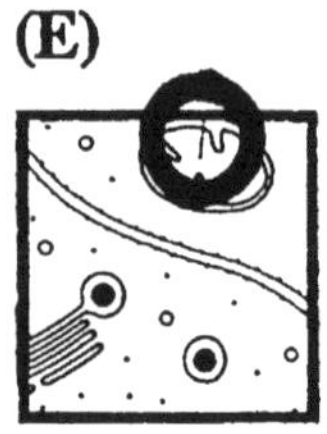

16)

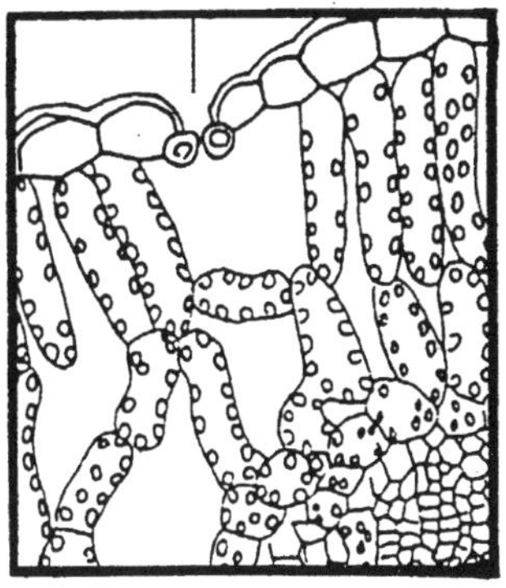

(A) (B) (C) (D) (E)

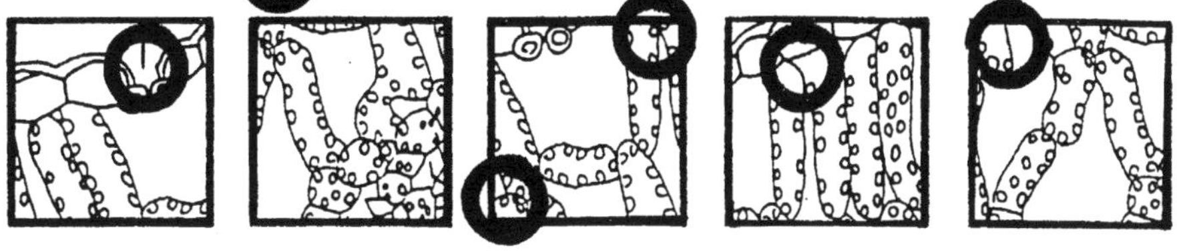

17)

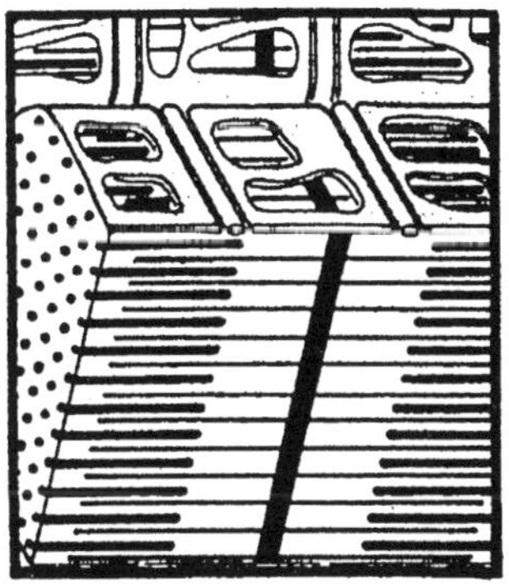

(A) (B) (C) (D) (E)

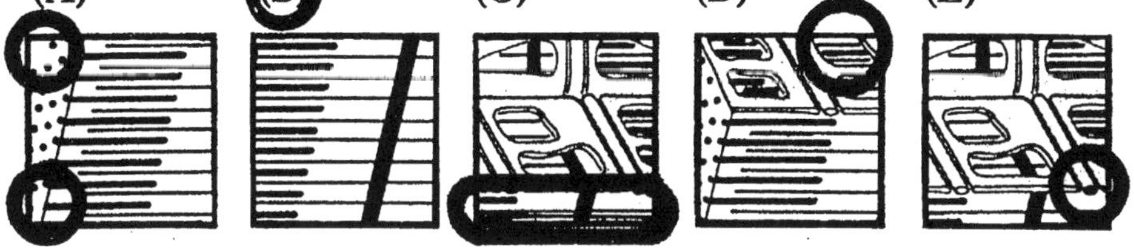

18)

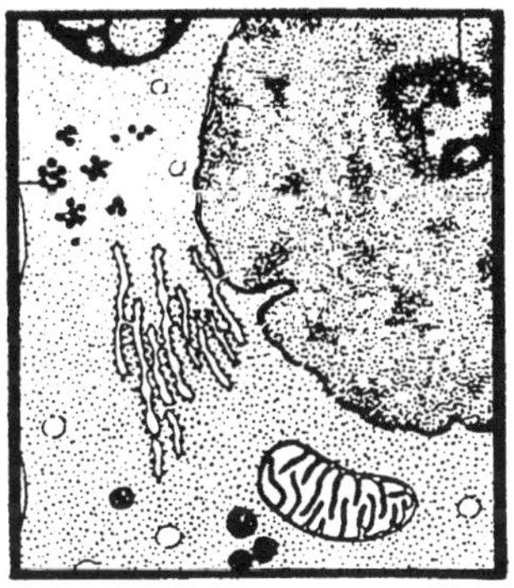

(A) (B) (C) (D) (E)

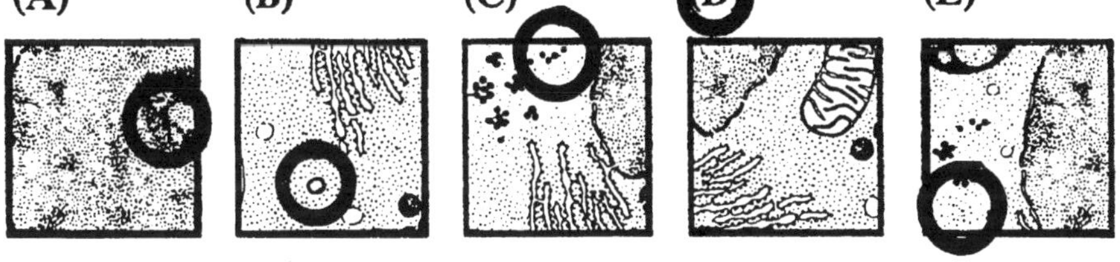

19)

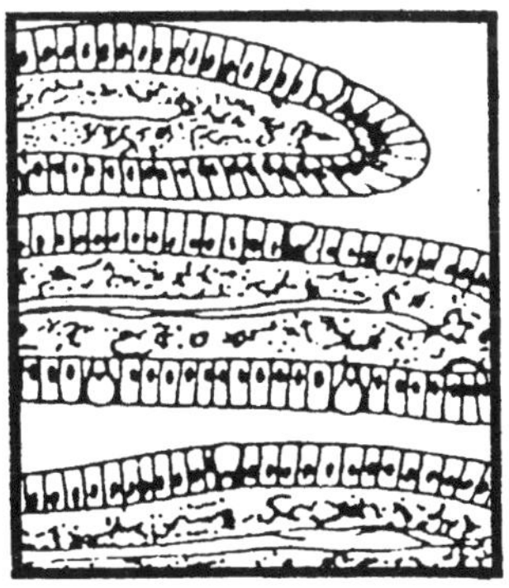

(A) (B) (C) (D) (E)

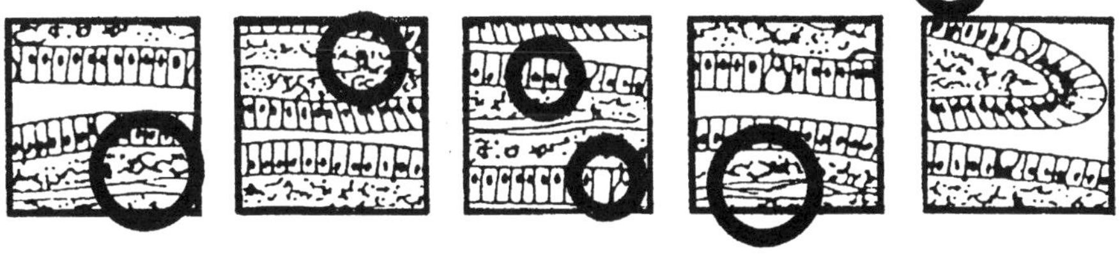

20)

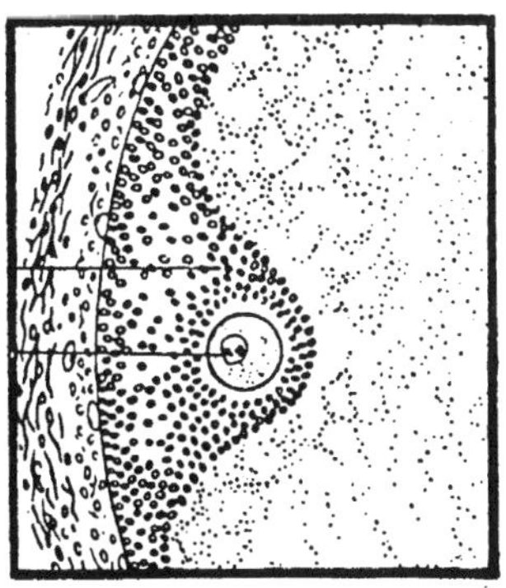

(A) (B) (C) (D) (E)

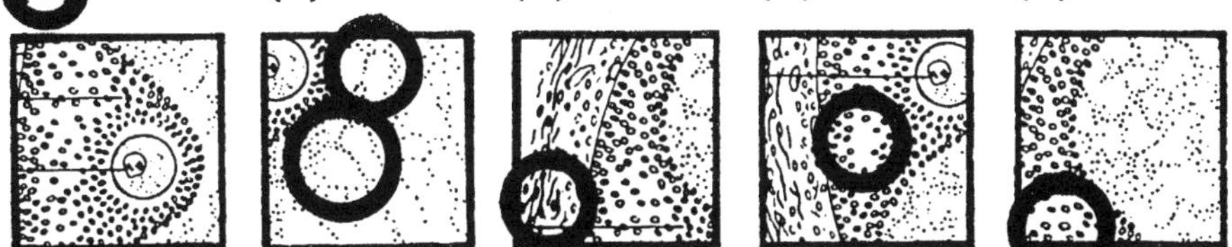

1) 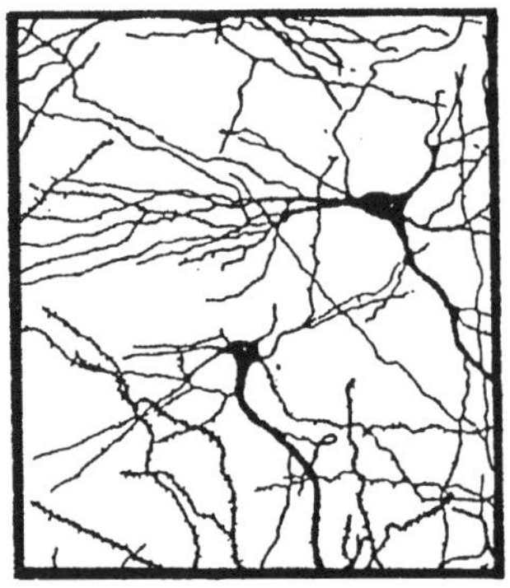

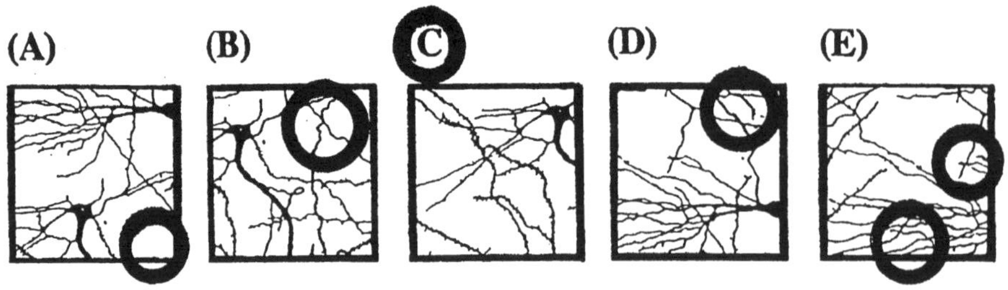

2) 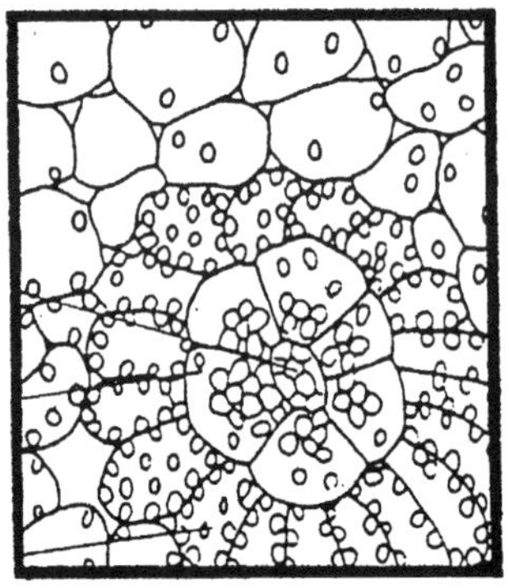

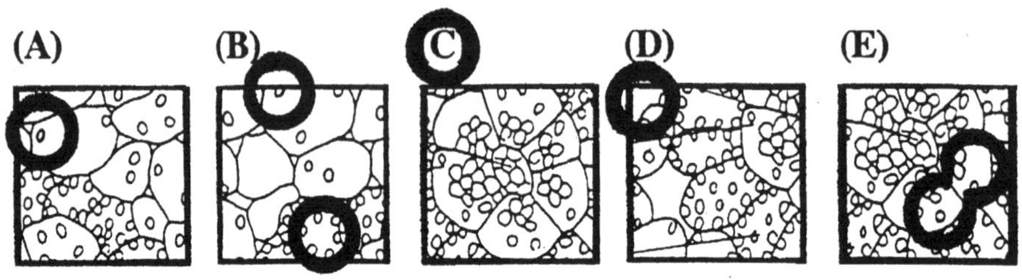

3) 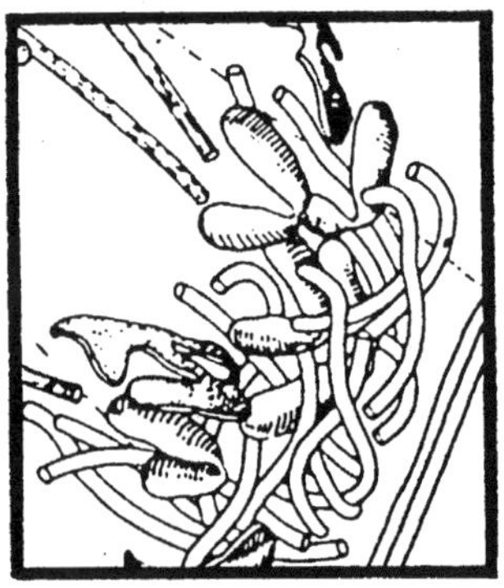

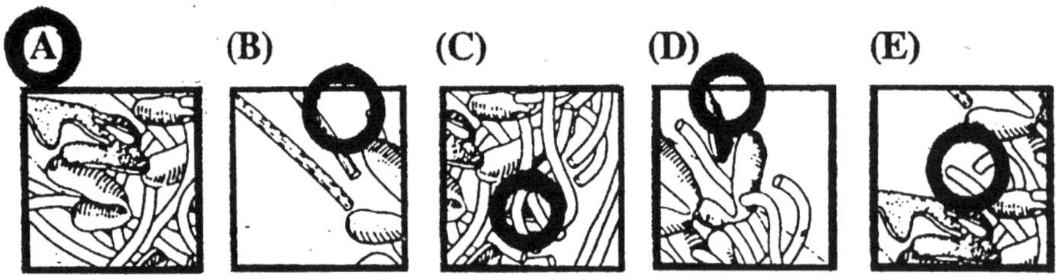

4) 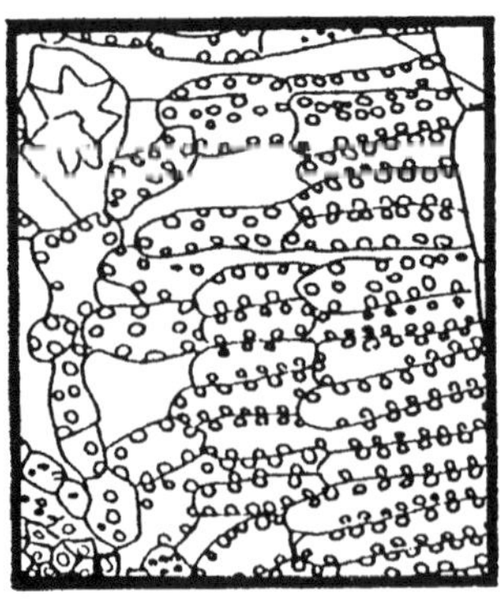

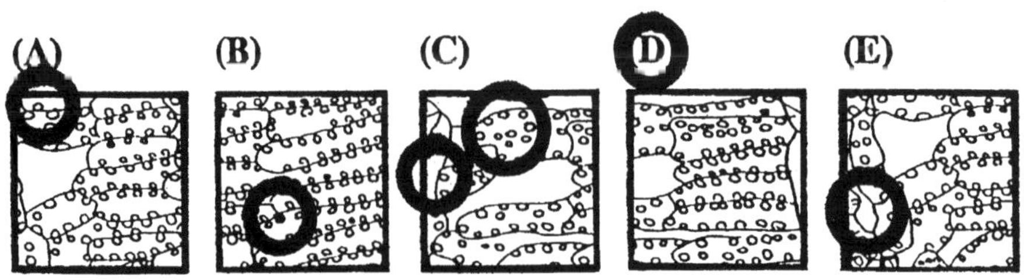

STOP

Tabellarische Übersicht der Lösungen aller Übungsaufgaben

Aufgabe Nr.	Test A	Test B	Test C	Test D	Test E
01	B	D	A	E	B
02	D	A	B	A	B
03	A	B	E	B	E
04	E	E	C	E	D
05	C	C	C	E	A
06	B	B	D	D	C
07	B	D	B	A	D
08	E	E	D	B	B
09	C	A	C	A	A
10	D	C	B	D	E
11	D	A	E	E	A
12	B	B	C	C	B
13	D	D	A	B	E
14	B	E	D	C	D
15	E	D	A	D	C
16	C	A	E	A	B
17	B	B	B	B	B
18	A	D	E	B	D
19	E	C	C	A	E
20	D	D	C	C	A
21	B	D	D	A	C
22	D	E	B	C	C
23	D	B	B	B	A
24	A	A	D	E	D